dtv

W0240025

Was passiert, wenn eine Frau zu ihrem Mann sagt: »Wir müssen mal reden …«? Das vergleichsweise freundschaftliche Ansinnen löst bei ihm Katastrophenalarm aus. Klassische Mißverständnisse wie dieses haben Janet Surrey und Samuel Shem in ihren Workshops mit Paaren aufgedeckt und dabei die Sehnsüchte der Frauen und die Ängste der Männer zutage gefördert. Mit Blick auf die Beziehungsentwicklung von Jungen und Mädchen erläutern sie die typischen Knackpunkte im Miteinander der Geschlechter, machen auf Beziehungsfallen und -sackgassen aufmerksam. Doch gerade die Differenzen zwischen Mann und Frau sind der Stoff, aus dem eine gute und gesunde Partnerschaft geformt werden kann, meinen die beiden Autoren. Sie haben ein kühnes Gegenkonzept zu der herrschenden Auffassung von der unüberbrückbaren Kluft zwischen den Geschlechtern entwickelt. Schlüssig und humorvoll legen sie dar, wie es funktioniert.

Samuel Shem ist Psychiater und Autor zahlreicher Bücher, u. a. ›The House of God‹ und ›Mount Misery‹.
Janet Surrey ist Psychologin und Paartherapeutin.
Beide unterrichten an der Harvard Medical School und am Wellesley College. Neben ihrer regelmäßigen Vorlesungstätigkeit veranstalten sie Workshops für Paare und arbeiten mit Kindern an Schulen. Sie leben in Newton, Massachusetts.

Samuel Shem
Janet Surrey

Alphabete der Liebe

Warum Mann und Frau
doch zusammenpassen

Aus dem Englischen von
Maren Klostermann

Klett-Cotta
Deutscher Taschenbuch Verlag

Katie Chun und ihrer Welt gewidmet

Unser besonderer Dank gilt den Frauen des Stone Center,
mit denen Janet Surrey seit zwanzig Jahren zusammenarbeitet –
Jean Baker Miller, Judith Jordan und Irene Stiver.

Das von ihnen gemeinsam entwickelte Beziehungs-
oder Bindungsmodell ist die Grundlage für dieses Buch.

November 2003
Deutscher Taschenbuch Verlag GmbH & Co. KG,
München
www.dtv.de
© der amerikanischen Originalausgabe:
1998 Stephen Bergman und Janet Surrey
Titel der amerikanischen Originalausgabe:
We have to talk. Healing dialogues between women and men
Basic Books, New York
© der deutschsprachigen Ausgabe:
1999 J. G. Cotta'sche Buchhandlung Nachfolger GmbH,
gegr. 1659, Stuttgart
Umschlagkonzept: Balk & Brumshagen
Umschlaggestaltung: Catherine Collin unter Verwendung
einer Fotografie von © Zefa/G. Schuster
Satz: Fotosatz Janß, Pfungstadt
Gesetzt in der ITC Legacy, 10/13,5'
Druck und Bindung: Druckerei C. H. Beck, Nördlingen
Gedruck auf säurefreiem, chlorfrei gebleichtem Papier
Printed in Germany · ISBN 3-423-34047-9

Inhalt

»Wie es das Gesetz der Schwerkraft gibt,
gibt es auch das Gesetz der Liebe,
im Herzen der Welt.«
*– **Vimala Thakar***

»Ein wirkliches Gespräch [...] – das Wesentliche davon vollzieht sich nicht in dem einen und dem andern Teilnehmer, noch in einer beide und alle anderen Dinge umfassenden neutralen Welt, sondern im genauesten Sinn zwischen beiden, gleichsam in einer nur ihnen beiden zugänglichen Dimension.« »Das Zwischen ist nicht eine Hilfskonstruktion, sondern wirklicher Ort und Träger zwischenmenschlichen Geschehens.«
*– **Martin Buber***

»Ein wahrhaft respektvoller Austausch, der auf den Erfahrungen beider Geschlechter beruht, kann uns auf den Weg eines sich ständig erweiternden Dialogs bringen. Ich bin überzeugt, daß ein solcher Dialog der einzige Weg zu unser aller Überleben ist.«
*– **Jean Baker Miller***

Dank

Wir danken Susan Bailey, Leiterin des Wellesley Center for Women, sowie Maude Chapin, Carolyn Swift und Cynthia García Coll, den ehemaligen Leiterinnen des Stone Center am Wellesley College, für ihre Unterstützung bei der Entwicklung und Durchführung des Projekts über Geschlechterbeziehungen. Wir danken den Menschen, die an den Schulen mit uns zusammengearbeitet haben: Nancy Beardall im Staatlichen Schulwesen von Newton, Massachusetts; Nancy Goodman von der Cincinnati Country Day School; Carol Phillips im staatlichen Schulwesen von Montpelier, Vermont; und Joanne Hoffman, Leiterin der Moses Brown School in Providence, Rhode Island. Dank auch an Wendy Levine und Lynne Jones, den Veranstalterinnen der Getaway-Seminare am Cape Cod, die uns dazu anregten, unseren ersten Geschlechterdialog durchzuführen. Unsere beiden Lektoren, Gail Winston und Jo Ann Miller, haben viel dazu beigetragen, daß der Drahtseilakt im Publikationszirkus erfolgreich verlief. Unsere Agentin Joy Harris hat uns viel Kraft gegeben. Wir danken unseren Freunden und Kollegen Judith Abbott, Diane Aronson, Erica Bronstein, Mitch Cohen, Sarah Conn, Stephanie Covington, Mary Ellen Dolan, Cate Dooley, Kathleen Dyer, Miriam Greenspan, Leston Havens, Carter Heyward, Alexandra Kaplan, Jackson Katz, Kathy Kaufmann, Terry Kupers, Joanna Macy, Georgie McLean, Marsha Mirkin, Daeja Napier, Maureen O'Hara, Linda Pritzker, Chris Robb, Kate Seidman, Pamela Seigle, Jackie Simonis, Betsy Smith, Marion Solomon, Barbara und Burt Stern, Mary Watkins, Kathy Weingarten und Tom Yeomans. Ein großes Dankeschön geht auch an Medical Portfolio Management (MPM).

Liebevoller Dank auch an unsere Eltern, Rosalie und Alexander Surrey sowie Rose und Sig Bergman, für alles, was sie uns ein Leben lang über gegenseitige Beziehungen gelehrt haben.

Schließlich danken wir allen Männern und Frauen, Jungen und Mädchen, die uns zum »Wir« geführt und sich mit uns gemeinsam darauf eingelassen haben. Ihre Stimmen und ihre Kraft sind ein lebendiger Teil dieses Buchs.

Einleitung

Drei Jahrzehnte Dialog

»Ihr Frauen wollt doch nur die ›Verweiblichung‹ von uns Männern.«
– Ein Mann, im Dialog

»Wir sagen nicht: ›Seid wie wir.‹ Wir sagen: ›Seid bei uns.‹«
– Die Antwort einer Frau

»Wir müssen mal reden.«

Normalerweise sind es die Frauen, die diese vier Worte zu Männern sagen. Sie bringen damit häufig ein Bedürfnis nach Verbundenheit zum Ausdruck, den Wunsch, sich auf einer tieferen und befriedigenderen Ebene mit dem Partner auszutauschen. Oft ist damit gemeint: »Komm, laß uns überlegen, was wir gemeinsam bewegen und verbessern können.« Dieses Ansinnen an einen Mann zu stellen kann gefährlich sein. Wie eine Frau es ausdrückte: »Rüste dich für den Dritten Weltkrieg.«

Männer fürchten vielleicht kaum einen Satz unserer Sprache so sehr wie diesen. Er löst häufig das aus, was wir als *männliche Beziehungsangst* bezeichnen. Ein Mann antwortete: »Ich will hier raus!« Ein anderer erklärte: »Für mich bedeuten diese Worte ›Nächste Station: Scheidung‹.«

Wenn Männer oder Frauen diesen Satz gegenüber Angehörigen des eigenen Geschlechts benutzen, hat er häufig eine völlig andere Bedeutung.

Wenn eine Frau zu einer anderen sagt: »Wir müssen mal reden«, kann das alles mögliche bedeuten. Wenn die andere Frau eine neue Bekannte ist, die einen sympathischen Eindruck macht, kann es heißen: »Komm, wir wollen einander besser kennenlernen.« Wenn es sich um eine alte Freundin handelt, die sie längere Zeit nicht gesehen hat, kann es bedeuten: »Wir müssen uns auf den neuesten Stand bringen – ich hab dir furchtbar viel zu erzählen.« Und wenn es eine Freundin ist, mit der sie in regelmäßigem, wenn nicht täglichem Kontakt steht, kann es auch heißen: »Huhu, ich bin's! Du glaubst nicht, was passiert ist! Ich muß dir unbedingt erzählen, was gestern abend los war!« Es kann auch bedeuten: »Wir müssen ein ernstes Problem besprechen.«

Männer benutzen diese Formulierung selten gegenüber anderen Männern. Wenn sie es doch tun, hat sie manchmal einen gewissen Aufforderungscharakter, nach dem Motto: »Los, erzähl mal, wie's dir so ergangen ist.« Aber häufig hat der Satz eher die Bedeutung von: »Hey, ich hab ein Hühnchen mit dir zu rupfen. Bereite dich auf einen handfesten Krach vor.«

Geschlechtsspezifische Unterschiede im Gebrauch dieser Worte zeichnen sich bereits sehr früh ab. In unseren Geschlechterdialogen mit elf- bis zwölfjährigen Jungen und Mädchen drehen sich die Äußerungen und Fragen häufig ums »Reden«:

Jungen: Wenn man sich mit Mädchen unterhält, reden sie die ganze Zeit. Man selbst muß nicht viel sagen.

Mädchen: Woran liegt es, daß Jungen nie von sich aus ein Gespräch anfangen?

Ziel unserer Arbeit ist es, diese Unterschiede im Dialog herauszuarbeiten und so zu nutzen, daß sie die Beziehungen zwischen Männern und Frauen verbessern.

Reden ist nicht alles. Ob bestimmte Worte eine Frau und einen Mann einander näherbringen oder die Distanz zwischen ihnen vergrößern, hängt davon ab, wie die Worte in der Beziehung benutzt werden – und auch vom Zustand der Beziehung, der mit Worten mitunter nicht mehr faßbar scheint. Man kann reden, um in Kontakt zu treten, aber Kommunikation führt nicht notwendigerweise zu größerer Verbundenheit. Wer sich »gut unterhalten« kann, ist nicht zwangsläufig in der Lage, eine gute Beziehung zu führen, die im wesentlichen auf Gegenseitigkeit beruht und zum beiderseitigen Reifen beiträgt. Viele von uns haben die Erfahrung gemacht, daß es auch zutiefst verbindend sein kann, wenn man gemeinsam schweigt. Auch das Schweigen kann eine Beziehung offener machen oder sie blockieren, je nachdem, wie es eingesetzt wird.

In den letzten zehn Jahren hatten wir das Privileg, an der psychischen Entwicklung von zahlreichen Männern und Frauen teilnehmen zu dürfen. Seit 1986 halten wir ungewöhnliche Workshops mit Männern und Frauen ab, einige speziell für Paare. Wir nennen diese Workshops Geschlechterdialoge, weil Männer und Frauen dabei lernen, einen bestimmten Zweck mit ihren Gesprächen zu verfolgen. Wir wollen nicht, daß Männer mehr den Frauen gleichen - wie der oben zitierte Mann befürchtete -, sondern wir wollen beiden Geschlechtern dabei helfen, ihre Unterschiede zu nutzen, um ihre beiderseitige Verbundenheit zu stärken und dadurch als Individuum und als Paar zu reifen. Aber das ist nicht alles. Unsere Workshops sind ein verkleinertes Abbild des gesellschaftlichen Wandels. Formen der Unverbundenheit in Beziehungen zwischen Mann und Frau betreffen jeden von uns und wirken sich auf alle Bereiche der Gesellschaft aus, ob Familie, Schule, Unternehmen, Arztpraxen, Gerichtssäle oder Regierungsstellen. Von Anfang an hatten wir auch die Absicht, unsere Lernerfahrungen aus den Dialogen einer breiteren Öffentlichkeit zugänglich zu machen.

Für die überwältigende Mehrheit der Männer und Frauen, die an unseren Dialogen teilnehmen, ist es das erste Mal, daß sie sich gemeinsam mit anderen an die Aufgabe machen, geschlechtsspezifische Unterschiede und Beziehungen zu erforschen. Viele Teilnehmer, insbesondere Männer, sind anfangs besorgt und angespannt; die meisten, hier eher die Frauen, haben Enttäuschungen erlebt, aber sie sind voller Hoffnung. Ganz gleich, welche Vorstellungen die Teilnehmer vorher davon hatten, was es bedeutet, ein

Mann oder eine Frau zu sein oder eine Beziehung zu führen, gewinnen fast alle aus den Dialogen ein ganz neues Verständnis für das, was die oben zitierte Frau sich wünschte. Durch den Dialog lernen die Teilnehmer, auf neue Weise »beieinander zu sein«. Sie erleben die machtvolle Wirkung, die von dem ausgeht, was wir »echte Verbundenheit« (good connection) nennen. Verbundenheit ist nichts Statisches, sondern ein heilsamer Prozeß zwischen zwei oder mehreren Menschen – zwei oder mehreren Stimmen im Dialog.

Wir haben selbst sehr viel aus diesen Geschlechterdialogen gelernt. In unserem eigenen, mehr als dreißig Jahre währenden Dialog, den wir als Psychiater und klinische Psychologin, als Ehepartner und als Eltern einer sechsjährigen Tochter führen, haben wir mit denselben Mißverständnissen zu kämpfen wie die Männer und Frauen, mit denen wir zusammenarbeiten. Wir leiten die Dialogsitzungen immer gemeinsam, weil wir erkannt haben, daß dies effektiver ist, als wenn nur ein Mann oder nur eine Frau diese Aufgabe allein übernimmt. Uns – und den Teilnehmern – wird immer sehr schnell klar, daß auch wir zu geschlechtsspezifischen Verhaltensweisen neigen. Wenn wir zu zweit vor den Teilnehmern sitzen und unser »Beziehungsmodell« vorstellen, wird unsere Präsentation zum Beispiel häufig durch Gelächter unterbrochen. Janet beschließt ihre Ausführungen zu einem bestimmten Punkt, und wenn Sam zu reden beginnt, fangen die Teilnehmer an zu lachen.

Anlaß der Heiterkeit ist ein geschlechtsspezifischer Unterschied beim »Übergang« von einem Thema zum nächsten, den fast alle Teilnehmer aus eigener Erfahrung kennen. Sam meint, Janet habe ihre Erklärung abgeschlossen, und spricht schnell das nächste Thema an, um zügig voranzukommen. Aber Janet ist mit ihrer Erklärung noch gar nicht fertig – obwohl es auf Sam so wirkte – und bringt dies durch ihre Körpersprache oder durch Worte zum Ausdruck. Männer und Frauen lachen, weil es ein vertrautes Beispiel dafür ist, wie unterschiedlich die Geschlechter häufig mit einem Themenwechsel umgehen. Viele Männer identifizieren sich mit Sam, der sich unter Zeitdruck fühlt und deshalb schnell weitermachen möchte. Er will das »Ergebnis« festhalten, das »Fazit« ziehen und dann nach einem klaren Schnitt zum nächsten Punkt übergehen. Er fühlt sich »gebremst«, weil Janet darauf beharrt, ihren Punkt weiter auszuführen. Viele Frauen identifizieren sich mit Janet, der es weniger um das »Ergebnis« als um den »Prozeß« geht: Sie möchte sich davon überzeugen, daß alle mitgekommen sind, alle Fragen geklärt wurden und daß es keine abrupten Schnitte oder Störungen im harmonischen Ablauf gibt. Wir haben erkannt, daß viele Männer und Frauen, die unsere Mißverständnisse bei solchen Übergängen beobachten, sich selbst in uns wiedererkennen. Diese geschlechtsspezifischen Unterschiede offenbaren sich auf vielerlei Weise in unser aller Leben – zum Beispiel bei dem Verhaltensmuster, das wir als »Verlassen der Party« bezeichnen: Frauen nehmen sich viel mehr Zeit, um sich von allen zu verabschieden und den Gastgebern zu danken. Auch beim »Sich-Hinausbewegen aus dem Sex«, nachdem man miteinander geschlafen hat, haben Frauen häufig den Wunsch, die Sache sanft ausklingen zu lassen, während viele Männer gern etwas zügiger zum nächsten Tagesordnungspunkt übergehen möchten. Alle Teilnehmer, Männer und Frauen, beobachten uns und erkennen, daß sie nicht die einzigen sind, die mit diesen Unterschieden zu kämpfen haben, und daß wir ihnen nicht nur Möglichkeiten aufzeigen, wie man diese Unterschiede respektieren und verstehen kann, sondern auch, wie man sie gerade im Dialog *positiv nutzen* kann.

Es geht nicht nur darum, daß sich Janet und Sam als Einzelpersonen zur Schau stellen. Auch unsere *Beziehung* liegt auf dem Präsentierteller – die Art, wie wir diese Unterschiede handhaben, das Hin und Her zwischen uns, wenn wir die Verbindung bei einem »Übergang« verlieren, und unser Bemühen, einen gemeinsamen Weg durch die Klippen und Engpässe zu finden, ohne daß einer den anderen dominiert oder sich zurückzieht. Es ist schwer und manchmal peinlich, sich in der Öffentlichkeit zu geben, wie man ist. Wir versuchen, bei unserer Zusammenarbeit offen und ehrlich mit unseren Konflikten umzugehen und den Dialog in Gang zu halten. In jedem Augenblick bietet sich die Gelegenheit, entweder verbunden zu bleiben und gemeinsam Erfahrungen zu gewinnen oder die Verbindung zu lösen und auf alte Muster der Konfliktvermeidung zurückzugreifen. Diese kreative Spannung auszuhalten ist nicht leicht, nicht immer elegant und nicht jederzeit möglich. Aber wenn man den Versuch nicht aufgibt, entsteht irgendwann etwas Neues.

Wir haben dieses Buch geschrieben, weil wir mit anderen teilen möchten, was wir aus unserer Zusammenarbeit mit Männern und Frauen gelernt haben. Wir hoffen, daß der Bericht über unsere Erfahrungen den Lesern helfen wird, die Beziehung zwischen Mann und Frau und die heilende Kraft des Dialogs besser zu verstehen. Unverbundenheiten zwischen Männern und Frauen sind unvermeidlich - niemand kann auf Anhieb oder die ganze Zeit über alles richtig machen. Was zählt, ist nicht nur das, was man tut, sondern auch das, was man als *nächstes* tut. Wenn Beziehungen gedeihen, lernen die Partner, sich gemeinsam durch das Trennende hindurchzubewegen, um zu größerer Verbundenheit zu gelangen. Stagnierende Beziehungen geraten durch jede Unverbundenheit tiefer in das Getrenntsein hinein, bis sie schließlich bewegungslos feststecken. Wir möchten unsere Erkenntnisse über diese beiden unterschiedlichen Wege mit dem Leser teilen und aufzeigen, daß es möglich ist, die Beziehung in gesunder und lebendiger Bewegung zu halten.

Was meinen wir damit, wenn wir sagen, man sollte »die Unterschiede für einen positiven Zweck nutzen«? Warum ist dieses Konzept so wichtig, wenn man einen Wandel bewirken will? Geschlechtsspezifische Unterschiede können eine trennende Wirkung haben, aber sie können auch verbindend wirken, wenn man sich im Geist des Dialogs mit ihnen auseinandersetzt. Judith Jordan stellt fest: »Für ein ›Reifen in Beziehung‹ ist es tatsächlich sehr wichtig, daß man sich auf die Andersartigkeit des anderen zubewegt … Zu Reifungsschritten kommt es, weil ich etwas Neues in mir selbst anerkennen oder entwickeln kann, wenn ich mich ausdehne, um deine Erfahrung aufzunehmen oder zu begreifen.«[1] Gesunde Beziehungen hängen im wesentlichen davon ab, daß man auf Unterschieden aufbaut, um die Verbundenheit zu stärken.

Entscheidend ist, daß Männer und Frauen ein Gefühl für das »Wir« bewahren, das größer ist als ein Partner oder beide Partner zusammen. Das gibt ihnen Raum, um sich für ihre gegenseitigen Erfahrungen zu öffnen, den Standpunkt des anderen zu verstehen und einander mit Respekt zu begegnen und gegenseitig zu bestätigen. Wenn beide am »Wir« festhalten, geschieht etwas: Es entsteht etwas Neues. Die Unterschiede fangen an, sich zu ergänzen und *zu addieren*. Beide Partner und die Beziehung können sich entfalten. Beide fühlen sich enger verbunden *und* in ihrer Individualität bestärkt. Wenn die Partner im »Wir« sind, werden die Unterschiede, die sie vorher voneinander trennten, zu etwas Verbindendem – zu einem gemeinsamen Besitz, der vielleicht sogar ganz besonders geschätzt wird. Männer und Frauen bewegen sich gemeinsam von Klischees, Vorurteilen und Schuldzuweisungen fort und hin zur Neugier und zum Mitgefühl, von Scham und Schuldgefühlen zu gesunder Selbstbewußtheit und zur Übernahme gegenseitiger Verantwortung. Wir nennen diesen Prozeß den »Übergang zum ›Wir‹«.

Das »Wir« wird zum Gefäß für das Wechselspiel ihrer Unterschiede, während die Unterschiede gleichzeitig das »Wir« bereichern. Wenn Männer und Frauen auf diese Weise mit ihren Unterschieden umgehen, können sie aus ihren Beziehungssackgassen herausfinden und sich auf eine größere Verbundenheit und eine Erweiterung ihrer menschlichen Gemeinsamkeiten zubewegen. Es ist paradox: Wenn wir uns auf die Unterschiede einlassen, tritt das hervor, was wir gemeinsam haben: die Sehnsucht nach echter Verbundenheit, das Leiden unter der Einsamkeit und die Verletzungen, die frühere Beziehungen hinterlassen haben und die uns davon abhalten, das Risiko einer neuen Beziehung einzugehen, sie aufrechtzuerhalten oder gegebenenfalls auch zu beenden.

Unsere Dialoge beruhen auf der wegweisenden Arbeit des Stone Center am Wellesley College (wo wir beide unterrichten) und auf den bahnbrechenden Ideen seiner Gründerin und ersten Leiterin Jean Baker Miller und ihrer Mitarbeiterinnen Judith Jordan, Irene Stiver und Janet Surrey. In den letzten beiden Jahrzehnten haben die Klinikerinnen und Forscherinnen des Stone Center einen radikalen Paradigmenwechsel in der Psychologie formuliert, der enormen Einfluß auf Tausende Frauen und Männer ausübte. Verkörpert wird dieser Wandel durch das, was unter dem Namen »Beziehungs-« oder »Verbundenheitsmodell« (Relational Model or Connection Model) bekannt wurde. Die Hauptthesen dieses Ansatzes lauten:[2]

1. Die Verbundenheit mit anderen Menschen, nicht die Autonomie des einzelnen, ist der Dreh- und Angelpunkt einer gesunden psychischen Entwicklung. Unsere psychische Stabilität und unser Glück hängen direkt mit der Qualität unserer Verbundenheiten zusammen, die davon geprägt werden, ob wir in der Lage sind und die Möglichkeit erhalten, Beziehungen mit anderen Menschen einzugehen und uns gegenseitig in unserer Entwicklung zu fördern.
2. Zusätzlich zum »Ich« und »Du« gibt es ein drittes Element in der menschlichen Erfahrung – das »Wir«. Dieses »Wir« – die Verbundenheit oder Beziehung – hat seine ganz eigenen Eigenschaften, die man beschreiben und entwickeln kann.
3. Die psychische Entwicklung wird von unseren Erfahrungen der Verbundenheit und Unverbundenheit in Beziehungen und von unserer Deutung dieser Erlebnisse geformt. Diese Beziehungserfahrungen werden ihrerseits von persönlichen, familiären und kulturellen Faktoren beeinflußt.
4. Die Beziehungsentwicklung bei Männern und Frauen wird unterschiedlich geformt, in ganz andere Bahnen gelenkt. In westlichen Gesellschaften »tragen« Frauen von jeher die

Verantwortung dafür, Beziehungen zu pflegen und die Entwicklung anderer zu fördern. Die verborgene Stärke dieser Orientierung ist, wie Carol Gilligan es beschrieben hat, mit einer »anderen Stimme« verbunden. Gemeinsam mit ihren Mitarbeiterinnen vom Harvard-Projekt hat Gilligan eindrucksvoll dokumentiert, wie die herrschende Kultur die Beziehungsstimme des Mädchens im Laufe der Adoleszenz verzerrt.[3] Auch die Beziehungsstimme des Jungen wird in der männerdominierten Gesellschaft geleugnet und verfremdet.[4]

Die Idee, Unterschiede zu einem positiven Zweck zu nutzen, bedeutet eine radikale Abkehr von einem Großteil der heutigen Geschlechtertheorien. In den letzten Jahren gab es eine Flut von populärpsychologischen Büchern, die Millionen von Lesern mit der Botschaft überschwemmten, daß die Chance für ein befriedigendes Zusammenleben von Mann und Frau am größten sei, wenn sie ihre Unterschiede als biologisch festgelegte, »instinktive« und im Grunde unabänderliche Gegebenheiten hinnähmen. Die übergreifende Botschaft lautete: Wir sollten uns endlich damit abfinden, daß Männer und Frauen grundverschieden sind, und uns lieber mit der Frage beschäftigen, wie wir respektvoll Seite an Seite leben können, so wie Jungen und Mädchen in verschiedenen Spielwelten.

Anfang der neunziger Jahre haben Robert Bly,[5] Sam Keen[6] und andere sogar die These aufgestellt, die Unterschiede seien nicht ausgeprägt genug. Ihre Lösung für die Beziehungsprobleme bei Männern – insbesondere in Partnerschaften mit Frauen – war, daß die Männer an ihrer Männlichkeit und nicht an ihren Beziehungen arbeiten sollten. Der Mann, so ihre These, habe ein Identitäts- und kein Beziehungsproblem. Die Männer seien im Hinblick auf ihre Identität und Rolle zu »weich« geworden, was häufig mit zu »feminin« gleichgesetzt wurde. Männer sollten den Krieger in sich wiederentdecken und diese Rolle ausleben, ganz gleich, wie sich das auf ihre Beziehungen auswirke. Seit kurzem fordern Bestseller-Autorinnen wie Ellen Fein und Sherrie Schneider uns auf, zu vor-feministischen Denkspielen zurückzukehren.[7] In *The Rules* (Dt.: *Die Kunst, den Mann des Lebens zu finden)* empfehlen sie den Frauen, den männlichen Jagdtrieb auszunutzen und so zu tun, als seien sie »schwer zu bekommen«.

Aber wie steht es mit den gemeinsamen Bedürfnissen und Vorstellungen von Männern und Frauen? Deborah Tannen zeigte uns in ihrem 1990 erschienenen einflußreichen Buch *You Just Don't Understand* (Dt.: *Du kannst mich einfach nicht verstehen*),[8] daß Männer und Frauen so grundverschieden in ihrem Denken, Handeln und ihrem Kommunikationsstil sind, daß sogar dieselben Worte und Sätze unterschiedliche Bedeutungen für sie haben. Tannen hat die typischen geschlechtsspezifischen Unterschiede im Kommunikationsstil glänzend beschrieben, aber ihre Aufmerksamkeit galt der Kluft, nicht deren Überbrückung. Einige Jahre später, 1992, ging John Gray noch einen Schritt weiter. In seinem ungeheuer erfolgreichen Buch *Men Are From Mars, Women Are from Venus (Dt.: Männer sind anders, Frauen auch)*[9] entwarf er ein vertrautes und häufig komisches Bild von zwei Welten, die so himmelweit voneinander entfernt sind, daß man meinen könnte, Männer und Frauen stammten tatsächlich von verschiedenen Planeten. Für viele hat dieser Gedanke etwas Tröstliches. Eine Frau, mit der wir sprachen, erklärte: »An vielen Abenden sitzt mein Mann auf dem Sofa und zappt durch die Kanäle, während ich lese. Ich habe mich immer gefragt, warum er mir nicht zuhört und sich nicht mit mir unterhält. Ich habe immer gedacht, es hätte etwas mit mir zu tun. Jetzt weiß ich, daß es nicht an mir liegt. Es liegt einfach daran, daß er ein Mann ist.«

Gray vertritt in Wirklichkeit die Rückkehr zum stereotypen Ehepaar der fünfziger Jahre: der Mann ist der *Vater*, der das Sagen hat; die Frau ist die *Mutter*, die seinen Wünschen nachkommt, um irgend etwas zu erreichen. Männer haben das instinktive Bedürfnis, »sich in ihre Höhlen zurückzuziehen«, Frauen das instinktive Bedürfnis, »in ihre Wellentäler hinabzusteigen«. Vater sucht die Einsamkeit, Mutter flüchtet in die Depression. Wenn Papa aus seiner Isolation zurückkehrt, so Gray, braucht er Bewunderung. Wenn Mama aus ihrer Depression auftaucht, braucht sie Blumen und Rücksichtnahme. Es besteht wenig Hoffnung auf eine tiefere menschliche Verbundenheit, keine Möglichkeit, kreativ mit Unterschieden umzugehen und sich gemeinsam weiterzuentwickeln.

Wir lehnen diese pessimistische Haltung ab. Das Bild, das wir in diesem Buch entwerfen, hat wenig Ähnlichkeiten mit dem des schweigsamen Mannes vor dem Fernsehgerät und der deprimierten Frau, die still und einsam in der anderen Ecke des Zimmers sitzt und überlegt, ob sie eine Freundin anrufen sollte. In unserem Bild wird die Isolation durch eine echte Beziehung ersetzt, die beide Partner reifen läßt. Unserer »typischen« Frau und ihrem Partner ist es gelungen, zu dem »Wir« in ihrem Leben vorzustoßen, so daß sich die Frau an ihren zappenden Ehemann wenden und sagen kann: »Das ist wieder unsere kritische Zeit. Ich fühle mich einsam. Wo sind ›Wir‹ in diesem Augenblick?« Der Mann ist seinerseits in der Lage, sein Schweigen zu brechen. Aufgefordert, sich an das »Wir« im Raum zu erinnern, kann er antworten: »Ich höre dich. Laß mich diese Sendung zu Ende schauen, und dann gehen wir ein Stück spazieren, ja?« Das ist ein kleiner Schritt, aber er zeitigt große Wirkung: Er verhindert das Abgleiten in den Tod einer Beziehung. Unsere Zusammenarbeit mit über zwanzigtausend Männern und Frauen, Mädchen und Jungen hat uns gezeigt, daß es möglich ist, mit ganz einfachen Mitteln, durch verschiedene Stimmen im Dialog, zu einer gesunden Verbundenheit zu gelangen, die beide Seiten voranbringt.

Es ist bemerkenswert, daß, abgesehen von einigen wenigen Ausnahmen, kein einziger Erfolgsautor berücksichtigt, wie sich das Machtgefälle zwischen den Geschlechtern auf ihre Beziehungen auswirkt. *Mars and Venus* präsentiert uns die Beziehung zwischen Mann und Frau als eine Art spritzig-amüsante Boulevardkomödie. In diesem heiteren Luststück ist kein Raum für die bittere Realität einer beachtlichen Gewalt, die in unserer Gesellschaft in erster Linie von Männern gegenüber Frauen und Kindern ausgeübt wird. Die tragische Schattenseite von hierarchischen Machtbeziehungen, die auf einem Herrschafts- und Privilegiensystem aufbauen, beschrieb Judith Herman 1992 in *Trauma and Recovery (Dt.: Die Narben der Gewalt).*[10]

Die historischen Wurzeln der Beziehung zwischen Mann und Frau liegen mehrere tausend Jahre zurück und sind in hierarchischen Machtstrukturen verankert, von denen wir alle tief geprägt sind. Wenn alte Beziehungssysteme zusammenbrechen, braucht man neue Visionen. Riane Eisler beschrieb 1987 in *The Chalice and the Blade* (Dt.: *Von der Herrschaft zur Partnerschaft)*[11] die Entwicklung einer neuen Beziehungsform, das Ideal eines »Partnerschaftsmodells«, wie sie es nennt, das die hierarchischen Machtverhältnisse und das alte »Herrschaftsmodell« überwindet. Es ist sehr wichtig, daß sowohl Männer als auch Frauen sich von dem Gefühl persönlicher Unzulänglichkeit, ihrem Leidensdruck oder Schuldgefühlen befreien – *wir alle* sind aufgefordert, uns an dieser gesellschaftlichen Umwandlung von Beziehungen zu beteiligen. An der Schwelle zum 21. Jahrhundert ist die amerikanische Gesellschaft ernsthaft bemüht, eine Form von Gleichberechtigung zu fördern, bei der wir verschieden und dennoch gleich sein können. Wir haben erkannt, wie wichtig diese Bemühungen sind, und bauen darauf auf, wenn wir vorschlagen, daß man auch die Gegenseitigkeit als neue Form der Partnerschaft fördern sollte. In Beziehungen zwischen Menschen, die ihre Unterschiede zum gegenseitigen Vorteil nutzen, können Machtkämpfe in eine geteilte Macht oder in die Macht des »Wir« verwandelt werden.

Die Vorstellung eines auf Gegenseitigkeit angelegten »Wir« ist neu und steckt noch in den Kinderschuhen. Vergleichen Sie das »Wir« der fünfziger Jahre mit dem »Wir« des Jahres 2000. Das alte »Wir« war männerdominiert – »Vater weiß alles« –, mit klar verteilten Rollen und Aufgaben. Das »Wir« der fünfziger Jahre war ein Familienkreis mit klar abgesteckten Grenzen – der Mann stand im Zentrum, alle anderen an der Peripherie. Das gegenseitige »Wir« des Jahres 2000 ergibt sich aus zwei (oder mehr) Stimmen im Dialog, die ihre Unverbundenheiten nutzen, um neue Formen der Verbundenheit zu schaffen. Dieses »Wir« ist ständig in Bewegung, strebt entweder zu immer größerer gemeinsamer Aufrichtigkeit, Empathie und Unterstützung empor oder verliert an Höhe und trudelt abwärts in die Isolation. Rollen und Aufgaben beruhen darauf, wie sie das »Wir« beeinflussen und von ihm beeinflußt werden. Obwohl es Anzeichen für diese neue Entwicklung gibt, eine erwachsende Spiritualität auf dem Feld kreativer Beziehungen – so unter anderem in den Arbeiten von John und Myla Kabat-Zinn, Derek und Darlene Hopsan, Gay und Kathlyn Hendricks, Harville Hendrix, John Welwood und Thomas Moore[12] –, liegt noch viel Arbeit vor uns, damit dieses neue »Jahrtausend-Wir« seine kreativen Kräfte und Energien voll entfalten kann.

Wir sind nicht so pessimistisch wie Bly, Keen und Gray, was die Fähigkeit der Männer betrifft, sich voll und ganz auf eine wechselseitige, entwicklungsfördernde Beziehung einzulassen. Die Arbeiten von Daniel Stern[13] und anderen zeigen, daß das Bedürfnis nach Verbundenheit die Grundmotivation bei allen Säuglingen – ob Jungen oder Mädchen – bildet. In vielen Familien wachsen Mädchen und Jungen für eine gewisse Zeit in Beziehung mit fürsorglichen Männern und Frauen heran, bis sich der Entwicklungsweg nach einigen Jahren teilt – die Mädchen machen weiter wie bisher, die Jungen werden auf einen ganz anderen Weg geschickt. Auch unsere Arbeit verweist darauf, daß Männer und Frauen über das gleiche, große Potential verfügen, um sich zu empathischen, beziehungsfähigen Menschen zu entwickeln.

Was ist mit den Klischees? Wenn wir über »Männer« und »Frauen« reden, beziehen wir uns auf Gruppenunterschiede, die in Gruppen von Männern und Gruppen von Frauen zu beobachten sind. Kein einzelner Mann und keine einzelne Frau entspricht diesen Beschreibungen. Eine Eigenschaft, die im allgemeinen eher als »typisch männlich« gilt, kann charakteristisch für eine bestimmte Frau sein. Warum erörtern wir diese Gruppenunterschiede? Weil ungeachtet der individuellen Eigenschaften, die einen einzelnen Mann oder eine einzelne Frau auszeichnen, beide von der Einstellung der Gesellschaft gegenüber Männern und gegenüber Frauen beeinflußt werden. Außerdem haben wir festgestellt, daß es ungemein hilfreich ist, wenn man bei Gesprächen zwischen Männern und Frauen darauf hinweist, daß die Konditionierungen der männlichen und der weiblichen Entwicklung die Interaktion beeinflussen können. Einfach ausgedrückt – das Geschlecht beeinflußt die Beziehung. Wir haben erkannt, daß man – paradoxerweise – Klischeevorstellungen nur dann ausräumen und den vollen Ausdruck der eigenen Persönlichkeit fördern kann, wenn man diese Gruppenunterschiede sehr sorgfältig untersucht. Wir bemühen uns, die geschlechtsspezifischen Unterschiede heiter und zuversichtlich zu behandeln, weil wir wissen, daß es ohne Hoffnung keine Heilung gibt.

Biologische Unterschiede spielen zwar eine Rolle, aber die Biologie ist formbar, und unsere Aufmerksamkeit gilt diesem Veränderungspotential. Wir beschäftigen uns nicht mit jedem Aspekt des Geschlechts, sondern mit dem Geschlecht-in-Beziehung: Wie beeinflußt das Geschlecht Männer und Frauen in ihrer Beziehung zueinander? In den Wirrungen des gemeinsamen Beziehungsaufbaus treten die Unterschiede zwischen Männern und Frauen nur allzu machtvoll zutage.

Wir konzentrieren uns für unseren speziellen Zweck auf das Geschlecht. Wenn wir dabei andere Faktoren wie Hautfarbe, soziale Schicht, sexuelle Präferenz oder ethnische Herkunft unberücksichtigt lassen, so bedeutet das jedoch keineswegs, daß diese Faktoren keine weitreichende Wirkung hätten. Wir haben uns zwar in dieser Hinsicht um Vielfalt bemüht und mit Menschen unterschiedlichster ethnischer Herkunft zusammengearbeitet; dennoch handelte es sich bei der Mehrzahl der Teilnehmer um weiße, heterosexuelle Männer und Frauen aus der Mittel- oder Arbeiterschicht. Angehörige von anderen gesellschaftlichen

Gruppen oder mit anderer sexueller Orientierung haben zwar häufig an unseren Dialogen teilgenommen, aber sie stellten nicht die Mehrheit und waren auf jeden Fall nicht so zahlreich vertreten, daß wir Schlüsse über den Zusammenhang zwischen diesen Faktoren und dem Geschlecht ziehen könnten. Die Frauen und Männer, die zu unseren Dialogsitzungen kommen, bilden eine Probandengruppe, die sich durch ihr gemeinsames Interesse an Geschlechter- und Beziehungsfragen selbst zusammenstellt. Vor allem die Männer sind eine auserlesene Schar. Sie folgen häufig der Einladung einer Frau oder zählen zu den seltenen Exemplaren der Spezies, die von sich aus Interesse an diesen Fragen bekunden. Doch obgleich unsere Probandengruppe begrenzt ist, könnten die gewonnenen Erkenntnisse auch für andere gesellschaftliche Gruppen von Nutzen sein, mit denen wir keine direkten Erfahrungen gesammelt haben. Wenn wir begreifen, wie die Macht in den Beziehungen zwischen diesen Männern und Frauen ausgeübt wird und wie man diese Machtausübung in eine eher gemeinsame Unternehmung zum gegenseitigen Nutzen verwandeln kann, so bietet das vielleicht ein Modell dafür, wie man generell besser mit Unterschieden umgehen und destruktive Machtverhältnisse in unserer Welt verändern kann.

Tiefe, alles durchdringende Unverbundenheiten in Beziehungen – oder *Sackgassen*, wie wir sagen – haben ihren Ursprung in den unterschiedlichen Entwicklungswegen von Mädchen und Jungen. Diese Unverbundenheiten gedeihen auf dem fruchtbaren Boden einer patriarchalischen Gesellschaft, die unsere Institutionen, unser Denken und unsere Beziehungen prägt. In unseren Geschlechterdialogen und unserer Arbeit mit Paaren setzen wir das »Beziehungsmodell« ein, um das angeblich unverrückbare Muster in Frage zu stellen und um die Spaltung, die manchmal mit heftigen Streitigkeiten, manchmal mit tiefer Einsamkeit einhergeht, zu überwinden. Wir geben Männern und Frauen – ob Paaren oder Singles – die Gelegenheit, das Zusammenspiel ihrer Unterschiede zu erforschen, positiv zu deuten und daran zu reifen.

Wir gehen in diesem Buch nicht gesondert auf die geschlechtsspezifische Problematik von männlichen und weiblichen homosexuellen Paaren ein. Wir glauben und hoffen, daß viele der in diesem Buch beschriebenen Schritte zu größerer Verbundenheit auch für solche Beziehungen geeignet sind.

Wie wir zeigen werden, geht es hier nicht um eine theoretische Übung. Wir bieten einen Rahmen, konkrete Werkzeuge, Verfahrensweisen und Beispiele, die es Männern und Frauen ermöglichen, ihre Unterschiede zum anderen Geschlecht zu erkennen und sie zum Aufbau stabiler Beziehungen zu nutzen. Eine der wirkungsvollsten Methoden, die wir entdeckt haben, besteht darin, daß wir Männer und Frauen einander fragen lassen: »Wo befindet sich das ›Wir‹ in diesem Augenblick, und was braucht es?« Das heißt, wir zeigen Paaren, wie sie ihr »Wir« aufrechterhalten können, während sie sich durch eine Unverbundenheit hindurchbewegen und die damit einhergehenden Erfahrungen durchleben – Ratlosigkeit, schmerzliche Einsamkeit, Wut, Scham und Enttäuschung, verletzende Worte oder eisiges Schweigen, egozentrische und selbstgerechte Urteile und bittere Vorwürfe. Wenn Paare diesen Weg beschreiten, können sie ihre Unverbundenheit überwinden und sich auf eine tiefere Verbundenheit zubewegen.

Der Leser wird in diesem Buch die Stimmen von realen Männern und Frauen hören, die sich um einen Dialog bemühen. Er wird Zeuge ihrer verzweifelten Momente, ihrer Trauer über den Verlust der Hoffnung, die damals aufblühte, als sie einander kennenlernten. Er hat Anteil an den Momenten des Schmerzes, der sich – wenn er nicht gestillt wird – in ihren Familien und Gemeinschaften ausbreiten und in künftigen Generationen weiterschwelen wird. Aber dann gibt es auch die Momente des Verstehens und der Liebe, des Lachens, der stillen Erkenntnis und der überwältigenden Erleichterung. Dieses Buch ist die Chronik unserer Arbeit mit Männern und Frauen, denen wir helfen wollen, diese Momente bewußt zu erleben, *sich wirklich zusammen darauf einzulassen*, damit ihre Beziehung wieder gesunden und sich lebendig weiterentwickeln kann. Wir hoffen, daß Sie durch die Lektüre und durch das Ausprobieren unserer Vorschläge mit in diesen Kreis eintreten. Wir bieten dem Leser unsere Erfahrung, die wir durch die Arbeit mit vielen tausend mutigen und beharrlichen Männern und Frauen gewonnen haben, die Zuversicht, die aus dieser Erfahrung gewachsen ist, und die Werkzeuge, die es Männern und Frauen ermöglichen, in einen Dialog einzutreten, einander zu heilen und gemeinsam zu reifen. Wir vertrauen darauf, daß jeder Mensch tief in seinem Innern Sehnsucht nach echter Verbundenheit empfindet und daß diese zutiefst menschliche Sehnsucht die Kraft hat, alles Trennende zu überwinden. Vielleicht kann er lernen, nicht nur an seinem eigenen »Wir« teilzuhaben, sondern auch an dem größeren »Wir« der Familie, der Gesellschaft und der Welt.

Wir haben eine Vision von einer neuen Beziehungsdimension, in der jeder die Perspektive des »Wir« erkennt, sie zu seiner eigenen macht und lebendig hält. Die Navajo sagen:

> Wenn wir uns nicht einig sind, liegt es vielleicht daran, daß keiner von uns weit genug sehen kann. Wenn Menschen auf verschiedenen Seiten eines Berges leben, müssen sie sich auf dem Gipfel treffen, damit sie das Land aus dem gleichen Blickwinkel sehen können.[14]

Im Laufe der Jahre haben wir erkannt, daß wir nicht nur über Paare oder auch nur über Männer und Frauen sprechen. Wir sprechen über eine neue Weltanschauung – über den Wechsel vom »entweder/oder« zum »und«, über den Wechsel vom »Ich/der andere« zum »Wir«, über ein neues Paradigma des gemeinsamen Lernens und Lebens. Die verbindende Kraft des Dialogs ist offenbar ein entscheidender Schritt auf dem Weg zu diesem neuen »Wir«. Wenn wir den Wechsel zum »Wir« einmal vollzogen haben, verändert sich unsere ganze Welt auf radikale Weise. Und wenn sich unsere Welt einmal auf diese Weise verändert hat, fällt sie selten in den alten Zustand zurück.

Kapitel 1

Unterschiede zwischen Männern und Frauen

Die Aufdeckung des Unsichtbaren durch den Dialog

»Was geht da drinnen vor?«
– Frage einer Frau an die Männer

»Was ist so wichtig an Beziehungen?«
– Frage eines Mannes an die Frauen

Unsere Reise in den Dschungel der Mann-Frau-Beziehungen begann im Sommer 1986 am Cape Cod. Die Klinikerinnen am Stone Center - einschließlich Janet, Judith Jordan, Alexandra Kaplan, Irene Stiver und Jean Baker Miller - leiteten seit vielen Jahren Workshops über die Bedeutung des Beziehungsmodells für die Psychologie der Frau. Am Ende eines Semesters fragten die Veranstalterinnen Janet, ob sie im nächsten Sommer einen zusätzlichen Workshop übernehmen wolle.

Die Teilnehmerinnen dieser Sommer-Workshops hatten immer wieder gefragt: »Aber was ist mit den Männern?« Bis zu jenem Zeitpunkt hatte Sam noch nie am Stone Center unterrichtet, und wir hatten auch noch nicht beruflich zusammengearbeitet. Es schien eine wundervolle Gelegenheit, einmal zu erforschen, inwieweit das Beziehungsmodell auch für Männer geeignet war und ob es dazu beitragen konnte, die Beziehungen zwischen Männern und Frauen zu verbessern. Mit einer Mischung aus Neugier, Abenteuerlust und etwas mulmigen Gefühlen erklärten wir uns bereit, gemeinsam einen Workshop zu leiten, an dem Männer und Frauen teilnehmen und das Verbundenheitsmodell ausprobieren sollten. Unser Workshop wurde als einer von vielen in das Programmangebot aufgenommen, das an alle möglichen Fachleute für Psychohygiene in ganz Amerika versandt wurde.

Zu unserem Wochenend-Workshop erschienen fünfzehn Teilnehmer - neun Frauen und sechs Männer, darunter vier Ehepaare. Das Treffen fand an an einem glühend heißen Augustwochenende im kleinen Dachgeschoß eines Motels statt. Wir hatten schnell herausgefunden, daß wir die Klimaanlage einschalten mußten, wenn wir nicht ersticken wollten, daß wir uns aber bei laufender Klimaanlage nur brüllend verständigen konnten. Einige Männer waren offenbar nur widerstrebend gekommen und nahmen eine abwehrende Körperhaltung ein - Arme vor der Brust verschränkt, Beine übereinandergeschlagen, den Oberkörper soweit wie möglich zurückgebogen. Ihr Körpersprache schien zu sagen: »Laßt mich hier raus!«

Im Gegensatz dazu lehnten die Frauen sich erwartungsvoll vor und schienen ganz begierig darauf anzufangen. Sie hatten sich vermutlich sehr bemüht, die Aufmerksamkeit ihrer Männer auf Beziehungsprobleme zu lenken, und waren froh, daß endlich etwas passierte. Ihre Körpersprache schien zu sagen: »Laßt uns loslegen!«

Als erstes stellten wir uns reihum gegenseitig vor. Dabei zeigte sich, daß tatsächlich alle sechs Männer auf Initiative ihrer Ehefrau oder Partnerin mitgekommen waren. Eine Ehefrau hatte ihrem Mann vorgeschwindelt, daß sie zu einem Tenniswochenende nach Cape Cod fahren würden. Erst als sie die Bourne-Brücke zum Cape passierten, sagte sie ihm die Wahrheit. Er fand die Überraschung nicht besonders gelungen.

Die Teilnehmer kamen aus allen Teilen des Landes. Das Alter reichte von neunzehn bis zweiundsiebzig; sie stammten aus unterschiedlichen sozialen Schichten, von Arbeiter- bis Oberschicht, und gehörten verschiedenen kulturellen Gruppen an. Alle waren heterosexuell und weiß. Viele Frauen und einige Männer hatten beruflich mit dem Bereich Psychologie zu tun, größtenteils als

Sozialarbeiter, Psychologen und Schulberater; ihre Interessenschwerpunkte reichten von der Psychoanalyse bis zur College-Erziehung und von der Suchttherapie bis zur Hypnosebehandlung. Einer der Männer stellte sich selbst als Geophysiker vor und führte dann seine Frau mit den Worten ein: »Und das ist meine Frau Charlotte. Ähm, was machst du noch mal genau, Charlotte?« »Ich bin Jungsche Psychoanalytikerin, mein Schatz.« Wir fanden es ziemlich merkwürdig, daß er sie so fragen mußte.

Am Freitagabend sprachen wir über das Verbundenheitsmodell und erklärten, wie wir es in den nächsten beiden Tagen auf die Beziehung Mann-Frau anwenden wollten. In den achtziger Jahren hatten wir in der Friedensbewegung gearbeitet und versucht, Gruppen von Amerikanern und Russen zu einem konstruktiven Dialog zu bewegen. Wir hatten beschlossen, den gleichen Dialogprozeß bei den Geschlechtern auszuprobieren. Wenn es bei so unterschiedlichen Nationen funktionierte, warum nicht auch bei Männern und Frauen? Wir hofften, daß es die Verbundenheit stärken würde, wenn es uns gelänge, die Teilnehmer zu einem Dialog über Geschlechterunterschiede zu bewegen.

Am Samstagmorgen teilten wir uns in zwei nach Geschlechtern getrennte Gruppen auf, die Männer setzten sich zusammen mit Sam in ein kleines Kabuff bei der Feuerleiter, die Frauen blieben bei Janet. Dann baten wir jede Gruppe, kleinere Dreiergruppen zu bilden, einen Sprecher für ihre Minigruppe zu ernennen und Konsens-Antworten auf einige simple Fragen über Männer und Frauen zu erarbeiten. Wir betonten, daß es uns nicht darum ging, alte Klischees über Männer und Frauen aufzuwärmen, weil kein einzelner Mann und keine einzelne Frau je dem Bild entsprechen würde, das sich aus ihren Antworten ergab. Dennoch könne es nützlich sein, sagten wir, die Gruppenunterschiede näher zu betrachten. Auch wenn solche Unterschiede nicht auf Einzelpersonen zuträfen, trügen sie doch dazu bei, die gesellschaftlichen Einflüsse zu verdeutlichen, die auf alle Männer und Frauen einwirkten. Die Teilnehmer machten sich an die Arbeit.

Nachdem sich die Männer von den Frauen getrennt hatten, veränderte sich die Atmosphäre schlagartig. Beide Geschlechter empfanden es als ungeheure Erleichterung, unter sich zu sein! Sie waren begeistert! Die Männer schüttelten einander sofort die Hand, und jeder schrieb seine Antworten auf. Die Frauen in den Minigruppen waren sofort in ein angeregtes Gespräch vertieft, wobei sie lebhaft gestikulierten und viel lachten. Auch die Männer brachen bald darauf in Gelächter aus, als sie ihre Antworten verglichen. Sie gingen allerdings schnell wieder zu ernsteren Themen über, sprachen darüber, daß Frauen ihnen ein Rätsel seien und wie sehr sie darunter litten, keinen engeren Kontakt mit ihren Vätern, Freunden, Frauen und Kindern zu haben. Das Gespräch war so laut und intensiv, daß es den Lärm der Klimaanlage übertönte.

Nachdem die Dreiergruppen ihre Diskussion beendet hatten, setzten sich die Männer wieder alle mit Sam zusammen und die Frauen mit Janet, um die Antworten der Minigruppen zu besprechen und zu vergleichen. Vor allem die Männer waren erstaunt, wie ähnlich und wie nachdenklich ihre Antworten waren. Nach etwa einer Stunde führten wir die Gruppen wieder zusammen. Die Männer wirkten wie verwandelt: nicht länger zurückhaltend, düster und skeptisch, sondern lebhaft und neugierig – fast fröhlich. Eine Frau sagte: »Mein Gott, ihr Männer wirkt plötzlich alle viel *größer*.«

Zur Überraschung der Teilnehmer baten wir dann die Männer, sich im Halbkreis auf die eine Seite des Raums zu setzen, und forderten die Frauen auf, sich ihnen gegenüber auf die andere Seite zu setzen, ebenfalls in einem Halbkreis. Sie kamen der Aufforderung nur widerstrebend nach. Warum trennten wir die Männer von den Frauen, wenn wir sie doch zusammenbringen wollten?

Sobald Männer und Frauen einander gegenübersaßen, lag sofort wieder eine gewisse Spannung in der Luft. Eine Frau meinte nervös: »Ich fühl mich wie auf dem Abschlußball in der Tanzschule.«

»Genau«, entgegnete ein Mann. »Wie bei 'ner ›Damenwahl‹.«

Einer der Männer sah besonders angespannt aus. Wir fragten ihn, was in ihm vorgehe.

»Ich hab Angst«, erklärte er mit einem Blick auf seine Frau und die anderen acht Frauen, die ihn alle anschauten.

»Wovor haben Sie Angst?« fragten wir.

»Ich hab Angst, daß ... na ja, daß *irgendwas passiert*!«

Alles lachte, und er stimmte mit ein.

Seine Frau meinte: »Eddie, ich *hoffe*, daß irgendwas passiert.«

Wieder lachten alle. Und dann begannen wir den Dialog.

(*Anmerkung*: Der folgende Dialog enthält nicht nur die Stimmen der Männer und der Frauen, die an dieser ersten Dialogsitzung teilnahmen, sondern auch Stimmen aus ähnlich strukturierten Dialogen, die wir später führten. Unsere Beobachtungen und Schlußfolgerungen über unsichtbare Geschlechteraspekte stützen sich auf Hunderte von Dialogen. Der Inhalt und der Ablauf dieses ersten Geschlechterdialogs haben sich als typisch erwiesen, auch wenn wir die Ursachen dafür heute besser verstehen als damals.)

Ohne genau festzulegen, wer den Anfang machen sollte, forderten wir dann die Minigruppen auf, ihre übereinstimmenden (und somit individuell anonymen) Antworten auf die erste Frage von ihrem jeweiligen Sprecher vorlesen zu lassen: »Nennen Sie drei Stärken, die das andere Geschlecht in Beziehungen einbringt.«

Die Frauen zögerten, tauschten Blicke aus und schauten dann zu den Männern hinüber. Sie versuchten zu entscheiden, ob sie zuerst reden sollten oder nicht. Noch während sie dies taten, erklärte einer der Männer mit Märtyrerstimme: »Ohhh-kay, dann werd ich mal ein guter Soldat sein und den Anfang machen.«

Das war ein anschauliches Beispiel für das unterschiedliche Verhalten der Geschlechter im Umgang mit der Macht: Die Frauen hatten sich zurückgehalten und die Handlungsinitiative den Männern überlassen, nahmen es ihnen aber dann übel, daß sie die Führung an sich rissen. Der Mann, der das Wort ergriff, machte sich keine Gedanken darüber, was in den anderen Männern vorging, und war sich auch nicht bewußt, welcher Prozeß bei den Frauen ablief oder welchen Einfluß sein Verhalten auf ein ausgewogenes Machtverhältnis hatte. Der Mann hatte den Eindruck, daß er allen Anwesenden einen Gefallen erwies und ein großes Risiko einging. Die Frauen, die sich zurückhielten, konnten zuschauen, wie die Männer »ihre Karten auf den Tisch legten«, und bewahrten dadurch eine gewisse eigene Macht. Von diesem Moment an war klar, daß es in Beziehungen zwischen den Geschlechtern immer auch um Macht geht. Man kann nicht über das Geschlecht reden, ohne zugleich über Macht zu sprechen. Diese komplexen und manchmal unsichtbaren Machtaspekte spielen überall eine Rolle, wo Männer und Frauen zusammentreffen – ob in der Partnerschaft, bei der Arbeit, in der Schule oder in der Kirche.

Erste Frage: »Nennen Sie drei Stärken, die das andere Geschlecht in Beziehungen einbringt.«

Die Antworten der Männer

Die Männer meinten, daß diese Frage am leichtesten zu beantworten gewesen sei. Die Sprecher der einzelnen Gruppen lasen vor, was Frauen aus ihrer Sicht in Beziehungen einbringen:

> Liebevolle Zuwendung; Empathie; ausgeprägte Gefühlsfähigkeit; Sensibilität; sagen die Wahrheit über Gefühle – sie *wecken* emotionale Energien; Aufrichtigkeit; sich selbst offenbarend; Interesse an Beziehungsarbeit; den Mut, Probleme anzusprechen; Organisationstalent – sie können mehrere Dinge gleichzeitig tun; phänomenales Gedächtnis für vergangene Ereignisse; die Fähigkeit, um Hilfe und

Unterstützung zu bitten; sehen immer beide Seiten; Wärme; Zärtlichkeit; Fähigkeit zu nicht wettbewerbsorientierter Interaktion; Frauen sind die »Wachrüttler« in Beziehungen; Frauen haben mehr Geduld mit Kindern; Flexibilität in Beziehungen; unvoreingenommene, gute Zuhörerinnen; sie kümmern sich um den ganzen sozialen Kram, schaffen Gemeinsamkeiten – sind kompetenter im Aufbau sozialer Netzwerke.

Als die Männer fertig waren, saßen die Frauen einen Moment lang ganz still da, ein bißchen überrascht. Sie hatten selten erlebt, daß Männer über die Eigenschaften sprachen, die sie an Frauen bewunderten. Sie fühlten sich »gesehen«. Dann wurden sie lebhaft. Sie fingen an, den Männern weitere Fragen nach den Antworten zu stellen, die sie gerade gehört hatten; sie wollten die Sache gemeinsam mit den Männern genauer untersuchen: »Was meint ihr damit, daß wir ›emotionale Energien wecken‹?« »Wie rütteln wir euch wach?« »Wie kommt es, daß ihr euch dagegen sträubt?«

Die Männer, die das Gefühl hatten, genug geleistet zu haben, wurden immer defensiver und wortkarger. Sie schienen die Fragen der Frauen als bedrohlich zu empfinden. Als wir sie aufforderten, zu beschreiben, was in ihnen vorging, erklärten sie, daß die Fragen der Frauen wie »Kugeln«, »Geschosse« und »Pfeile« auf sie wirkten. Sie fühlten sich als unzulänglich hingestellt, angegriffen und kritisiert. Daraufhin wollten die Frauen mehr darüber erfahren, *wieso* die Männer sich kritisiert fühlten, was alles nur noch schlimmer machte. Das Gespräch erreichte einen toten Punkt – ein unbehagliches, wütendes Schweigen.

Männliche Beziehungsangst

In der Beziehung zwischen den Männern und Frauen ging etwas Unsichtbares vor, das mit Unterschieden zwischen den Geschlechtern zusammenhing. Wir bezeichnen das als *unsichtbare Beziehungsaspekte*.

Während Sam zuhörte, wurde ihm klar, daß die Männer bei den Diskussionen in den Minigruppen auf das gleiche Phänomen angespielt hatten: Wenn ein Mann in enger Beziehung zu einer Frau steht und sie ihn auffordert, näher auf seine Gedanken und Gefühle einzugehen, wird er leicht von einer Art Beziehungspanik überwältigt.

Aber als Männer und Frauen sich jetzt in erbittertem Schweigen gegenübersaßen, war beiden Gruppen nicht bewußt, was eigentlich vor sich ging. Die Angst der Männer war für die Frauen größtenteils unsichtbar und auch für die Männer selbst nur vage zu erkennen: Sie spürten diese Furcht, aber sie hatten keinen Namen dafür.

Wir fragten die Männer, was sie empfanden. Einer erklärte:

»Ich habe einfach das Gefühl, daß nichts Gutes dabei herauskommen kann, wenn ich mich darauf einlasse. Für mich stellt sich nur die Frage, wie schlimm es jetzt noch werden kann, bis das Ganze vorbei ist.«

Ein anderer fügte hinzu: »Es ist ja *nie* vorbei!«

Die Gruppe lachte. Sam antwortete, er habe diese Situation schon öfter erlebt: Sobald die Frau nach »mehr« verlange, reagiere der Mann mit einem »Anfall von Beziehungsangst«.

Befreiendes Lachen. Sowohl die Männer als auch die Frauen erkannten sich wieder und fingen an zu diskutieren. Das Eis war gebrochen. Die Teilnehmer machten Witze über das Geschehen und erklärten, wie vertraut es ihnen aus ihren eigenen Beziehungen sei. Jemand nannte es »das große P«.

Janet wies darauf hin, der Wunsch der Frauen nach größerer Verbundenheit habe die Panik der Männer ausgelöst; die Angst entstand *zwischen* den Personen, nicht in der einzelnen Person. Und die Situation war nicht symmetrisch: Während die Sehnsucht der Frauen für beide Geschlechter sichtbar wurde, blieb die Panik der Männer größtenteils im verborgenen – hinter der Mauer des Schweigens und den versteinerten Mienen.

Das war unser erster Erfolg. Wir wiesen die Gruppe darauf hin, daß verborgene Unterschiede zu einem Gefühl der Unverbundenheit führen können, während ihr offenes Eingeständnis dazu beitragen kann, die Verbundenheit zwischen Männern und Frauen zu stärken. Wir hatten das Gefühl, eine gemeinsame Entdeckung zu machen: Wenn ein Unterschied unsichtbar für das eine oder das andere Geschlecht bleibt, kann er eine trennende und verletzende Wirkung haben. Wenn man die verdeckten Unterschiede sichtbar macht, sind beide Seiten erleichtert, können darüber lachen und sich wieder aufeinander zubewegen.

Genau das versuchen Therapeuten – und alle »Beziehungsheiler« – Tag für Tag, Sitzung für Sitzung, Dialog für Dialog zu tun: Sie bemühen sich, Menschen zu der Einsicht zu verhelfen, daß das, was ihnen als persönliches Versagen, als individuelles Schuldgefühl oder Krankheit erscheint, keineswegs im Widerstreit zur menschlichen Grundsituation steht, sondern vielmehr ein Teil davon ist.

Die Antworten der Frauen auf die erste Frage: Nennen Sie drei Stärken, die das andere Geschlecht in Beziehungen einbringt

Die Frauen empfanden diese Frage als die schwerste. Eine Frau meinte: »Wir fanden es *furchtbar* schwierig, drei männliche Stärken zu finden.«

Da die Männer diese Frage als besonders leicht empfunden hatten, fühlten sie sich noch mehr kritisiert. Ein Mann fragte ungläubig: »Euch sind nicht mal *drei* Eigenschaften eingefallen?«

»Es kommt darauf an, wie sie angewendet werden.«

»Ihr konntet nicht mal drei nennen«, fragte ein Mann pikiert, »ohne sie sofort wieder *einzuschränken*?«

Die Männer waren gekränkt. Da hatten sie gerade ihre Anerkennung für die Frauen zum Ausdruck gebracht - ohne jede Einschränkung - und bekamen jetzt zu hören, daß Frauen offenbar Schwierigkeiten hatten, männliche Stärken zu nennen. Die Spannung nahm wieder zu. Die Gruppe schien erneut in eine Sackgasse zu geraten. Auch wir waren erstaunt.

»Na los«, sagte einer der Männer, »lest eure Antworten vor.«

Die Sprecherinnen der Minigruppen nannten:

> Verantwortungsgefühl; tiefe Loyalität; Humor - echter Humor, wenn er lustig ist und nicht dazu dient, jemanden kleinzumachen oder Problemen auszuweichen; knüpfen Beziehungen durch gemeinsame Aktivitäten und Unternehmungen; legen weniger Wert auf Verbundenheit mit anderen - was manchmal auch richtig destruktiv ist; können schwere Gegenstände heben; entfernen tote Tiere vom Dachboden; töten Spinnen; Objektivität - was aber auch schrecklich sein kann, wenn man sich nach Nähe sehnt; konzentrieren sich immer nur auf eine einzige Sache; können den größeren Zusammenhang sehen; Ehrlichkeit; Direktheit; können loslassen und weitermachen; Ernährer- und Beschützerrolle; wissen, wie man mit Angst umgeht; Macht-Vermittler, die unsere Konflikte mit Autoritätsfiguren wie Klempnern lösen können; lassen sich weniger von Gefühlen beherrschen; sie können all unsere Gefühle abkürzen - sie auf den Punkt bringen; strategisch; ergebnisorientiert; zielstrebig; »Stabilisatoren« der Beziehung - mehr oder weniger; ihr Sextrieb - sie sind unsere sexuellen Muntermacher; haben einen inneren Ofen, sind warme Schmusedecken in der Nacht; da sie nicht im »Sumpf« der Gefühle feststecken, können sie über den Dingen stehen - ihre Distanziertheit ist natürlich sowohl eine Stärke als auch eine Schwäche; Jungenhaftigkeit im besten Sinne des Wortes.

Die Männer waren von diesen Antworten nicht sonderlich angetan. »Sehr aufbauend«, meinte einer der Männer, »Möbelpacker und Entsorger von Tierleichen!«

»Das klingt«, sagte ein anderer, »als wären wir die reinsten Dumpfbacken – kein Gefühl, kein Verständnis, keine Tiefe.«

Für eine Weile wurde der Dialog in diesem gereizten, gekränkten Ton fortgesetzt. Dann meinte einer der Männer: »Vielleicht liegt es daran, daß wir unsere Stärken nie mit ihnen gemeinsam nutzen konnten. Vielleicht fällt es ihnen deshalb so schwer, die Stärken zu benennen. Wir durften diese Seiten eigentlich nie richtig einsetzen.«

»Ihr meint, in der Beziehung zu uns?« fragte eine Frau.

Ein Mann: »In der Beziehung zu euch, zu anderen Männern, auch zu unseren Kindern und den Eltern.«

Das half. Es verlagerte den Schwerpunkt auf eines der Hauptprobleme, unter denen Männer als Gruppe leiden: *Männer haben ihre Stärken bis jetzt noch nicht richtig in die Beziehungen eingebracht.* Deshalb hatten die Frauen solche Probleme, männliche Stärken zu benennen.

Der Beziehungskontext

Ob die Frauen eine Eigenschaft als Stärke bezeichneten, hing fast ausnahmslos davon ab, *wie diese Eigenschaft in der Beziehung genutzt wurde.* Viele der aufgezählten Stärken waren eingeschränkt: »echter Humor, wenn er lustig ist« oder »Objektivität, was aber auch schrecklich sein kann, wenn man sich nach Nähe sehnt«. Die Objektivität wird zur Schwäche, wenn Gefühle gefordert sind; Humor kann ein Ausweichmanöver sein, mit dem man einen engeren Kontakt vermeidet.

Eine Stärke kann je nach Beziehungskontext auch eine Schwäche sein.

Wieder hatten wir das Gefühl, einen wichtigen Unterschied

aufgedeckt zu haben, der für die Frauen sichtbar und für die Männer unsichtbar war. Die Frauen betrachteten die Eigenschaften immer im Zusammenhang mit der Beziehung; sie überlegten nicht nur, wie sich eine bestimmte Eigenschaft auf die einzelnen Personen, sondern wie sie sich auf die Beziehung auswirkte.

Die Männer hatten die von ihnen genannten Vorzüge nicht vor dem Hintergrund der Beziehung betrachtet und beurteilt. Sie hatten zum Beispiel spontan »Sensibilität« als weibliche Stärke angeführt, trotz der Tatsache, daß die »Überempfindlichkeit« von Frauen zu den Eigenschaften gehörte, die die Männer am meisten störte und über die sie in den Minigruppen vorwurfsvoll gewitzelt hatten. Die Männer hatten *nicht* gedacht: »Na ja, Sensibilität kann eine Stärke oder eine Schwäche sein, je nachdem wie sie in die Beziehung eingebracht wird.« Und den Männern war nicht bewußt, daß ihnen dieser Gedanke gar nicht gekommen war. Im Gegensatz dazu war den Frauen der Beziehungskontext eindeutig präsent, als sie über ihre Antworten nachdachten.

Wenn wir noch einmal die Antworten der Männer auf die erste Frage betrachten, könnten wir eine beliebige Stärke herausgreifen und sie je nach Beziehungskontext auch als Schwäche auslegen. Aber daran denken Männer fast nie. Aus ihrer Sicht ist es für die Frage nicht relevant.

Als wir darauf hinwiesen, leuchteten die Augen eines Mannes auf, und er erzählte folgende Geschichte:

> Letzten Monat hatten meine Frau und ich ein anderes Paar zum Abendessen eingeladen. Für Ostküstenbegriffe sind sie ein bißchen merkwürdig: Faith ist eine Freundin von uns, arbeitet mit homöopathischer Medizin, und ihr Partner behandelt mit Akupunktur. Wir verlebten einen wundervollen, unterhaltsamen Abend. Aber als wir beim Nachtisch saßen, kamen noch ein renommierter Psychiater und seine Frau, eine Internistin, dazu. Der Psychiater saß neben mir auf dem Sofa, gegenüber von den beiden anderen

> Gästen. Er stellte aufdringliche Fragen nach ihrem Beruf und wertete ihre Tätigkeit auf ziemlich hinterhältige Weise ab. Nachdem alle gegangen waren, sagte ich zu meiner Frau: »Ich hab nie gemerkt, daß Faith so linkisch und irgendwie verschroben ist. Teilweise hat sie ganz wirres Zeug geredet.« Darauf meinte meine Frau: »Verstehst du nicht, daß sie nur in der Beziehung zu ihm so wirkte? Durch die Art, wie der Psychiater mit ihr geredet hat?« Da ist mir plötzlich ein Licht aufgegangen. Ist es das, worum es hier geht?

Wir sagten, das sei genau der Punkt. Die anderen Männer und Frauen erkannten sich sofort in der Geschichte wieder und fingen an, darüber zu diskutieren. Durch den Dialog war der Unterschied sichtbar geworden. Solange er für die Männer unsichtbar gewesen war, hatte er Wut und Unbehagen ausgelöst und Fortschritte verhindert. Die Erklärung löste nicht nur Erleichterung aus, sondern trug tatsächlich dazu bei, die Verbundenheit zwischen Männern und Frauen zu stärken. Sie konnten klar erkennen, daß es sich bei diesem Unterschied weder um eine Unzulänglichkeit seitens der Männer noch um einen Ausdruck von Feindseligkeit seitens der Frauen handelte, sondern einfach um ein Faktum unserer gemeinsamen Lern- und Erfahrungsgeschichte: ein Beispiel für das, wozu Frauen erzogen und wofür sie anerkannt werden, und Männer nicht.

Als die Männer und Frauen den Unterschied aufgedeckt hatten, konnten sie ihn verstehen. Als sie ihn verstanden hatten, brachte er sie einander näher. Die meisten Menschen vergessen reines Faktenwissen; aber was wir wirklich erkennen und begreifen, vergessen wir nie wieder. Dieses neugewonnene Verständnis verband sich mit dem Gefühl, daß die Frauen die Männer für deren klare Stärken aufrichtig *schätzten* – für ihre Fähigkeit, das größere Bild zu sehen, bei Gefühlsausbrüchen die Ruhe zu bewahren und anderes mehr.

Dann sprach die Gruppe über den von Bly, Gray und anderen befürworteten und von der dominanten Männergesellschaft mit vorhersehbarer Begeisterung aufgegriffenen Trend, daß Männer wieder »männlicher« werden, ihre Macht und Stärke demonstrieren und eben »Helden« sein sollten (anstatt »weich« und verletzlich). Aber es geht nicht darum, die männliche Rolle oder Identität zu verändern oder Männer *noch männlicher* zu machen. Es geht darum, die männlichen Stärken auf Beziehungsstärken auszudehnen, die nicht nur dem Wohl des Mannes oder der Frau, sondern dem Wohl der Beziehung dienen. Der Ausweg - und der Weg, den diese Frauen und Männer finden *wollten*, als sie die Chance zum Gespräch erhielten - hatte nichts damit zu tun, daß Männer auf ihre Macht oder ihre Stärke verzichten sollten. Aber Macht und Stärke sollten mit dem Bewußtsein verbunden sein, welche Auswirkungen diese Eigenschaften nicht nur auf die Frau, sondern auf die Beziehung hatten; die Männer sollten mit anderen *zusammen* sein und nicht allein in ihren Höhlen. Außerdem klang der Gedanke an, daß echte Macht und Stärke, wenn sie in die Beziehung eingebracht werden, die Möglichkeiten aller - von Männern *und* Frauen - erweitern.

Man spürte, wie sich die Spannung, die in der Luft gelegen hatte, durch das Gespräch allmählich verflüchtigte. Schließlich schlugen die Teilnehmer vor, die zweite der drei Fragen zu besprechen. Diesmal fingen die Frauen an.

Zweite Frage: Was möchten Sie besonders gern über das andere Geschlecht wissen?

Antworten der Frauen

Die Frauen erklärten, dies sei für sie die leichteste Frage gewesen. Eine Frau meinte: »Alles! Ich möchte alles über Männer erfahren! Darauf warte ich schon mein ganzes Leben!«

»Unsere Hauptfrage«, sagte einer der Frauen, »lautet: ›Was geht da drinnen vor‹?«

»Und«, ergänzte eine andere, »was nicht?«

»Und warum nicht?« fügte eine Dritte hinzu.

Alles lachte.

In dieser Stimmung antwortete ein Mann:

»Ihr wollt wirklich wissen, was in uns Männern vorgeht? Gestern sitzen wir beim Frühstück, und Myrna fragt: ›Woran denkst du?‹ Ich darauf: ›Willst du das wirklich wissen?‹ ›Ja‹, meint sie, ›du siehst so nachdenklich aus.‹ ›Na gut‹, sag ich. ›Ich hab grad überlegt, wie ich am besten vorgehe, wenn ich nachher den Rasen mähe: Ob ich lieber *so rum* mähe – von der Straße zur Hausfront und wieder zurück – oder lieber *andersrum* – immer von einem Zaun zum anderen.‹«

> Mann: Ich hab grad gestern einen Kommentar gelesen, in dem stand, daß es das Ende der Welt wäre, wenn alle Männer der Welt plötzlich allen Frauen der Welt erzählen würden, was sie tatsächlich denken.
>
> Mann: Aber meine wirklich interessanten Gedanken und Einsichten kommen raus, wenn ich mit meiner Frau rede. Wenn ich allein bin, denke ich sowas wie: ›Was gibt's zum Essen?‹ oder ›Ob die Lions wohl das Spiel gewinnen?‹ Mit ihr zu reden ist ungeheuer anregend.
>
> Frau: Wieso vermeidest du es dann?
>
> Mann: Gute Frage. Wüßt' ich selbst gern.

Das innere Erleben von Männern gab den Frauen die größten Rätsel auf. Sie drückten ihren Wunsch, mehr darüber zu erfahren, in vielfältiger Form aus:

> Wißt ihr überhaupt, was in euch vorgeht, und ist es euch wichtig? Was geschieht zwischen der Aufnahme einer Botschaft und eurer Reaktion? Was berührt euch im Inner-

sten? Fühlen Männer überhaupt – und wenn ja, wie und was? Was bedeuten euch eigentlich Witze? Was bedeutet euch Sport? Wie fühlt es sich an, einen männlichen Körper zu haben? Sind Männer einsam? Warum sind Männer so eigenbrötlerisch? Was geht in euren Köpfen vor, wenn ihr nicht fähig seid, unsere Fragen zu beantworten? Warum werdet ihr so schweigsam, wenn wir auf die wirklich wichtigen Dinge kommen? Was müßte man tun, damit Männer sich öffnen? Warum sind Männer so wortkarg – was hat euer Schweigen in Wahrheit zu bedeuten?

Es stellte sich heraus, daß die Frauen irrtümlich annahmen, den Männern sei ihre eigene, innere Welt ebenfalls unsichtbar. Männer machen selbst oft Witze darüber. Aber als die Männer die Fragen beantworteten, wurde klar, daß sie im Grunde recht gut über sich selbst Bescheid wußten:

Mann: Mein Schweigen kann alles mögliche bedeuten; ihr müßt fragen.

Mann: Ich hab immer gedacht, daß meine Frau irgendwie über magische Kräfte verfügt und das von allein weiß.

Mann: Aber wenn sie mich fragt, ist es immer dasselbe: Ich denke über die Antwort nach, und während ich noch nachdenke, fragt sie: »Wieso sagst du nichts?« – und das bringt mich völlig aus dem Konzept.

Mann: Ich schweige, weil ich Angst habe, etwas Falsches zu sagen. Wenn ich schweige, fühle ich mich am sichersten. Ich habe Angst, daß durch mein Antworten irgendwas passiert, was alles nur noch schlimmer macht. Nichts zu tun ist besser als das, was andernfalls geschieht.

Mann: Ich habe mich nie getraut, ein Gespräch über Gefühle anzufangen. Ich hatte immer den Eindruck, daß es ein Schritt wäre, den ich nicht verantworten könnte. Aber wenn ich nichts sage, hat das viel schlimmere Folgen. Ich habe zu meinem Erstaunen festgestellt, daß es ihr *gefällt*, wenn ich die Initiative zum Gespräch ergreife. Es hat mich richtig umgehauen! Mein Gott, so leicht ist das!? Aber den Anfang zu machen ist richtig beängstigend.

Mann: Wenn irgend etwas falsch läuft und sie darüber redet, denke ich fast immer: Wenn ich es nicht in Ordnung bringen kann, sag ich lieber gar nichts. So als würde sich das Problem verziehen, wenn ich nicht darüber spreche. Deshalb bin ich schweigsam.

Mann: Es ist wie eine schwierige Rechenaufgabe, die man im Unterricht nie durchgenommen hat.

Frau: Du meinst, es gibt eine richtige Antwort?

Mann: Was ich für die richtige Antwort halte, erscheint der Frau irgendwie grundsätzlich als die falsche Antwort. Wenn ich dann tatsächlich sage, was ich empfinde, kommt sofort die nächste Frage, und noch eine und noch eine ... Ich weiß die Antwort, aber wenn ich unter Druck gesetzt werde, kann ich es nicht in Worte fassen, ich krieg dann auch so etwas wie Panik und höre auf zu reden.

Mann: Es fällt uns schwer, uns auf ein Gespräch einzulassen, weil wir das Ergebnis nicht abschätzen können. Wir haben Angst, daß es zum Ende der Beziehung führt, in einer Katastrophe endet, wenn wir uns darauf einlassen. Wir sprechen nicht gern darüber, um die Beziehung zu bewahren, um zu verhindern, daß etwas Schlimmes passiert.

Mann: Ich habe Angst, daß ich mich selbst verliere, wenn ich mich auf solche Gespräche mit ihr einlasse, und wenn das geschieht, habe ich gar nichts mehr!

Mann: Genau. So geht es mir auch. Ich habe Angst, daß ich mich selbst verliere, wenn ich in die Haut des anderen schlüpfe, es geht irgendwie viel zu weit. Deshalb lasse ich mein wahres Selbst nicht heraus.

Mann: Aber ist das nicht die einzige Möglichkeit? *(Lange, nachdenkliche Pause)*

Frau: Wird es nicht in der nächsten Beziehung wieder ganz genauso sein?

Frau: Ich sage zu meinem Mann: Bob, ich stelle es mir grauenhaft vor, in deinem Kopf zu sein - es muß schrecklich einsam sein!

Als die Teilnehmer über diese Fragen diskutierten, wurde klar, daß die Männer häufig wußten, was in ihnen vorging, und sich über ihre Gedanken und Gefühle durchaus im klaren waren. Das Problem war nicht, daß die Männer den Frauen nicht zuhörten oder nicht auf ihr inneres Erleben achteten. Das Problem war das *Antworten.*

Nachdem dies deutlich geworden war, erwies es sich als fruchtbarer Boden für den gemeinsamen Dialog. Männer und Frauen versuchten, gemeinsam herauszufinden, warum es den Männern so schwerfiel zu antworten. Die Frauen hörten fasziniert zu, als die Männer - wahrscheinlich zum erstenmal in ihrem Leben - darüber redeten, wie gern sie reagieren würden, sich aber nicht dazu in der Lage fühlten. Angst spielte eine große Rolle dabei, ebenso wie die ganze Abwertung von Jungen und Männern, die »sich anklammern«, d. h. die sich vollständig in eine Beziehung einbringen.

Im übrigen verlief nicht alles reibungslos. Als die Unterschiede zwischen den beiden Gruppen im Dialog deutlicher hervortraten, kam es zu Wutausbrüchen und enttäuschten, feindseligen Schweigephasen. Wenn Männer und Frauen in eine Sackgasse gerieten und Zorn, Angst oder Schmerz sie zu überwältigen drohten, sagte einer von uns oder einer der Teilnehmer etwas wie: »Wir stecken fest« und »Wir können eine Lösung finden«. Die Gruppe mühte sich ab, quälte sich durch Machtkämpfe, polarisierte Ansichten, Abwehr, Vermeidungstaktiken, Verzweiflung, Zynismus, Schmerz und Hoffnungslosigkeit hindurch.

Schließlich wiesen wir sie darauf hin, daß hier beispielhaft zum Ausdruck gekommen sei, wozu Männer und Frauen in der

»normalen« Gesellschaft schon immer erzogen wurden, und nichts Pathologisches. Die wahrgenommenen Unterschiede waren einfach ein Bestandteil der von der Gesellschaft geprägten Lebensweise als Mann oder als Frau. Wenn das Gespräch feststeckte, sprachen wir über bestimmte geschlechtsspezifische Vorurteile, die möglicherweise eine Rolle dabei spielten, und fragten die Teilnehmer, ob ihnen diese festgefahrenen Situationen vertraut seien. Häufig stellte sich heraus, daß sie schon häufig den gleichen toten Punkt mit einem Partner erreicht hatten. Wir halfen ihnen, an der Vorstellung festzuhalten, daß es ein »Wir« gab - das »Wir« der Gruppe - und daß »wir« einen Weg durch die Unverbundenheit finden würden. »Das Zusammenhalten in der Unverbundenheit« würde zu größerer Verbundenheit führen.

Das erwies sich als zutreffend. Immer wenn die Gruppe zu einem »Wir«-Gefühl zurückfand, kam wieder Bewegung ins Gespräch.

Die Frauen hatten eine lange Liste mit Fragen an die Männer, zum Beispiel:

> Wovor haben Männer wirklich Angst? Wie könnt ihr Gefühl und Handeln voneinander trennen - zum Beispiel beim Sex? Warum ist euch Sex so wichtig? Wieso steht ihr ständig unter Erfolgszwang? Warum gehen Männer nie zum Arzt? Wieso weigern Männer sich standhaft, nach dem richtigen Weg zu fragen, wenn sie nicht weiterwissen? Wie kann man euch die schlimmen Auswirkungen des Patriarchats am besten begreiflich machen? Wie können wir Männer zum Dialog bewegen? Was läuft zwischen Männern ab, das Frauen nicht wissen sollen? Wie könnte man Männer ohne größere Katastrophen dazu bewegen, sich für Beziehungen zu interessieren? Wieso könnt ihr nicht die Hand ausstrecken, wenn ihr verletzt seid? Warum haltet ihr verbissen an eurer Macht fest

und opfert dafür eure Gesundheit und eure Beziehungen? Wie kommt es, daß Männer so beeindruckt von fachlicher Kompetenz sind, den Vernunftgründen so viel Gewicht beimessen? Wie ist es, wenn andere Angst vor einem haben? Wieso könnt ihr nicht zum Telefonhörer greifen und einen Freund anrufen?

Der Dialog konzentrierte sich dann auf eine bestimmte Frage, nämlich: »Was geschieht in Freundschaften zwischen Männern?«

Mann *(scherzhaft)*: Ach, wir gehen wirklich zartfühlend miteinander um. Ich sag zu meinem Kumpel: »Na, Ralphie, wollen wir ein Täßchen Tee trinken und über unsere Beziehung sprechen?«

Frau: Warum machst du Witze darüber?

Frau: Wir sind wirklich an euren Antworten interessiert – eure Freundschaften mit anderen Männern sind uns ein Rätsel.

Frau: Meine Freundschaften mit Frauen sind ein gutes Modell für das, was ich mir von einer Beziehung wünsche. Ich hab noch nie gehört, daß Männer sowas über ihre Männerfreundschaften sagen. Für mich bedeutet es Nähe, Zuhören, Feingefühl, Labsal für die Seele – es ist wie eine Wasserquelle in der Wüste. Gehen Männer nicht deshalb gern zu Frauen? Weil wir ihnen genau das geben? Und ich erwarte dasselbe von einem Mann.

Frau: Für Frauen ist es das Herzblut, das Wichtigste im Leben, unabdingbar. Wenn der Mensch, den ich am meisten liebe, nicht in der Lage ist, mir das zu geben, ist das Leben nicht lebenswert. Es gibt kaum ein Gefühl, das tiefer geht, das essentieller ist als diese Sehnsucht nach Verbundenheit.

Frau: Wir leben in einer Kämpferkultur, und das Ideal dieser Kultur ist der Krieger. Das Ideal der Männer ist nicht Vertrauen oder Liebe, sondern John Wayne.

Mann: Ich habe gute Freundschaften mit Männern, aber es ist ganz anders als mit Frauen. Ich kann einen ganzen Nachmittag mit einem Freund in der Garage sitzen und am Auto herumbasteln, ohne daß wir mehr als zwei Worte wechseln, aber wir fühlen uns einander nahe. Oder wenn wir angeln gehen. Es ist nicht schlechter als mit Frauen, es ist nur anders.

Mann *(zornig)*: Ich bin anderer Meinung, also, ich bin wirklich ganz anderer Meinung. Als kleiner Junge habe ich jeden Samstag mit meinem Vater in der Garage verbracht und an der Familienkutsche herumgebastelt, und ich weiß *nichts* von meinem Vater. Überhaupt nichts, und *es kotzt mich an*! Diese Art von Freundschaft kann mir gestohlen bleiben! Es ist ein verdammter Schwachsinn, den ganzen Tag in einem Boot zu sitzen und zu angeln und kein einziges Wort zu sagen. Wir Männer müssen miteinander reden!

Mann: Das stimmt. Ich bin gern mit meinen Freunden zusammen, aber wenn ich echte Nähe und echtes Verständnis suche, gehe ich immer zu einer Frau.

Mann: Ich spiele seit fast zehn Jahren Golf mit demselben Männerquartett, und es macht einen Riesenspaß, aber wenn man ein Video von unseren Begegnungen, unseren Gesprächen hätte, könnte man nicht den geringsten Unterschied zwischen unserem ersten und unserem letzten Treffen feststellen – da ist irgendwie keine Entwicklung, kein *Fortschritt*.

Mann: Ich habe an einigen von Blys Workshops teilgenommen, ihr wißt schon, Trommeln und lautes Singen im Wald. Es war wirklich toll, und ich habe mich den anderen Männern nah gefühlt, vor allem als wir darüber geredet haben, was unsere Väter uns nie vermittelt haben. Aber als ich dann aus dem Wald zurückkam, hat es nichts an der Beziehung zu meiner Frau oder zu anderen

Männern und Frauen geändert. Ich hab dann eine Männergruppe gegründet, und wir haben ein bißchen gesungen, getrommelt und geredet, aber es ist irgendwie nichts *vorangegangen*. Einmal hab ich zum Beispiel vorgeschlagen, daß wir auch in den vier Wochen zwischen unseren Treffen Kontakt halten und regelmäßig miteinander telefonieren. Es war, als ob ich vorgeschlagen hätte, daß wir alle in Pumps und Kleidchen herumlaufen. Einer sagte sofort: »Telefonieren ist nicht meine Stärke.« Ein anderer meinte: »Ich hab im Moment unheimlich viel zu tun.« Es ist nie etwas daraus geworden. Wir lästern immer darüber, daß die Frauen stundenlang am Telefon hängen, aber sie entwickeln auch eine viel tiefere Verbundenheit als wir. Es ist nicht damit getan, daß wir zusammen Wildwasserfahrten machen oder nackt im indianischen Schwitzzelt hocken – das hab ich praktisch seit der Kindheit in jedem Umziehraum gemacht. Er hat recht – wir müssen lernen, miteinander zu reden; wir müssen aufeinander eingehen, fragen und zuhören – so wie jetzt. Ich sage es nur ungern, aber wir Männer müssen lernen, uns auf unsere vier Buchstaben zu setzen und *zu reden*. Damit wir es können, wenn es drauf ankommt.

Mann: Das finde ich auch. Es ist wirklich traurig. Seit fünfzehn Jahren geh ich zum Sport in diesen Fitneßclub und treffe dort regelmäßig ein paar Freunde. Wenn mich einer von ihnen fragt, wie's mir geht, sag ich immer: »Danke, gut.« Und wenn ich die anderen frage, sagt auch jeder: »Danke, gut.« Ich meine, egal ob man bei ihm gerade Krebs diagnostiziert oder seinen Sohn wegen Drogenhandel verhaftet hätte, er würde trotzdem immer »Danke, gut« sagen. Männerfreundschaften haben auch was für sich, aber wenn ich Wärme und wirkliches Verständnis will, wenn ich mir über meine wahren Gefühle und Gedanken klar werden möchte, dann rede ich mit einer

> Frau. Versteht mich nicht falsch – es ist mir sehr wichtig, mit anderen Männern zusammen zu sein, aber ich brauche auch Frauen. Das Beste ist, wenn wir beides haben.

Als das Gefühl der Verbundenheit in der Gruppe wuchs, kamen die Frauen immer wieder auf die Frage der männlichen Einsamkeit zurück:

> Wie haltet ihr es aus, den ganzen Tag lang keine Nähe und Intimität herzustellen? Was tritt an die Stelle der Vertrautheit, oder tritt nichts an ihre Stelle? Wenn ihr eure Gefühle nicht ausdrückt, was macht ihr *dann* damit? Wie ist das, wenn man sich nicht um die anderen kümmert? Wie könnt ihr ohne gute Freundschaften zu anderen Männern durchs Leben gehen? Seid ihr einsam? Wollt ihr wirklich, daß wir euch in Ruhe lassen? Wie kommt es, daß ihr euch selbst so häufig in den Mittelpunkt rückt? Haben Männer den Eindruck, daß irgendwas in ihrem Leben fehlt? Ist das Leben für Männer lebenswert?

Die Männer, die sich jetzt durch die Fragen nicht mehr angegriffen fühlten, fingen an zu beschreiben, wie sie sich manchmal in Gruppen mit anderen Männern ansatzweise öffnen und über Verluste in ihrem Leben sprechen konnten – über den Verlust von Beziehungen zu Frauen, Kindern und vor allem Vätern. Sie sprachen darüber, wie schwer es ihnen fiel, mit Frauen über Trauer- und Verlustgefühle zu reden – und fingen dann an, genau das *zu tun*!

Während die Männer im Dialog miteinander rangen, beugten sich die Frauen nach vorn und hörten sehr gespannt zu. Ein Mann sagte: »Ihr hört alle so still und aufmerksam zu, als könntet ihr gar nicht glauben, daß ein Mann auch mal Kummer hat oder sich einsam fühlt.«

Frau: Sind Männer einsam?

Mann: Mein Gott, *wißt* ihr das nicht?

Frau: Ich hab's mir gedacht, aber wir haben so lange darauf gewartet, daß ihr es *sagt* – ungefähr ein Jahrtausend lang, um genau zu sein.

Frau: Ich fühle mich zu euch hingezogen, aber ich gehe auch auf Distanz, weil ich einfach keine Lust mehr habe, mich immer um euch zu kümmern.

Mann: Das kann ich verstehen. Aber wir wollen gar nicht, daß ihr euch weiterhin um uns kümmert. Wir möchten nur, daß ihr uns anhört – das ist alles.

Daraufhin war die Gruppe still. Eine ganze Weile lang sagte niemand ein Wort. Es trat eine spürbare Veränderung ein.

Und dann, als die Teilnehmer wieder zu reden begannen, wurde klar, daß irgend etwas geschehen war. Man hatte plötzlich das intensive Gefühl, daß alle wirklich *da, wirklich präsent* waren. Nach einer Weile fragten wir die Teilnehmer, wie sie die Atmosphäre beschreiben würden:

> Befreiend; tröstlich; fürsorglich; Sicherheit; Anteilnahme; friedlich; leicht, Spaß an unterschiedlichen Ansätzen; Zuversicht; viel Raum; Zuwendung; kraftspendend; Bewegung; Einsicht; freundlichere Stimmung; fruchtbare Auseinandersetzung; Klarheit und gegenseitige Anerkennung von unterschiedlichen Erfahrungen.

Im Lauf der Jahre haben wir festgestellt, daß dieser Umschwung (früher oder später) bei allen Geschlechterdialogen eintritt. Wir bezeichnen diesen Prozeß als den *Übergang zur Gegenseitigkeit.*

Nach diesem Umschwung meinte die Gruppe, sie würde jetzt gern die Antworten der Männer auf die zweite Frage besprechen. Aber dann bemerkte jemand, daß wir seit vier Stunden diskutierten! Es war Zeit für die Mittagspause. Als wir uns danach wieder zusammensetzten, waren alle sehr gespannt.

Antworten der Männer auf die zweite Frage: Was möchten Sie besonders gern über das andere Geschlecht wissen?

Die Männer erklärten als erstes, das sie diese Frage am schwierigsten gefunden hätten (im Gegensatz zu den Frauen, die diese Frage am leichtesten fanden). Als sie ihre Antworten vortrugen, wurde klar, daß es vielfältige Gründe dafür gab: Frauen werden dazu erzogen und dafür geschätzt, daß sie sich »auf andere einstellen«. Männer erhalten mehr Anerkennung, wenn sie ichbezogen denken, fragen und handeln, als wenn sie nach dem inneren Erleben anderer oder nach der Beziehung fragen. Männer scheuen sich davor, einer Frau Fragen zu stellen, weil sie Angst vor den Antworten oder vor weiteren Fragen haben. Deshalb war es schwer für die Männer, Fragen zu formulieren. Die erste lautete: »Was wollen die Frauen von *mir*?«

Die Männer erklärten:

> Was wollt ihr von uns Männern, und wie könnt ihr so sicher sein, daß ihr es wollt? Warum ist das, was ich tue, nie genug? Wieso erwartet ihr, daß wir gleichzeitig stark *und* sensibel sind? Wie kann ich Nähe herstellen, ohne mich zu verlieren? Warum fragt ihr immer »Warum?«? Warum fordert ihr, daß ich verletzlich sein soll, und legt es mir dann als Schwäche aus? Warum sagt ihr, daß ihr einen sensiblen Typ wollt, und fliegt dann auf die hohlen Machos? Was wollt ihr wirklich? – Man diskutiert über ein bestimmtes Thema, und hinterher stellt sich heraus, das man *in Wahrheit* über ein ganz anderes Thema gespro-

chen hat. Warum bringt ihr immer wieder die Vergangenheit aufs Tapet?

Die Frauen antworteten:

Frau: Ich möchte Verständnis und daß man mir zuhört. Männer bekommen sehr viel Verständnis und Aufmerksamkeit von den Frauen und empfinden das offensichtlich als sehr angenehm. Gebt uns dasselbe.

Frau: Ich wünsche mir, daß Männer mehr echte Gefühle zeigen und nicht bloß ihre Geldausgaben verdoppeln, um ein bestimmtes Problem zu lösen.

Mann: Kennt ihr irgend jemanden, der euren hohen Ansprüchen genügt?

Frau: Wir haben das Vorbild anderer Frauen. Wir wollen von Männern dasselbe Interesse, das wir ihnen geben.

Mann: Ihr wollt also, daß wir Männer weiblicher werden?

Frau: Nein! Wir wollen, daß Männer – und Frauen genauso – *verbundener* sind. Wenn das mit »weiblich« gleichgesetzt wird, dann ist das ein gewaltiges Mißverständnis.

Das war eine Überraschung für die Männer. Sie waren davon ausgegangen, daß die Aufforderung, *sich stärker auf Beziehungen einzulassen*, bedeutete, daß Männer »weiblicher« werden sollten. Aber der Hauptpunkt beim Geschlechterdialog war nicht, daß Männer »weiblicher« oder Frauen »männlicher« werden sollten. Der Punkt war, daß beide – Männer und Frauen – ihre unterschiedlichen Stärken verbinden sollten, um die gegenseitige Verbundenheit mit Männern ebenso wie mit Frauen zu stärken.

Die zweite Frage der Männer wurde besonders leidenschaftlich diskutiert:

Warum finden Frauen die Verbundenheit mit anderen so wichtig?

Die Männer brachten diese Frage auf unterschiedliche Weise zum Ausdruck:

> Wie können Frauen so intensive Beziehungen zueinander pflegen, ohne sich erdrückt oder gelangweilt zu fühlen? Wie haltet ihr diese ständigen Gefühle aus? Wieso findet ihr es besser, wenn man bei einem Problem mit Einfühlungsvermögen und nicht mit einer konkreten Lösung reagiert? Warum nehmt ihr es immer so persönlich, wenn eine Beziehung schlecht läuft? Wie könnt ihr so intensiv auf andere eingehen, ohne euch selbst zu verlieren? Was steckt hinter dieser ganzen Sehnsucht?

Die Frauen antworteten mit Leidenschaft:

Frau: Hinter dieser Sehnsucht steckt sehr viel Schmerz.

Frau: Und manchmal macht sie uns wahnsinnig und zu wütend, um euch zuzuhören.

Frau: Genausogut könntet ihr fragen, warum es uns so wichtig ist zu leben.

Frau: Wenn ich mich nicht mit einem anderen Menschen verbunden fühle, lebe ich nicht.

Frau: Richtig wäre die Gegenfrage: »Warum habt ihr diese Sehnsucht *nicht*?« Wie könnt ihr ohne diese Verbundenheit leben?

Mann: Wie schon gesagt, wir können es nicht oder jedenfalls nicht sehr gut. Bei all diesem Quatsch mit dem einsamen Reiter fühlt man sich schließlich selbst wie der einsame Reiter.

Frau: Für uns ist Verbundenheit nicht so ein Riesenproblem wie anscheinend für euch Männer. Ihr denkt immer, es wäre eine ungeheure Belastung oder irgendwas schrecklich Verwickeltes, das man *tun* muß. Für uns ist es einfach *da*, es geschieht einfach.

Frau: Männer haben offenbar den Eindruck, daß sie sofort

mit Haut und Haaren verschlungen werden, wenn sie ein kleines bißchen Nähe zulassen – aber ihr versteht das nicht – mich langweilt es auch, ständig über all dieses Zeug zu reden – es geht nicht darum, daß man über Gefühle redet. Es geht darum, daß man eine gute Beziehung hat. Wenn man sich dem anderen verbunden fühlt, geht es einem besser. Ich könnte viel mehr Energie in mein übriges Leben stecken, wenn Ed und ich einander näher wären. Er sagt: »Du willst ständig über die Beziehung diskutieren« – aber das stimmt nicht, das stimmt wirklich nicht.

Mann: Aber warum braucht ihr so *viel* Verbundenheit?

Frau: Diese Vorstellung – »so viel«! Warum heiratet ihr nicht irgendein hohles Püppchen, das nach eurer Pfeife tanzt und einfach nur mit euch ins Bett hüpft? Aber ich weiß, daß ihr das im Grunde auch nicht wollt.

Frau: Es ist nicht so lustig, wenn man immer um Intimität betteln muß. Es funktioniert nur, wenn beide es wollen und wenn sich beide um die Beziehung bemühen.

Frau: Eine Ehe ohne Verbundenheit ist die schlimmste aller Möglichkeiten – man ist zu zweit und trotzdem allein.

Frau: Mein Mann mag nichts von meinen Problemen hören, weil er das Gefühl hat, daß es seine eigenen verdoppelt. Aber ich finde, daß die Last nur noch halb so schwer wiegt, wenn man sie teilt.

Frau: Wenn man jemanden an seiner Seite hat, der das Leben mit einem gemeinsam trägt, wird alles leichter. Man leidet vielleicht trotzdem unter den Problemen, aber sie können einen nicht mehr völlig niederdrücken.

Frau: Versteht ihr Männer, was wir meinen?

Mann: Und ob! Von den siebenundzwanzig Jahren, die wir verheiratet sind, war das letzte Jahr das beste. Wenn es in letzter Zeit gut zwischen uns lief, war es *phantastisch*. Da war das Gefühl, daß wir wirklich ein starkes Team sind. Wenn dieses Vertrauen eine Sekunde lang nachläßt, geht's geradewegs in die Hölle, aber je öfter ich mich darauf einlasse, desto mehr bekomme ich das Gefühl, daß ich es *kann*.

Frau: In den ersten Jahren unserer Ehe war es, als ob wir auf verschiedenen Kontinenten lebten. Wir brauchten sozusagen einen Reiseführer, um zueinander zu finden. Ich fühlte mich abgetrennt und isoliert und machte mir selbst Vorwürfe, weil ich zu viel verlangte.

Frau: Es ist wie ein Geschenk für mich, wenn er seine Gefühle tatsächlich einmal zeigt und mich wissen läßt, was in ihm vorgeht, seine Wut und seine Tränen herausläßt. Jede Träne ist sozusagen Gold wert. Dadurch kann ich ihn spüren und fühle mich ihm verbunden.

Mann: Und warum müßt ihr dann trotzdem immer fragen?

Frau: Weil wir nie eine Antwort kriegen.

(Gelächter)

Mann: Ernsthaft, warum müssen Frauen immer alles durchkauen, alles »verarbeiten«?

Frau: Es ist einfach sehr angenehm – ich fühle mich dadurch lebendig.

Frau: Und weil man sich schlecht fühlt, wenn man es nicht tut.

Frau: Etwas zu verarbeiten heißt, ein Gespräch zu führen, an dem sich alle beteiligen. Wenn ihr nicht antwortet, breitet sich das Schweigen zwischen uns aus wie eine Ladung Kartoffelbrei auf dem Boden.

Mann: Ihr wollt, daß wir schneller reagieren?

Frau: Nein, aber ihr müßt uns erklären, warum ihr nicht reagiert und euch nicht von der Stelle bewegt.

Mann: Laßt mich den Damen eine Frage stellen: Fühlt ihr euch in diesem Moment wohl?

Frauen *(alle zusammen, mit großer Begeisterung)*: Ja! Ja!

Mann: Na, das ist ja auch einfach!

(Alle lachen ausgiebig.)

Mann: Genau. Wir können es auch, obwohl ihr die Expertinnen seid.

Frau: Ich werd euch ein kleines Geheimnis verraten: Wir wissen auch nicht immer, wie der Hase läuft. *(Mit Nachdruck): Wir sind auch keine Expertinnen, was Beziehungen angeht.*

In dieser Atmosphäre echter Zusammenarbeit ging die Gruppe zu einigen Fragen über, die von den Männern gestellt worden waren:

> Was macht euch so wütend? Warum müßt ihr immer alles *ad infinitum* verarbeiten und bekakeln? Wenn ihr mit euren Freundinnen zusammen seid, woher wißt ihr dann, wann das Gespräch *zu Ende* ist? Kommt bei dem ganzen Gerede jemals irgendwas Konkretes heraus? Was gibt euch Kraft? Warum seid ihr so stark auf den verbalen Austausch fixiert? Wie ist das, wenn man bestimmten körperlichen Zyklen unterworfen ist? Warum ist es euch so wichtig, eure Gefühle mit jemandem zu teilen? Wie kommt es, daß eure Gefühle so mühelos aus euch rausströmen? Wie schafft ihr es, drei Dinge gleichzeitig zu tun? Warum täuscht ihr Orgasmen vor? Wie sollen wir eure Sensibilität für subtile Andeutungen - mit Worten oder Gesten - verstehen? Warum neigen Frauen dazu, das Verhalten eines Mannes einfach hinzunehmen? Wie ist es, Kinder zu bekommen? Was bedeutet den Frauen Sex? Was treibt die Frauen an, dauernd einkaufen zu gehen? Warum gehen Frauen in Gruppen aufs Klo?

Diese letzte Frage wird auch oft von Jungen ab der sechsten und siebten Klasse gestellt. Die Frauen in einer unserer Dialogsitzungen beantworteten die Frage so:

Frau: Es ist ein sicherer Ort zum Reden, weil keine Männer da sind.

Frau: Es hat so was Friedliches, vorm Spiegel zu stehen und sich zu unterhalten.

Frau: Wenn man irgendwo essen geht und mit der anderen Frau aufs Klo verschwindet, findet man heraus, was bei Tisch *wirklich* abläuft, das, was keiner ausspricht.

Frau: Man muß nicht allein quer durchs Restaurant gehen. Man fühlt sich sicherer und nicht so aufdringlich angestarrt, wenn man zusammen mit einer anderen Frau geht.

Frau: In den fünf Minuten, die ich mit einer anderen Frau auf dem Klo verbringe, erfahre ich mehr über sie als in fünf Jahren Ehe über meinen Mann.

Frau: Reden Männer denn nicht miteinander, wenn sie auf dem Klo sind?

Mann: Nie! Männer können mitten in der anregendsten Diskussion stecken - aber sobald sie eine Pinkelpause machen, stehen sie Seite an Seite vor dem Pissoir, und keiner sagt ein Wort.

Frau: Tatsächlich?! Und warum nicht?

Mann: Mit entblößtem Schwanz ist einem nicht nach Plaudern zumute.

Frau: Ich verstehe - genau wie in der Ehe. *(Gelächter)*

Frau: Stellt ihr keinen Blickkontakt her?

Mann: Blickkontakt mit nacktem Schwanz! Um Gottes Willen!

Der Verlauf dieses kleinen Gesprächsausschnitts ist lehrreich und typisch. Nachdem die Männer ihre Fragen gestellt hatten, entspann sich ein Dialog, in dem beide Seiten einander aufmerksam zuhörten und mit großer Aufrichtigkeit antworteten, aber es geschah noch etwas anderes, das zunächst für beide Geschlechter unsichtbar war.

Die Männer stellten den Frauen eine Frage, und die Frauen antworteten eine Zeitlang. Aber wie sich der Ballast eines Schiffes bei schwerem Seegang auf eine Seite verschiebt, so verlagerte sich die Aufmerksamkeit immer wieder zurück auf die Männer. Die Frauen drehten den Spieß um und fragten die Männer, was *sie* über die gerade diskutierte Frage dachten, auch wenn die Frage ursprünglich an die Frauen gerichtet war. Das Gespräch lief immer wieder darauf hinaus, daß die Erfahrungen der *Männer* im Mittelpunkt standen. Das lag zum Teil daran, daß die Frauen viele Fragen stellten, und zum Teil daran, daß die Männer dies nicht taten.

Sowohl die Männer als auch die Frauen arbeiteten in geheimem Einverständnis darauf hin, die Aufmerksamkeit der Gruppe auf die Männer zu lenken. Dieses heimliche Einverständnis erwies sich als erhebliches Hindernis auf dem Weg zu »echter Gegenseitigkeit« im Dialog. Die Männer gingen bei ihren Antworten nur zögernd auf die Frauen ein und neigten nicht dazu, die inneren Erfahrungen der Frauen durch genaueres Nachfragen zu erforschen und dadurch die Beziehung zu erweitern. Die Frauen verzichteten darauf, über ihre eigenen Erfahrungen zu sprechen, um Antworten aus den Männern herauszulocken.

Die Frauen waren bewandert in dem Prozeß des »emotionalen Sondierens«, durch den man Vertrautheit und Nähe mit einer anderen Person herstellt, aber den Männern war dieses Vorgehen fremd. Ohne es zu bemerken, versuchten die Frauen, den Männern bei diesem Prozeß zu helfen; sie nahmen sich selbst zurück, um irgend etwas für die Beziehung zu tun.

Als wir das bemerkten, wiesen wir die Gruppe darauf hin und bezeichneten das Phänomen als *Beziehungsneugier*.[1] Wir erklärten, daß Frauen in unserer Gesellschaft mehr Anerkennung dafür erhielten als Männer, wenn sie sich für das Gefühlsleben anderer interessierten. Die Folge sei, daß die Aufmerksamkeit sich immer wieder auf die Männer konzentrierte. Manchmal war die Einseitigkeit dieser Wißbegierde für die Frauen erkennbar, manchmal nicht. Für die Männer war sie durchweg unsichtbar. Den Männern war nicht bewußt, wieviel Zeit und Kraft die Frauen darauf verwendet hatten, sie aus der Reserve zu locken.

Wir fragten die Teilnehmer, ob ihnen das auch außerhalb der Gruppe, im »wirklichen Leben« passiere.

»Klar«, sagte eine der Frauen. »Wir tun es unentwegt – es ist eine von unseren geheimen Taktiken, die wir schon als Mädchen lernen – du mußt die Männer ›aufpumpen‹, ihnen das Gefühl geben, daß sie furchtbar wichtig sind. Und sie merken es so gut wie nie.«

»Du kannst bei einem Mann nie etwas falsch machen«, ergänzte eine andere Frau, »wenn du Fragen nach seiner Person stellst.«

»Und es macht uns wütend, wenn wir diese Aufmerksamkeit nicht zurückbekommen.«

»Aber«, meinte einer der Männer überrascht, »du wirkst immer so *interessiert* an meinen Erfahrungen. Das ist toll.«

»Siehst du?« entgegnete seine Frau. »Es funktioniert. Davon abgesehen interessiert es mich normalerweise tatsächlich.«

Wir wiesen darauf hin, daß auch dieses Verhaltensmuster zu dem Machtgefälle zwischen Männern und Frauen beiträgt: Wenn ein Geschlecht mehr Aufmerksamkeit erhält als das andere, wird die Macht dieser Gruppe verstärkt. Daß die untergeordnete Gruppe (die Frauen) die Aufmerksamkeit auf die dominante Gruppe (die Männer) lenkte, war für die untergeordnete Gruppe sichtbar, für die dominante dagegen nicht. Die Situation mag an Klarheit gewinnen, wenn man Männern diesen Unterschied sichtbar macht, das heißt aber noch lange nicht, daß die Männer bereitwillig auf ihre angesammelte Macht verzichten. (Eine solche einseitige Machtstruktur, die sich darin widerspiegelt, wessen Erfahrungen Aufmerksamkeit bekommen und am sichtbarsten sind, kann man auch bei Gruppen mit unterschiedlicher Hautfarbe, ethnischer und sozialer Herkunft oder mit unterschiedlicher sexueller Präferenz beobachten.)

Wir forderten die Männer wiederholt auf, mehr Fragen nach den Erfahrungen der Frauen zu stellen. Die Männer hatten große Probleme damit.

Dritte Frage: Was sollte das andere Geschlecht auf jeden Fall über Sie wissen?

Die Antworten der Männer und der Frauen

Plötzlich war es viertel vor fünf. Wir hatten nicht mehr viel Zeit. Wir entschieden, die verbleibende Viertelstunde zu nutzen, um uns die Antworten einfach gegenseitig vorzulesen. Die Männer und Frauen sollten nur zuhören, ohne zu diskutieren.

Die Frauen sprachen mit tiefem Gefühl, mit großer Klarheit und Eindringlichkeit. Sie wünschten sich von Männern mehr Verständnis für folgende Aspekte:

> Wir sind nicht der Feind; mein Anliegen ist wichtig, auch wenn ich mich nicht präzise ausdrücken kann; wie schrecklich es für mich ist, wenn ich mich unverbunden fühle; ein Konflikt bietet die Chance zu einem gegenseitigen Engagement, durch das wir mehr Nähe und eine Lösung finden können; ein Streit bedeutet nicht das Ende der Beziehung; wie groß die Angst der Frauen vor männlicher Gewalt ist und wie stark diese Angst das Verhalten von Frauen beeinflußt; Männer sollten unsere Gefühle nicht als etwas Banales abtun, sondern sich mit uns zusammen auf einen kreativen Prozeß einlassen; wie es ist, wenn man als Frau statt einen Dollar nur 67 Cent in der Stunde verdient; mein Ansatz ist nicht falsch, sondern einfach anders; wir sind wütend, weil wir uns verletzt fühlen;

meine Sexualität geht weit über das rein Körperliche hinaus; ich will einfach nur, daß du da bist; ich will auch als vollwertiger Mensch akzeptiert werden; wir wollen alles mit euch teilen, nicht die Macht übernehmen; wir sind auch keine Expertinnen für Beziehungen.

Während die Frauen ihre Antworten vorlasen, wurde uns klar, daß die meisten Themen schon im Laufe des Dialogs behandelt worden waren. Das gemeinsame Zuhören wirkte wie eine nochmalige Bestätigung dafür, daß wir alle verstanden und offen anerkannten, in welchen Punkten die Frauen mehr Verständnis wünschten.

Auch die Männer trugen ihre Antworten mit weit mehr Gefühl vor als am Anfang. Was die Frauen wissen sollten, war:

Ich bin nicht dein Feind; viele meiner Handlungen sind ein Ausdruck meiner Liebe; es fällt mir schwer, Gefühle auszudrücken; ich muß manchmal allein sein; ich habe Probleme damit, meine Machtlosigkeit einzugestehen und um Hilfe zu bitten; ich brauche Freiraum; ich brauche Zeit; auch ich habe Angst; es belastet mich, wenn ich angegriffen werde, nur weil ich ein Mann bin; es macht mir Spaß, meine Kräfte zu messen und mit anderen zu wetteifern; wie ich über Verantwortung denke; wie belastend es für Männer ist, daß sie immer erfolgreich sein müssen und sich nicht lächerlich machen dürfen; daß es oft schwierig ist, ein Mann zu sein; daß ich mich durch Beziehungen oft eingeengt fühle und mich wegen dieser Gefühle schäme; daß ich mich ändern will; daß uns an Beziehungen genausoviel liegt wie den Frauen; daß Männer auch Angst vor anderen Männern haben; daß Männer andere Prioritäten setzen; wie vielschichtig Männer sind; unsere Sehnsucht nach Nähe; unseren Schmerz über Verluste; daß ich sicher wiederkomme, wenn ich fortgehe.

Wir alle saßen ganz still da. Einige Frauen und ein oder zwei Männer hatten Tränen in den Augen. Niemand wollte etwas sagen. Schließlich meinte eine der Frauen: »Danke. Das ist schon ein Hoffnungsschimmer. Ihr habt uns das andere Ende des Bandes in die Hand gegeben, jetzt können wir es verknüpfen.«

Was wir gelernt haben: Zehn Jahre Geschlechterdialog

Nach unserem ersten stürmischen Dialog am Cape Cod fühlten wir uns darin bestätigt, daß unser Beziehungsmodell ein guter Ansatz war, um Männer und Frauen einander näher zu bringen. Nachdem wir das »dritte Element« - »die Beziehung«, das »Wir« oder die »Verbundenheit« - tatsächlich benannt und dann seine Eigenschaften und geschlechtsspezifischen Auswirkungen beschrieben hatten, konnten die Frauen ebenso wie die Männer über ihre individuellen Probleme und feindseligen Gefühle hinaussehen und die Aufmerksamkeit auf ihre gemeinsamen Interessen und auf einen aufrichtigen, empathischen und gegenseitig erweiternden Austausch richten. Wir waren selbst überrascht, daß dieses einfache Modell so wirkungsvoll war, daß geschlechtsspezifische Unterschiede, wenn sie im Dialog aufgedeckt wurden, zu größerer Verbundenheit führten. Die Anwendungsmöglichkeiten bei der Arbeit mit einzelnen Paaren waren offensichtlich.

Als wir unsere Notizen über diesen ersten Dialog noch einmal durchgingen, erkannten wir, daß wir zwar mühelos ermittelt hatten, welche Eigenschaften sich aus der unterschiedlichen Konditionierung der Geschlechter ergaben, aber nur oberflächlich gestreift hatten, was mit diesen Unterschieden geschieht, wenn Männer und Frauen versuchen, in Kontakt zu treten. Der Schlüssel zur Arbeit mit Paaren lag darin, nicht nur die Eigenschaften von Männern und Frauen, sondern die *Eigenschaften der Verbun-*

denheit zwischen den beiden in den Mittelpunkt der Aufmerksamkeit zu rücken.

Unsere wichtigsten Erkenntnisse nach diesem ersten Wochenende waren:

- Männer und Frauen werden in unserer Gesellschaft von frühester Kindheit an in unterschiedlichen Fähigkeiten unterstützt und gefördert, die großen Einfluß auf die Beziehungen zwischen Männern und Frauen haben.
- Die Beziehungsangst der Männer und die Beziehungssehnsucht der Frauen sind wesentliche Bestandteile geschlechtsspezifischer Erfahrungen.
- Es ist hilfreich, das Thema Geschlecht miteinzubeziehen, wenn man über Beziehungen sprechen will.
- Die Vorstellung eines »Wir« ist hilfreich für Männer und Frauen (vor allem in einem Konflikt).
- Wir hatten mehrere »unsichtbare« geschlechtsspezifische Aspekte aufgedeckt; als wir sie beim Namen nannten, konnten Männer und Frauen vom Konflikt zur Zusammenarbeit übergehen.

Schließlich lernten wir noch eine weitere sehr wichtige Lektion: Wenn Frauen und Männer die Chance erhalten, in einem sicheren, geschützten Raum in einen respektvollen Dialog über ihre Unterschiede einzutreten, dann stellt sich ein Umschwung oder eine Erweiterung zu mehr Gegenseitigkeit ein. Männer und Frauen haben das Gefühl, inniger verbunden *und* mehr sie selbst zu sein.

Diese Erweiterung zur Gegenseitigkeit kann als tiefe, spirituelle Offenbarung erlebt werden. Isasi-Diaz beschreibt das so: »Wenn ich mich zu einem Gespräch mit einem anderen Menschen zusammensetze und spüre, daß ich ernst genommen werde, habe ich hinterher das Gefühl, Gott näher gekommen zu sein, eine tiefe spirituelle Erfahrung gewonnen zu haben. Ich bin überzeugt, daß wir, wenn wir einander ernst nehmen, über uns selbst hinauswachsen.«[2]

* * *

Wir waren überrascht zu hören, wie schnell und wie weit sich unser erster Geschlechterdialog herumsprach. Viele Menschen – viele Frauen, um genau zu sein, denn es waren die Frauen, die stets die Initiative ergriffen – brannten darauf, eine Chance zum Dialog mit dem anderen Geschlecht zu bekommen. Die Frauen kümmerten sich um die »Beziehungsarbeit« – sie waren es, die uns anriefen, Termine für die Dialoge abmachten und ihre Männer zur Teilnahme bewegten. Tatsächlich ist das eine der schwierigsten Fragen bei unserer Arbeit: »Wie weckt man das Interesse der Männer?« Wir haben verschiedene Ansätze ausprobiert: von Preisermäßigungen für Männer über das Angebot, daß »man einen Mann ›gratis‹ mitbringen darf«, bis hin zu dem Versuch, selbst einige dialogbereite Männer ausfindig zu machen (zum Beispiel bei einem Geschlechterdialog in Istanbul).

Im folgenden Sommer veranstalteten wir einen weiteren Geschlechterdialog am Cap Cod, der besonders hitzig und stürmisch verlief: Die Frauen brachten ihren Zorn auf die Männer zum Ausdruck, und die Männer, von denen mehrere sehr engagiert in der Männerbewegung mitwirkten, pochten auf ihre »Männlichkeit«. Wir leiteten dann Dialoge in Holland und mit Studentengruppen an amerikanischen Universitäten. Die jungen Männer und Frauen gingen mit einer ansteckenden und bewundernswerten Energie an die Unternehmung heran und verwandelten sich in kürzester Zeit von gespaltenen, grollenden Untergruppen in ein sich gegenseitig unterstützendes Team. Schließlich veranstalteten wir auch Sitzungen mit Fachgruppen (Psychologen, Psychiater, Sozialarbeiter, Berater) in Behandlungszentren sowie in staatlichen Beratungseinrichtungen zwischen Maine und Arizona. Daneben trafen wir uns auch in einem weniger förmlichen Rahmen (manchmal in Privathäusern) mit Dialoggruppen von Beverly Hills bis Miami Beach, von Washington D. C. bis ins ländliche Ohio.

All diese unterschiedlichen Einzelpersonen, Gruppen und Institutionen, bei denen wir im Laufe der Jahre dieselben drei Fragen und dasselbe Dialogmodell benutzten, bestätigten unsere ersten Erfahrung am Cape Cod. Auch wenn die Einzelheiten und der Erfolg variierten, wurde das Grundprinzip immer wieder bestätigt: Wenn man Männer und Frauen zu einem Dialog zusammenbringt, tritt unweigerlich ein Umschwung zu mehr gegenseitigem Verständnis ein, der es den Teilnehmern ermöglicht, das Trennende zu nutzen, um ihre Verbundenheit zu stärken.

Wir stießen immer wieder auf dieselben unsichtbaren Faktoren: die Angst der Männer, die Sehnsucht der Frauen, den Beziehungskontext, das innere Erleben der Männer, Beziehungsneugier. Außerdem sind uns immer wieder drei weitere unsichtbare Aspekte aufgefallen, die wir an späterer Stelle ausführlich erörtern werden und die mit der Macht, der Kontinuität und der Wahl des richtigen Zeitpunkts in Beziehungen zusammenhängen.

Im Lauf der Jahre, als wir allmählich besser verstanden, was wir erlebten, und mit diesen acht unsichtbaren Elementen zu arbeiten versuchten, wurde uns klar, daß wir in der Vorstellung des »Wir« einen Schritt weitergehen mußten. Auf den Schlüssel, wie man Männern und Frauen helfen kann, ein Gefühl echter Verbundenheit zu entwickeln, stießen wir, als wir uns intensiver mit einer weiteren Beobachtung beschäftigten, die wir beim ersten Dialog gemacht hatten: Wie kam es, daß der Kontakt zwischen Männern und Frauen immer wieder so vollständig abriß, daß sie nicht mehr weiterwußten?

Nach dem Beziehungsmodell werden Probleme in Beziehungen nicht von der einen oder anderen Person verursacht, sondern von der Art, wie sie einander begegnen. Wir erkannten, daß wir unsere und die Aufmerksamkeit der Männer und Frauen in erster Linie auf diesen Ort der Begegnung, diesen Beziehungstreffpunkt richten mußten.

Wir hatten immer wieder beobachtet, daß Männer und Frauen an einen toten Punkt gelangten und der Dialog völlig abbrach. Das offensichtlichste Beispiel dafür war die Situation, in der die Sehnsucht der Frauen auf die Angst der Männer traf: Die Männer zogen sich zurück, was die Frauen dazu veranlaßte, sich noch stärker um Verbundenheit zu bemühen, was wiederum den Rückzug der Männer verstärkte usw. Wie sich herausstellte, kannten alle, Männer und Frauen, diese »festgefahrene Situation« nur allzu gut aus ihren Paarbeziehungen: Alle erkannten sich in der allgemeinen Erfahrung wieder, daß man – zusammen – in der Falle sitzt, keine Bewegungsmöglichkeiten mehr hat und sich nicht mal mehr ansatzweise vom Fleck rühren kann.

Wir verstanden zwar noch nicht so ganz, wie man solche festgefahrenen Situationen gezielt auflösen konnte, aber wir wußten, daß wir unsere Aufmerksamkeit auf das »Feststecken« als solches richten mußten. Wir nannten den Ort, an dem Männer und Frauen ihre Verbundenheit verlieren und nicht mehr weiterkommen (den Ort, an dem diese lähmende Begegnung stattfindet), den *Beziehungsraum*. Den Prozeß, durch den Männer und Frauen versuchen, Verbundenheit herzustellen, bei dem sie aber nicht mehr von der Stelle kommen und voneinander abgeschnitten bleiben, was mit Gefühlen von Wut, Scham, Demütigung und Zorn einhergeht, nannten wir *Beziehungssackgasse*.

Bevor wir unsere Arbeit an diesen unterschiedlichen Beziehungssackgassen näher beschreiben, müssen wir eine Frage behandeln, die am Ende eines unserer Dialoge auftauchte. Ein Mann, der im Verlauf des Dialogs erkannte, wie groß die Unterschiede zwischen Männern und Frauen waren und wie sie sich auf die Beziehung im Dialog auswirkten, fragte: »Aber wie ist das passiert? Wie sind wir soweit gekommen?«

Um diese Frage zu erforschen, wenden wir unsere Aufmerksamkeit nun den Mädchen und Jungen zu.

Kapitel 2

Wie wir wurden, was wir sind

Was im Lauf der Entwicklung bei Mädchen und Jungen vor sich geht

»Bitte seht mein Herz.«
– Elfjähriger Junge, im Dialog, zu den Mädchen

»Wir sind nicht irgendein Spielzeug, das man herumstoßen kann, und wenn wir traurig sind, liegt es nicht nur am prämenstruellen Syndrom.«
– Elfjähriges Mädchen, im Dialog, zu den Jungen

Im Alter von etwa elf bis zwölf Jahren, im frischen Sog der Hormone, versuchen Mädchen und Jungen, wieder zueinanderzufinden. Dabei stoßen sie auf zahlreiche Probleme, denn ab dem fünften oder sechsten Lebensjahr sind sie sehr unterschiedliche und getrennte Entwicklungswege gegangen – Jungen gemeinsam mit Jungen, Mädchen mit Mädchen. Vom Kindergarten an spielen Jungen und Mädchen, außer im Geschwisterkreis, überwiegend in gleichgeschlechtlichen Gruppen.[1] Es gibt natürlich Ausnahmen – Jungen und Mädchen, die »beste Freunde« sind, miteinander spielen und beieinander übernachten –, aber mit der Zeit werden sie durch die Hänseleien und den Spott der anderen Kinder immer stärker dazu gedrängt, sich der Mehrheit anzupassen und diese Freundschaft aufzugeben. Fünf Jahre lang bleibt der Kontakt zwischen Jungen und Mädchen sporadisch und oberflächlich.

Die gleichgeschlechtliche Peer-Gruppe wird somit zum Lern- und Versuchsgelände, auf dem sie genauso wichtige Erfahrungen sammeln wie bei ihren Eltern, Brüdern und Schwestern oder erwachsenen Freunden. Im Umgang mit Gleichaltrigen lernen sie nicht nur etwas über ihre männliche und weibliche Identität und Rolle, sondern auch über Beziehungen. Was Beziehungen bedeuten, lernen Jungen in diesen Jahren im allgemeinen durch ihr Verhältnis zu anderen Jungen, Mädchen durch ihr Verhältnis zu anderen Mädchen.

Wenn sie sich dann im Alter von zehn oder elf Jahren wieder um eine erste Annäherung an das andere Geschlecht bemühen, prallen die beiden unterschiedlichen Formen der Existenz – die beiden unterschiedlichen Vorstellungen von Identität und von Beziehungen – aufeinander. Diese Konfrontation wird bis ins Erwachsenenalter nachwirken und gleicht in vielerlei Hinsicht den Schwierigkeiten, mit denen erwachsene Männer und Frauen beim Aufbau authentischer Beziehungen zu kämpfen haben. Die »Jahre der verpaßten Chancen« fordern ihren Tribut.

Wenn wir Elf- bis Zwölfjährige zu einem Geschlechterdialog zusammenbringen, zeichnen sich bei den gegenseitigen Fragen und Antworten zwei Hauptthemen ab.

Das erste ist das Rätsel, das jedes Geschlecht dem anderen aufgibt. Wenn wir die Antworten auf unsere zweite Frage hören (»Was möchtet ihr besonders gern über das andere Geschlecht wissen?«), sind wir jedesmal verblüfft, wie geheimnisvoll den Jungen und den Mädchen die Erfahrungswelt des jeweils anderen Geschlechts erscheint:

Die Jungen stellen den Mädchen zum Beispiel folgende Fragen:

»Was machen Mädchen eigentlich den ganzen Tag?«
»Worüber denken Mädchen nach?«
»Worüber unterhalten sich Mädchen?«
»Warum haben Mädchen solche Launen?«
»Was denken Mädchen über Jungen?«
»An welchen gemeinsamen Unternehmungen haben Mädchen Spaß?«

»Warum hocken Mädchen öfter zusammen als Jungs?«
»Warum reden sie viel mehr als wir?«
»Warum tratschen sie über andere Leute?«

Die Mädchen stellen den Jungen Fragen wie:

»Warum interessieren sich Jungs immer nur für das Aussehen eines Mädchens?«
»Warum müssen Jungs sich ständig prügeln?«
»Warum sind sie so eingebildet?«
»Warum weinen Jungen nicht?«
»Warum brauchen sie immer einen Anführer?«
»Warum fangen Jungs nie von sich aus ein Gespräch an, sondern warten immer, bis wir anfangen?«
»Warum reden sie nie über irgendwas Interessantes?«
»Warum müssen Jungen immer den starken Mann markieren, ›den Macho‹ raushängen lassen?«
»Wollen sie manche Mädchen wirklich nur als ›Kumpel‹?«
»Warum respektieren manche Jungen uns nicht, wieso machen sie sich immer über uns lustig und halten uns irgendwie für minderwertig?«
»Warum müssen Jungs sich im Unterricht immer so aufspielen und so aggressiv sein?«

Wenn sie einander diese Fragen stellen und beantworten, sind alle sehr eifrig und aufmerksam bei der Sache. Es ist so still, daß man ein Stecknadel fallen hören könnte. Jedes Geschlecht ist dem anderen mehr oder weniger ein Rätsel. Sie sind ungeheuer interessiert an den Antworten.

Das zweite Thema ist, wie stark die gesellschaftlichen Kräfte auf jedes Geschlecht einwirken und wie schwierig es ist, in Kontakt zu kommen. Dieses Thema zeigt sich in den Antworten auf die dritte Frage: »Was sollte das andere Geschlecht auf jeden Fall über euch wissen?«

In den Antworten der Mädchen wird deutlich, wie sehr sie in diesem Alter um ihre Selbsteinschätzung ringen. Sie sind zornig, weil sie sich abgewertet und zum Objekt gemacht fühlen:

»Alles, was ihr könnt, können wir auch - jedenfalls fast alles.«
»Nicht alle Mädchen sind Nieten.«
»Es ist völlig normal, daß man manchmal traurig ist.«
»Ich jammere nicht dauernd - nur manchmal.«
»Wir sind ganz anders als die Klischees, die über Frauen verbreitet werden.«
»Jungen denken, daß alles, was wir tun, irgendwas mit ihnen zu tun hätte, aber wir sind nicht nur auf der Welt, damit ihr mit uns ausgehen könnt.«
»Wenn es keine Frauen auf der Welt gäbe, könnten Jungs gar nicht existieren - wir tun alles! Wir machen die ganze Arbeit für sie!«

Die Antworten der Jungen auf diese Frage sind herzzerreißend. Immer wieder hört man bei den Jungen den Grundkonflikt zwischen »Tun« und »Sein«, zwischen ihrem »öffentlichen« und ihrem »verborgenen« Selbst heraus:

»Ich führe mich vielleicht manchmal wie ein blöder Macho auf, aber im Grunde nehme ich mir alles sehr zu Herzen.«
»Ihr dürft nichts drauf geben, was ich tue. Innerlich bin ich ein echt netter Typ.«
»Ich schikaniere euch und mach mich über euch lustig, aber eigentlich möchte ich gern mit euch befreundet sein.«
»Wir sind nett.«
»Wir machen vielleicht viel Blödsinn, aber im Grunde sind wir ganz in Ordnung.«

Die Jungen betonen auch sehr stark die Eigenschaften des eher »öffentlichen« Selbst - ihre Rolle und Identität in der Welt:

»Mädchen sind uns schon sehr wichtig, aber nicht nur. Wir haben zwischendurch auch was anderes zu tun.«
»Wenn wir uns prügeln oder zu wild sind, dann ist das, um uns abzureagieren.«
»Wir interessieren uns mehr für körperliche Aktivitäten.«

Die Mädchen und Jungen kommen aus ganz unterschiedlichen Lebenskreisen. In den ersten zehn Jahren ihres Lebens haben sie in der Familie, beim Spielen und in der Schule völlig unterschiedliche Lebensformen gelernt und unterschiedliche Rollen und verschiedene Formen der Verbundenheit mit ihrem eigenen und dem anderen Geschlecht eingeübt. Beide Seiten fühlen sich vom anderen Geschlecht verkannt und getrennt und haben den Eindruck, einer Beziehung nicht zu genügen.

Auf welchem Weg sind sie dorthin gelangt? Wie lassen sich unsere Erfahrungen und Beobachtungen erklären?

Das Beziehungsmodell

Die alten und überholten Theorien der psychischen Entwicklung des Menschen wurden größtenteils von Männern in einer patriarchalischen Gesellschaft verfaßt und bieten keine ausreichende Erklärung für die Erfahrungen, die die *meisten* Männer und Frauen in Beziehungen machen. Diese Theorien definieren eine gesunde Entwicklung als die Herausbildung eines selbstgenügsamen, unabhängigen, emotional kontrollierten und klar abgegrenzten Selbst. Zu irgendeinem späteren – nicht näher definierten – Zeitpunkt soll dieses Selbst soweit »fertig« sein, daß es zu einer reifen Beziehung fähig ist. Dieser Ansatz birgt zahlreiche Probleme in sich. So ist es zum Beispiel möglich, daß dieser spätere Zeitpunkt nie eintritt. Ein selbstgenügsames, unabhängiges, emotional kontrolliertes und klar abgegrenztes Selbst kann sich zudem als das größte Hindernis für eine reife, gegenseitige Beziehung erweisen. Außerdem lassen diese Theorien die Erfahrungen der meisten Frauen und vieler »beziehungsorientierter« Männer völlig außer acht.

Freuds Grundthese, wonach alle Menschen von Geburt an hauptsächlich von ihren sexuellen und aggressiven Trieben beherrscht werden, hat sich als unzulänglich erwiesen. Sorgfältige Studien über Neugeborene von Daniel Stern[2] und anderen belegen, daß männliche und weibliche Säuglinge in erster Linie von dem Bedürfnis nach Verbundenheit motiviert sind. Ein weiteres großes Problem mit diesen überholten Theorien ist, daß sie sich auf das Selbst und die Notwendigkeit der Selbstverwirklichung konzentrieren. Die Fokussierung auf das Selbst führt unweigerlich zu einer Spaltung zwischen dem »Selbst« und »dem anderen«. Diese Spaltung begünstigt Vergleiche und Wertungen, was wiederum unweigerlich ein Machtgefälle zur Folge hat.

Theorien, die sich auf die Entwicklung das Selbst konzentrieren, zementieren den Status quo, weil sie implizit die dominanten Gruppen privilegieren und aufwerten (Männer, Reiche, Weiße) und die untergeordneten Gruppen abwerten (Frauen, Besitzlose, andere Hautfarben). Und dieser - hierarchische, gewalttätige, fragmentierte, unverbundene und isolierte - Status quo ist nicht nur von Nachteil für die Frauen und andere untergeordnete Gruppen, sondern auch für seine Hauptnutznießer - die Männer. Auch Männer leiden unter patriarchalischen Strukturen: »Es ist einsam an der Spitze.« Aber die Stimme der Herrschenden ist nicht die Stimme der Mehrheit. Der Vorschul-Rowdy mag die Klasse beherrschen, aber er ist nicht wirklich repräsentativ für die Mehrheit der Jungen.

Wie verhält es sich mit der Vererbung? Was ist mit den »fest verdrahteten«, genetischen oder angeborenen Unterschieden zwischen Männern und Frauen? Es liegt auf der Hand, daß es von Geburt an klare biologische Unterschiede zwischen den Geschlechtern gibt, die sich im Laufe der Lebens entfalten. Aber wir konzentrieren uns in diesem Buch auf das Lernen - auf Lernerfahrungen und auf mögliche Veränderungen.

Wir versuchen, plausible Erklärungen für das zu finden, was wir bei den Männern und Frauen, Jungen und Mädchen, mit denen wir zusammenarbeiten, tatsächlich erleben und beobachten. Deshalb haben wir uns bemüht, sie so viel wie möglich für sich selbst sprechen zu lassen. Es hat uns immer wieder tief bewegt, wie weit sich die Geschlechter auf eine wechselseitige Verbundenheit zubewegen können, wenn sie die Chance dazu erhalten. Wir sind überzeugt, daß wir ein neues theoretisches Modell brauchen, um diese Beobachtungen zu erklären.

»Das Beziehungsmodell«[3] stützt sich auf die Arbeiten der Psychoanalytikerin Jean Baker Miller.[4] Sie entwickelte die Theorie, daß gerade die Eigenschaften, für die man Frauen von jeher pathologisierte (Emotionalität, Sensibilität, Altruismus, Pflege von Beziehungen usw.), das Fundament für eine gesündere Lebensweise abgeben könnten. Nach Ansicht von Jordan, Miller, Stiver und Surrey steht das Bedürfnis nach Verbundenheit im Zentrum einer gesunden psychischen Entwicklung.[5] Jordan definiert das seelische Reifen in allen Lebensphasen als einen Prozeß, dessen »Weg und Ziel« die Verbundenheit mit anderen ist.[6] Miller und Stiver sehen darin »ein neues Modell der psychischen Entwicklung innerhalb von Beziehungen, an denen jeder einzelne auf eine Weise teilnimmt, die zur Entfaltung aller Beteiligten beiträgt, etwas, das man als ›gegenseitige psychische Entwicklung‹ bezeichnen könnte.«[7]

Diese Wechsel- oder Gegenseitigkeit ist von zentraler Bedeutung für gesunde, entwicklungsfördernde Beziehungen. Der Begriff umschreibt eine Beziehungsbewegung oder -dynamik - eine gemeinsame Aktivität, in die sich alle Beteiligten so weit wie möglich einbringen. Surrey beschreibt die Gegenseitigkeit als einen »kreativen Prozeß: Durch die Offenheit gegenüber Veränderungen kann etwas Neues entstehen, das aus den unterschiedlichen Beiträgen der einzelnen Personen erwächst.«[8] Laut Jordan kommt es zu wechselseitiger Empathie, »wenn Interesse am anderen, emotionale Präsenz und Empfänglichkeit sowie die bewußte Wahrnehmung des anderen in seiner Ganzheit den Kontext bilden, in dem sich zwei Menschen aufeinander beziehen; das Ziel ist Verständnis. Zur wechselseitigen Empathie gehört zwar auch eine Anerkennung des Gleichartigen im anderen, aber es ist genauso wichtig, die Andersartigkeit seiner Erfahrung anzuerkennen.«[9] Für Carter Heyward bedeutet Gegenseitigkeit »das Gefühl, im richtigen Verhältnis zu stehen ... die Macht auf eine Weise zu teilen, die jede Person in der Beziehung zum vollen Ausdruck ihrer Persönlichkeit ermutigt und befähigt. Gegenseitigkeit ist ein Prozeß, eine Beziehungsbewegung, kein statischer Ort, weil sie mit und in der Beziehung wächst.«[10]

Wir haben uns selbst intensiv mit dem Bereich auseinandergesetzt, den wir »das dritte Element der Beziehung« oder »das Wir« nennen. Zusätzlich zum »Ich« und »Du« gibt es immer ein »Wir«. Dieses »Wir« kann man erkennen, beschreiben, fördern und zum vorrangigen Ziel beim Aufbau einer wechselseitigen Beziehung machen. Das »Wir« wird von den Eigenschaften der Verbundenheit zwischen den Individuen geformt, die dann ihrerseits wieder vom »Wir« geprägt werden.[11]

Miller beschreibt »fünf gute Dinge«, die sich aus einer gesunden Verbundenheit ergeben. Bei einer solchen Begegnung erlebt jede Person[12]

eine Steigerung der Lebensfreude oder Energie,
eine Steigerung des Handlungsvermögens (Ermächtigung),
eine Steigerung der Selbsterkenntnis und der Kenntnis der anderen Person,
eine Steigerung des Selbstwertgefühls und
ein Bedürfnis nach größerer Verbundenheit.

Nach diesem Modell sind Energie, Handlungsvermögen, Erkenntnis und Selbstwertgefühl keine Eigenschaften, die nur innerhalb des Individuums angesiedelt sind; sie entstehen bei allen Beteiligten durch den *Prozeß* der Verbundenheit.

Zu gesunden Formen der Verbundenheit kommt es in Beziehungen, die sich auf eine wechselseitige Empathie und Ermächtigung zubewegen und in denen Unverbundenheiten zum Auslöser für ein weiteres Reifen und für neue Formen der Verbundenheit werden. Destruktive Beziehungen zeichnen sich durch Uneinsichtigkeit, mangelnde Flexibilität und chronische Unverbundenheiten aus, die immer wieder in Sackgassen führen.[13] Starre Rollenfestlegungen und hierarchisches Machtdenken bereiten den Boden für solche ungesunden Beziehungen. Die chronische Unverbundenheit legt die Saat für seelisches Leid. Wir alle sind davon geprägt, daß wir in einer Gesellschaft leben, in der soziale Strukturen und Beziehungsformen nicht auf Gegenseitigkeit angelegt sind. Die Folge ist, daß wir alle, Männer ebenso wie Frauen, Verhaltens- und Reaktionsweisen zur Bewahrung der Unverbundenheit entwickelt haben, die unsere Bemühungen um gesunde Beziehungen erheblich erschweren.[14]

Im günstigsten Fall entwickeln sich Jungen und Mädchen im Säuglings- und frühen Kleinkindalter in liebevoller Verbundenheit mit anderen, obwohl es auch in dieser Zeit bereits signifikante Unterschiede gibt. Aber im Alter von etwa drei oder vier Jahren gabelt sich der Weg. Von da an ist die durchschnittliche Entwicklung von Jungen und Mädchen durch deutliche Unterschiede gekennzeichnet. Die größten Unterschiede sind darauf zurückzuführen, was Mädchen und Jungen darüber lernen, wie man sich in Beziehung zu anderen entwickelt. Die meisten Theorien befassen sich mit der Entwicklung der männlichen und weiblichen Identität und Rolle. Wir beschäftigen uns mit der *Beziehungs*entwicklung bei Männern und Frauen (was Identität und Rolle miteinschließt), d. h. mit der Frage, welche prägenden Lernerfahrungen die beiden Geschlechter in der Jugend und als Erwachsene im Hinblick auf Beziehungen machen.[15]

Die Beziehungsentwicklung der Männer

Warum weinen Jungen nicht?
– Frage einer Elfjährigen an die Jungen

Bill, einer unserer Klienten, beschreibt ein einschneidendes Erlebnis, das er als Sechsjähriger hatte:

> Ein paar Jungen aus meiner Klasse hatten mich in der Schule verprügelt, und ich ging an den Eisenbahnschienen entlang nach Hause. Die blauen Flecken, die ich davongetragen hatte, waren nicht so schlimm, aber ich fühlte mich schrecklich gedemütigt. Die Gefühle überwältigten mich und brachen sich in lauten Schluchzern Bahn, die ich vergeblich zu unterdrücken suchte. Ich wußte, daß meine Mutter zu Hause auf mich wartete, und ich konnte es kaum erwarten, ihr zu erzählen, was passiert war. Als ich zu Hause ankam, ging ich zur Hintertür. Ich betrat die Küche. Meine Mutter stand an der Spüle, mit dem Rücken zu mir. Als sie mich hereinkommen hörte, drehte sie sich um. Ich sah, wie sie die getrockneten Tränenspuren auf meinem Gesicht entdeckte. Ich spürte, wie sie meinen Kummer empfand.
> »Was ist passiert?« fragte sie. »Was ist los, mein Spatz?«
> In diesem Moment veränderte sich irgend etwas in mir. Ich hatte mich danach gesehnt, meiner Mutter alles zu erzählen, aber als ich das Mitleid auf ihrem Gesicht sah, als ich spürte, wie sie mit diesem starken Gefühl auf mich zukam, erstarrte ich innerlich.
> »Nichts«, sagte ich, drehte mich um und ging wieder nach draußen.

Diese Episode ist sehr charakteristisch für eine »normale« männliche Entwicklung in unserer Gesellschaft, ein frühes Beispiel für die »Beziehungspanik«, die sich bei den Männern in unseren Dialogen zeigt. Die Erfahrung ist destruktiv für den Jungen, für seine Mutter und für beider Beziehung. Wie ist der sechsjährige Bill an diesen Punkt gelangt und wie geht es von da an weiter?

Jungen lernen, nicht zuzuhören und nicht zu antworten

Trotz biologischer Unterschiede verläuft die Entwicklung von Jungen und Mädchen in den ersten zwei oder drei Lebensjahren relativ gleich: in liebevoller Verbundenheit mit fürsorglichen Menschen (wenn sie Glück haben).[16] In der Kernfamilie der dominanten Kultur ist diese Person bis vor kurzem vornehmlich die Mutter gewesen. Auch wenn Väter heute stärker an der Erziehung ihrer Söhne und Töchter teilhaben, wird diese Rolle häufig immer noch in erster Linie von der Mutter übernommen.

In den ersten Lebensjahren kann man beobachten, wie sich sowohl der kleine Junge als auch das kleine Mädchen in dieser Verbundenheit mit der Mutter entfalten. Das kindliche Bedürfnis nach Verbundenheit wird mehr oder weniger belohnt, und die Entwicklung verläuft in den Bahnen, die von diesem Bedürfnis vorgegeben werden. Beide Geschlechter erleben dieses starke Bedürfnis, und zwar häufig in engster Beziehung zu einer Frau. *Beide*, Männer *und* Frauen, verfügen also über das Potential, um in empathischer, wechselseitiger Beziehung zu anderen zu reifen und das Reifen anderer voranzubringen. Mädchen bleiben häufig auf diesem Pfad und entwickeln sich weiterhin über die Verbundenheit mit anderen. Aber die Jungen werden mit etwa drei Jahren in eine ganz andere Richtung gewiesen.

Schon in diesem kindlichen Alter fordern alle kulturellen Kräfte, die über Spielzeug, Fernsehen, Bücher, Filme und Computer sowie durch die Interaktion mit Eltern und anderen Kindern auf den Jungen einwirken, daß er anfängt, die Bedeutung von Beziehungen zu leugnen, um »ein Mann« zu werden. Jungen werden beschämt, gedemütigt und schikaniert, wenn sie verletzlich, »kindlich« oder »lieb« wirken. Wir bezeichnen diesen Prozeß als die *Abtrennung von Beziehungen*. Er führt nicht nur zur Abtrennung von der Mutter, sondern auch zur *Abtrennung von der Beziehung* zur Mutter.[17]

Worin besteht der Unterschied? Wenn sich der Junge von Beziehungen abtrennt, beginnt er, ihren Wert zu leugnen und eine bestimmte Vorstellung vom Selbst zum wichtigsten Wert zu erheben. Dieses Selbst wird häufig darüber definiert, was der Junge *tut*: über seine Handlungen, Fähigkeiten und Leistungen. Das heißt, er löst sich von dem Reifungsprozeß in Beziehung zu anderen. Er lernt, sich gänzlich von einer beziehungsorientierten Lebensweise abzuwenden. Jetzt ist eine gesunde, »normale« Entwicklung auf die Stärkung des Selbst orientiert, das für den Jungen im Gegensatz zu Beziehungen steht oder durch Beziehungen sogar an seiner Entfaltung »gehindert« wird. Dem kleinen Jungen wird unmißverständlich vermittelt, daß seine weitere Entwicklung nicht innerhalb wechselseitiger Verbundenheit mit anderen, sondern nur außerhalb davon stattfinden darf. Er beginnt, sich zum *Vermittler der Unverbundenheit* zu entwickeln, und wird für dieses Verhalten belohnt.

Diese Abwendung von einem »Reifen in Verbundenheit« bedeutet, daß der Junge überhaupt nie lernt, wie man sich auf den Beziehungsprozeß einläßt und daran reifen kann. Anders als bei den Mädchen, deren Beziehungsentwicklung darauf beruht, daß sie immer mehr Übung darin bekommen, auf die Gefühle anderer zu achten und darauf einzugehen, sammeln Jungen häufig nur wenig Erfahrungen auf dem Gebiet der Empathie. Da sie nicht wissen, wie sie es anstellen sollen, vermeiden sie diesen Bereich, werten ihn ab oder leugnen sogar seine Existenz.

Kennzeichnend für diese Störung des Beziehungsprozesses ist die Deklaration der Unterschiede bei den Geschlechtern, der Männlichkeit. Unterschiede ziehen – jedenfalls in unserer Kultur – Vergleiche nach sich. »Anders als« heißt schnell auch »besser als« oder »schlechter als«; es impliziert, daß eine Person Macht über eine andere hat, einschließlich der Macht zur Festlegung von Normen. Das kann dann leicht dazu führen, daß ein Junge die Mutter und andere Frauen ebenso wie die Beziehung zur Mutter und sogar Beziehungen an sich abwertet.

Obwohl dies das allgemeine Grundproblem in der Entwicklung von Jungen ist, gibt es natürlich individuelle Varianten und Abweichungen. Aber die meisten Jungen vergraben die Sehnsucht nach einer Entwicklung in Verbundenheit mit anderen früher oder später tief in ihrem Innern.[18] Ihr oberflächliches Reden und Verhalten verdeckt die Sehnsucht nach etwas Verlorenem. Zweifellos finden einige Jungen Halt in Beziehungen, die in erster Linie auf echte Verbundenheit ausgerichtet sind, und sie müssen ihre Sehnsucht nicht ganz so tief vergraben. Das alles bedeutet nicht, daß Jungen keine Emotionen hätten. Sie haben durchaus Gefühle und bringen sie zum Ausdruck, aber sie erhalten keine Anerkennung dafür und werden nicht dazu ermutigt, ihre Gefühle, Gedanken und Reaktionen in den ständigen Austausch bei einer Beziehung einzubringen.

Das männliche Beziehungsparadox

So kommt es schließlich in der »normalen« Entwicklung des Jungen zu einem Beziehungsparadox:[19] Einerseits erfährt der Junge einige Jahre lang das Glück und die Liebe, die aus einer Entwicklung in Beziehung zu anderen erwachsen; andererseits fordert unsere Gesellschaft, daß er diese Sehnsucht nach Verbundenheit in seiner weiteren Entwicklung unterdrückt. Wenn er diesen Bedürfnissen dennoch nachgibt, macht er zutiefst beschämende, demütigende und verletzende Beziehungserfahrungen. Ein vierzehnjähriger Junge erklärte: »Wenn du dich nicht wie ein Macho verhältst, wirst du richtig fertiggemacht. Du kannst dich nur schützen, indem du so tust, als wärst du eiskalt.« Das Ergebnis ist, daß der Junge sich vom Ausdruck seiner Bedürfnisse distanziert, anfängt, Beziehungen abzuwerten, und ermutigt wird, alle Beziehungen für sein Selbstbild zu opfern. »Selbst« bedeutet zunehmend »Wer ich durch meine Taten bin« und nicht mehr »Wer ich durch mein Zusammensein mit anderen bin«. Um seinen Status zu bewahren und dadurch die Anerkennung anderer Jungen und Männer zu gewinnen, beginnt der Junge Strategien zu entwickeln, die seine Unverbundenheit mit anderen verfestigen.

Kurz, trotz seiner tiefen Sehnsucht nach Verbundenheit beschreitet der Junge den Weg einer wachsenden Unverbundenheit.

Der Weg führt häufig in die Isolation. Manchmal sieht es so aus, als wären Jungen immun gegen die Leiden der Einsamkeit, aber sie bezahlen einen hohen Preis dafür.

Das Beziehungsparadox hat weitreichende Folgen für Jungen zwischen drei und sechs Jahren: Wenn ein Junge sich in diesem Widerspruch verfängt, sieht er häufig keinen anderen Ausweg, als die Verbundenheit mit anderen, seine Mutter und ganz allgemein Frauen zu verachten. Wenn ein kleiner Junge erst einmal das Gefühl hat, daß er selbst, sein Ehrgeiz und seine Leistungen wichtiger sind als die Verbundenheit mit anderen, nagt in seinem Innern häufig die Angst, in allem, was mit Beziehungen zusammenhängt, nicht zu genügen.

Die Welt der Spiele und Wettkämpfe ist klar und eindeutig. Die Welt einer lebendigen Verbundenheit mit anderen, die Hingabe an einen anderen Menschen, indem man redet, zuhört, reagiert, fragt und Erfahrungen austauscht – insbesondere auf einer Ebene des Gefühls und Mitgefühls –, ist dagegen etwas Vages und Verwirrendes. Je kompetenter der Junge in der Welt der Jungen und Männer und in den Männer-beherrschten Strukturen von Fernsehen, Computern und Institutionen wird, desto inkompetenter fühlt er sich häufig im Hinblick auf den Beziehungsprozeß. Das verschlimmert häufig das tiefsitzende Gefühl von »In Beziehungen bin ich hilflos«. Der Junge löst sich von dem verbalen und emotionalen Austausch in Beziehungen, um sich anderen Aktivitäten zu widmen, die ihm Selbstbestätigung geben. Die Loslösung steigert das Unbehagen mit Beziehungen und verstärkt die Entscheidung für die Selbst-Orientierung. Tatsächlich zeigt sich in dem Streben nach Kompetenz, Wettbewerb und Leistung - oder dem Versuch, sich Respekt zu verschaffen, nicht »runtergemacht« zu werden - häufig die Sehnsucht nach Verbundenheit. Es ist ein Teufelskreis: Auch wenn sich der Junge in der Beziehung zu seiner Mutter und seinem Vater geliebt fühlt, entzieht er sich häufig diesen Beziehungen und versucht, Taten zu vollbringen, um in diesen Beziehungen geliebt zu werden, deren Liebe er sich aber entzieht. Er gerät immer tiefer in das Paradox hinein: Er flieht vor der Liebe und versucht, durch Leistungen die Liebe zu erringen, vor der er flieht. Aber Liebe gewinnt man nicht durch Leistungen.

Freud hätte die Situation im Rahmen des Ödipuskomplexes gedeutet: Der kleine Junge will mit seiner Mutter schlafen und seinen Vater töten; mehr als alles andere fürchtet er, daß der Vater ihn kastrieren könnte, und löst sich deshalb von seiner Mutter. Selbst heute noch wird unsere Gesellschaft von der Idee beherrscht, daß sich der Junge von der Mutter »ablösen« muß, um ein ganzer Mann zu werden. Olga Silverstein belegt in *The Courage to Raise Good Men* (1994), wie falsch und schädlich diese Ansicht ist.[20] Es geht nicht um die Mutter, sondern um die Beziehung. Mütter sind nicht »das Problem«. Die »Probleme« in der Mutter-Sohn-Beziehung entstehen, wenn die gesellschaftlichen Einflüsse, die auf die Ausbildung eines getrennten Selbst ausgerichtet sind, in die Beziehung einsickern und dort ihre Wirkung entfalten. Zur »Mutterschelte« kommt es, weil Männer (und einige Frauen) die Vorrangigkeit einer egozentrischen männlichen Entwicklung akzeptieren, was, wie sich nur allzuoft zeigt, zerstörerisch für die psychische Entwicklung von Jungen, Mädchen und Müttern ist.[21]

Die Erfahrung der Unverbundenheit, die Bill und seine Mutter in der Küche machten, ist eine von unzähligen ähnlichen Interaktionen, die beide durchlaufen werden, während Bill zum Mann heranwächst. Sie wird sich im Lauf der Jahrzehnte in zahlreichen Varianten mit verschiedenen Personen, in der Familie und in der Welt wiederholen. Man nennt das »normale männliche Entwicklung«. Sie benachteiligt den Jungen. Sie suggeriert ihm, er müsse sich zwischen verschiedenen Gütern entscheiden, weil sie eine künstliche Dichotomie zwischen Selbstvertrauen und mitmenschlichen Beziehungen, zwischen Kompetenz, »Selbstbeherrschung« (oder Leistung) und einem unterstützenden Miteinander erzeugt. Am Ende entsteht eine Situation, unter der alle leiden.

Wenn man Mütter, die einen Sohn in diesem Alter haben, nach ihren Erfahrungen befragt, antworten sie immer in dem Sinn: »Es ist, als würde eine Mauer zwischen mir und meinem Sohn errichtet«, oder »Mein Sohn wendet sich immer mehr von mir ab – was soll ich tun?«

Viele Jungen lernen, »auf Durchzug zu schalten« oder nur mit äußerstem Mißtrauen zuzuhören und nicht darauf zu reagieren, wenn die Mutter versucht, die Verbundenheit zu bewahren. Bill beschrieb das so:

> Ich weiß noch, daß meine Mutter vor mir stand, irgend etwas fragte und ich nicht wußte, was ich antworten sollte. Und dann wurde sie wütend, vielleicht hat sie auch angefangen zu weinen. Aber sie hat immer weitergefragt, und es war, als wollte sie in meinem Innersten wühlen, in meinem Herzen. Ich war nicht nur unfähig, irgend etwas zu antworten, ich mußte mich auch dagegen wappnen, ihr überhaupt irgendeine Reaktion zu zeigen. Ich setzte eine versteinerte Miene auf, zeigte keine Reaktion und versuchte mit aller Kraft, nicht zu antworten, indem ich zu mir selbst sagte: »Bleib so, dann wird es gleich vorbei sein.« Ich hatte Angst, daß etwas ganz

Schreckliches geschehen könnte. Ich wollte ihr so gern antworten, aber ich konnte es nicht, denn wenn ich etwas sagte, würde alles nur noch schlimmer werden. Ich stand im heißen Scheinwerferlicht ihrer Liebe und erstarrte zu Eis.

Als Bill in die Küche kommt, nachdem man ihn verprügelt hat, will er nichts lieber, als sein Leid mit der Mutter zu teilen. Er sehnt sich nach einer Art von Verbundenheit, die sein Körpergedächtnis aus den ersten Lebensjahren in Erinnerung hat. Er sehnt sich nach dem Trost, der Fürsorge, der Zärtlichkeit und der Liebe dieser Frau, die ihn von Geburt an getröstet, gehalten und geliebt hat. Und doch hat ihn die Botschaft erreicht, daß »Jungen nicht weinen«, daß er »hart bleiben«, daß »er es mit sich allein ausmachen« oder »zurückschlagen« muß. Aber das ist nur die halbe Geschichte.

Für Bill ist es wichtig, seine eigenen Gefühle nicht zu zeigen; mindestens genauso wichtig ist es aber, daß er sich nicht von den Gefühlen des anderen, in diesem Fall des Menschen, den er mehr liebt als alles auf der Welt, *berühren läßt*. Tief in seinem Innern hat er Angst, daß er dadurch aus dem Gleichgewicht gerät, daß er von seinem neu gefundenen Weg des Selbstvertrauens abgebracht wird. Er muß seine Grenzen intakt halten. Das Ergebnis? Er leugnet die Gefühle, schneidet die Beziehung ab, heuchelt, leugnet, blufft, dreht sich um und geht weg. Das hat nichts mit dem von John Gray beschriebenen Bedürfnis der Marsmänner zu tun, die es instinktiv in »ihre Höhlen zieht«; an diesem Verhalten ist nichts Instinktives, höchstens das Bedürfnis des Mannes, *nicht* in seine Höhle, sondern zu einem anderen Menschen zu gehen.

Als seine Mutter auf ihn zukommt und einen Kontakt herstellen will, weil sie bei ihm sein und ihn trösten möchte, wird der Sohn von seinen Angstgefühlen überwältigt. Es ist ein Teufelskreis: Wenn die Mutter mit ihrem Mitgefühl auf ihren Sohn zukommt, empfindet er Panik und unterdrückt seine Gefühle; die

Mutter verstärkt ihre Bemühungen, und er zieht sich noch mehr zurück; sie verdoppelt ihre Anstrengungen, und er flüchtet aus der Hintertür oder in sein Zimmer.

Wichtig ist, daß diese Angst auf die *Beziehung* gerichtet ist. Bill hatte keine Angst, als er hereinkam. Tatsächlich hatte er, als er die Küche betrat, die Absicht, einen Kontakt herzustellen. Erst als seine Mutter auf ihn zukam, seinen Kummer bemerkte und darauf reagierte, stieg Panik in ihm auf. Die Angst entsteht in der Begegnung, durch den *Akt* der Bindung.

Bill trägt diese Panik nicht wie eine Krankheit mit sich herum. Die Angst entsteht nicht im »Ich« oder im »Du«, sondern im »Wir«. Diese Sichtweise bedeutet eine radikale Abkehr von der Lehrmeinung, wonach das Pathologische oder die Neurose innerhalb des Individuums angesiedelt sei. Tatsächlich ist die männliche Angst nicht einmal pathologisch, sondern entsteht häufig im Bereich »normaler« Beziehungen, wenn Männer und Frauen versuchen, sich zu öffnen, und zwar häufig in den intimsten Situationen.

Wenn die Angst eine Begleiterscheinung des Versuchs ist, ein »Wir« zu schaffen, dann folgt daraus, daß auch die Chance, Ängste und Beziehungssackgassen zu lösen, im »Wir« liegt. Nach der klassischen Theorie wäre es das Beste, Bill zu einer Psychoanalyse zu schicken, damit er die tieferen Ursachen seiner Angst erkennt; Bills Mutter würde man ebenfalls zu einer Psychoanalyse raten, damit sie ihre neurotischen Bedürfnisse überwindet und lernt, ihren Sohn »loszulassen«. Es würde nichts nützen, denn als Individuen sind beide »in Ordnung«. Mittlerweile würde die bevorzugte Lösung vermutlich darin bestehen, sie alle beide auf Psychopharmaka zu setzen.

Sein Beispiel war Bills erste Erinnerung an einen Prozeß (männliche Beziehungsangst als Reaktion auf Bindungsversuche), der sich im Leben der meisten Jungen tausendfach wiederholt. Fast zwangsläufig wird sich Bill in den meisten Begegnungen und immer häufiger, je mehr sein Vertrauen in die Verbundenheit schwindet, dafür entscheiden, die Aufmerksamkeit auf sich selbst zu konzentrieren, und Beziehungen zunehmend als Bedrohung für dieses Selbst empfinden. Diese Grundhaltung führt zu dem Problem, mit dem viele Männer in ihren Ehen zu kämpfen haben: Sie sind »gute Männer« mit unverkennbaren Stärken - loyal und verläßlich, hilfsbereit und ehrlich -, haben aber große Schwierigkeiten, sich auf eine »gute wechselseitige Beziehung« einzulassen. Frauen wollen in dieser Situation meistens »mehr«.

Wie würde die Alternative der Gegenseitigkeit in diesem Fall aussehen?

Billy würde auf seine Mutter zugehen und seinen Kummer schildern; sie würde empfänglich reagieren, ihm zuhören und Anteil nehmen; er würde es zulassen, daß ihre Anteilnahme ihn innerlich *bewegt*; sie wäre auf einer tieferen Ebene von seinen wahren Gefühlen und seinen aufrichtigen Worten bewegt. Eine wechselseitige Stärkung der Verbundenheit wäre die Folge. Statt dessen bewegen sich Billy und seine Mutter auf eine wachsende Unverbundenheit und schließlich Isolation zu: Billy geht. Diese traurige Dynamik ist auch bei Paaren nichts Ungewöhnliches.

Die ständige Frage der Mütter: »Wie soll ich mich gegenüber meinem Sohn verhalten?«

In den fünfziger Jahren empfahl man den Müttern, keinesfalls zu versuchen, sich an ihre Söhne »zu klammern«. Dahinter steckte die Befürchtung, daß sich die Söhne als willensschwach oder schwul erweisen könnten. »Weg von Mamas Rockzipfel!« barg eine kaum verhüllte Drohung in sich. Zur Zeit wird den Müttern eine etwas stärkere Verbundenheit mit ihren Söhnen gestattet.[22] In einigen Gruppen von couragierten, gleichgesinnten Müttern wird großer Wert darauf gelegt, daß Frauen die Verbindung mit ihren Söhnen halten (das Buch von Olga Silverstein ist auch in dieser Hinsicht ein Meilenstein). Trotzdem wissen viele Mütter immer noch nicht so recht, wie sie ihren Söhnen dabei helfen sollen, in einer Beziehung zu anderen zu leben und dann zu reifen.

Wir haben einige Vorschläge. Erstens: Mütter dürfen Kontakt zu ihren Söhnen halten, komme, was da wolle. »Halten« heißt in diesem Fall, daß man mit Kopf und Herz am Wert der Verbundenheit festhält, ganz gleich, welche Parole unsere Gesellschaft ausgibt. Dieses »Halten« ist kein passiver Vorgang, sondern ein aktiver und kreativer Prozeß. Man nutzt jede Gelegenheit, um dem Sohn zu zeigen, daß seine zunehmend verborgene Sehnsucht nach Verbundenheit etwas Gutes und Wertvolles ist, ganz gleich ob er zugänglich oder verschlossen reagiert.

Können Sie Ihrem Sohn »zu nahe kommen«? Bei Jean Baker Miller heißt es: »Von echter Verbundenheit kann man gar nicht genug bekommen.«[23] Was zählt, ist die Qualität und der Prozeß der Verbundenheit. Der Prozeß kann zwar unterschiedliche Formen annehmen, aber wie eine Mutter die Verbundenheit mit ihrem Sohn aufrechterhält, zeichnet sich im Grunde durch die gleichen Eigenschaften aus wie bei einer Tochter.

Zweitens ist es hilfreich für Mütter, Kontakt zu gleichgesinnten Müttern und Vätern zu suchen. Väter müssen es sich zur obersten Pflicht machen, die Verbundenheit mit ihren Söhnen und Töchtern zu pflegen. Bei Vätern ist das im Gegensatz zu Müttern keine Eigenschaft gewesen, für die sie in unserer Gesellschaft besonders geschätzt wurden. Väter wurden in erster Linie gelobt und respektiert, wenn sie die Unabhängigkeit, Kompetenz und Aktivität ihrer Kinder förderten. Wie bei jeder alternativen oder »Widerstands«-Aktivität braucht man Verbündete – und im heutigen Amerika befinden sich Väter und Mütter, die sich vor allem das Ziel gesetzt haben, die Verbundenheit mit ihren Söhnen und Töchtern zu bewahren, im Widerstand. Suchen Sie nach Gleichgesinnten.

Schließlich ist es auch sehr wichtig, daß Mütter und Väter nicht nur reden, sondern auch handeln. Der Sohn (wie die Tochter) lernt sein (ihr) eigenes Beziehungsverhalten nicht nur durch die Beziehung zur Mutter und zum Vater, sondern auch durch die Beobachtung der Elternbeziehung. Eltern müssen ein Vorbild für eine gute, wechselseitige Beziehung liefern, in der die Verbundenheit oberste Priorität hat.

Wie ist das Verhältnis zwischen Vätern und Söhnen?

Die neue »Vaterbewegung«, die Männern erlaubt und sie dafür lobt, daß sie sich aus eigenem Antrieb und intensiv um ihre Kinder kümmern, ist ein großes Geschenk für Jungen – und auch für Mädchen.[24] Es ist wichtig, daß Väter ihren Söhnen ein Rollenmodell vorgeben, dem sie nacheifern können. Gemeinsam mit den Müttern können sie ihren Söhnen (und Töchtern) beibringen, wie man sich erfolgreich in der Welt behauptet, wie man Loyalität und Teamgeist entwickelt und wie man »objektive« Entscheidungen trifft und sie in die Tat umsetzt. Die Freuden und die positiven Wirkungen einer aktiven Vaterschaft sind in vielen Büchern und Aufsätzen beschrieben worden.

Aber die meisten Väter haben als Jungen das männliche Beziehungsparadox durchlaufen und wurden sehr wahrscheinlich eher für ihre Selbstbehauptung – für ihre Leistungen als »Männer« – anerkannt als für ihre Fähigkeit, sich auf gegenseitig bereichernde Beziehungen einzulassen. Deshalb unterweist ein Vater seinen Sohn nicht unbedingt von selbst in Gegenseitigkeit – in wechselseitiger Empathie, Authentizität und Ermächtigung. Häufig leidet der Vater selbst noch unter den Folgen der »normalen« männlichen Entwicklung und dem damit einhergehenden Zwang zur Selbstzentrierung. Wenn er seine eigene Sehnsucht nach Verbundenheit jahrzehntelang tief in sich vergraben und geheimgehalten hat, ist es schwer für ihn, seinem Sohn den Wert von Verbundenheit nahezubringen und ihm zu zeigen, wie man sie aufrechterhält. Ein solcher Vater sagt dann vielleicht zu seinem Sohn:

> Das kleine Mädchen in deiner Fußballmannschaft hat dasselbe Recht wie du, in dieser Mannschaft zu spielen. Du mußt ihr eine Chance geben. Du muß respektieren, daß sie sich anstrengt und ihr Bestes zu geben versucht. Sei nett zu ihr.

Das trägt dem Gleichheitsgedanken Rechnung, aber es ist kein Schritt in Richtung Gegenseitigkeit. Einfach ausgedrückt, heißt Gegenseitigkeit, daß Differenzen ein Plus ergeben, also bereichern. Beide oder alle Stimmen werden gehört und erhalten Antwort. Im Dialog oder im Gruppenprozeß entsteht etwas Neues, das größer ist als jeder einzelne oder die ganze Gruppe und das allen weiterhilft. Durch eine wechselseitige Verbundenheit entstehen die »fünf guten Dinge« – Energie, Selbstwertgefühl, Erkenntnis, Macht und das Bedürfnis nach größerer Verbundenheit. Damit der Sohn sich auf eine gegenseitige Verbundenheit zubewegen kann, müßte der Vater in unserem Beispiel so etwas sagen wie:

> Das kleine Mädchen in deiner Fußballmannschaft hat dasselbe Recht wie du, in dieser Mannschaft zu spielen. Versuch, ihr dabei *zu helfen*, ihr Bestes zu geben, und *laß dir auch von ihr helfen*. Sie geht wahrscheinlich anders an die Sache heran als du, und wenn ihr beide eure unterschiedlichen Spielmethoden zusammentut, werden ihr beide besser Fußball spielen können, und das Team wird stärker. Und glaub mir, es wird auch mehr Spaß machen.

Männliche Trainer von Mädchenmannschaften berichten, daß Mädchen beim Spiel auf ganz andere Dinge achten als Jungen.

In einer wirklich wechselseitigen Beziehung auf dem Fußballfeld könnte das Spiel tatsächlich ganz anders aussehen, was den Umgang mit Gefühlen, Verletzungen und Konkurrenz betrifft. Vielleicht sagt der Sohn hinterher zum Vater: »Aber dann ist es doch ein ganz anderes Spiel, Dad.« Natürlich gibt es Unterschiede zwischen Beziehungen in Sportmannschaften und anderen Beziehungen. Ein Team neigt nicht dazu, über Gefühle zu reden (während des Spiels so gut wie nie), der Zusammenhalt ist am stärksten, wenn es gegen ein anderes Team antritt, und außerhalb des Sports besteht für die Teammitglieder häufig nicht die innere Notwendigkeit, die Verbundenheit aufrechterzuerhalten. Väter verfügen zwar über die gleiche Fähigkeit zur Empathie und Gegenseitigkeit wie Mütter, aber sie haben kein Lob dafür bekommen, wenn sie sich in dieser Form auf ihre Söhne bezogen. Väter fühlen sich gegenüber ihren Söhnen häufig weniger kompetent, wenn es um reine Beziehungsfragen geht.

Deborah Tannen verweist auf einen weiteren Aspekt der Vaterrolle:[25] Väter sprechen ganz anders mit ihren Söhnen und Töchtern als Mütter. Viele Väter neigen zu einem ergebnis- und handlungsorientierten Gesprächsstil. Sie stellen weniger Blickkontakt her, das Gespräch umfaßt weniger Rede und Gegenrede, sie signalisieren weniger Bestätigung durch ihre Körpersprache, und sie streuen seltener ein zustimmendes »hmhm«, »aha« oder »stimmt« ein. Männer reden und handeln seltener auf eine Weise, die Empathie mit Gefühlen zum Ausdruck bringt, sie neigen zu Monologen, und es gibt weniger Unterbrechungen. Wenn wir über das »Wir« von Vater und Sohn oder über das »Wir« von Vater und Tochter sprechen, so werden die Merkmale dieses »Wir« – der Ton, die Struktur, übermittelte Fakten, Bewegung und Gefühl – größtenteils vom spezifischen Stil des Vaters bestimmt. Das »Wir« von Mutter und Sohn oder Mutter und Tochter zeichnet sich unter Umständen durch völlig andere Merkmale aus.

Alles in allem können Väter – wie Mütter – viel bewirken, indem sie die Beziehungsentwicklung ihrer Söhne in vielen verschiedenen Bereichen konsequent bestärken und fördern.

Die Schrecken der Jungenwelt

Im Alter von sechs oder sieben wird der »normale« Junge bei uns auf den Weg der individuellen Kompetenz und Aktivität geschickt, der ihm häufig (im Einklang mit der dominanten Kultur, aber zu Unrecht) als Gegensatz zur Verbundenheit erscheint. Dieser »Selbst«-Weg wird auf Schritt und Tritt von der patriarchalischen Gesellschaft bestätigt. Wenn der Junge zum Beispiel anfängt, Freundschaften zu schließen – fast ausschließlich mit Angehörigen des eigenen Geschlechts –, verstärkt die Peergroup das gesellschaftlich akzeptierte Männerbild. Die Gruppen gliedern sich in kleine Patriarchate mit Strukturen von Befehl und Gehorsam, mit Stärkeren und Schwächeren, mit einem Machtgefälle und mit Sanktionen. Wenn Sie Männer über ihre Kindheit befragen, werden die meisten von Prügeleien, Brutalität und vielleicht sogar Mißhandlungen berichten. Jungen lernen diese bestimmte *Art* von Beziehung in Begegnungen mit anderen Jungen.

Wenn der Junge die Adoleszenz erreicht, ist es für ihn mehr oder weniger selbstverständlich geworden, sich auf sich selbst zu konzentrieren, weil er gelernt hat, daß er für liebevolle und fürsorgliche Beziehungen zu anderen, für die Beachtung des »Wir«, keine Anerkennung erhält. (Eine Ausnahme ist das »Wir« der Sportmannschaften.) Aber die Ich-Orientierung des Jungen stößt irgendwann an Grenzen. Die meisten Männer scheinen in Beziehungen, die ihnen wirklich wichtig sind, mit dem männlichen Beziehungsparadox zu kämpfen. Bei vielen Männer wird dies zu einem akuten Problem, wenn sie heiraten und eine Familie gründen. Ein Mann, der in erster Linie sich selbst und die Annehmlichkeiten seiner Ungebundenheit schätzt, stellt mit Ende Dreißig, Vierzig oder Fünfzig möglicherweise überrascht fest, daß ihn seine Isolation allmählich zur Verzweiflung treibt. Die männliche »Midlife-Crisis« ist die logische Folge dieser ich-zentrierten Lebensweise, des sanktionierten männlichen Weges. Viele Männer haben irgendwann das Gefühl, gegen eine Wand zu rennen oder gegen die vier Wände der »heillosen Isolation«, wie Miller es genannt hat.[26] Glücklicherweise wird durch die Verzweiflung manchmal die lang unterdrückte Sehnsucht nach Verbundenheit freigelegt, weil die meisten Männer sie in ihrem Innern bewahrt haben. Wenn der Mann dieser Sehnsucht nachgibt, wacht er unter Umständen auf und bemüht sich um eine neue Lebensweise in Verbundenheit, häufig mit einer Frau. Trotzdem muß er dann noch lernen, die tief verwurzelten Verhaltensmuster der Unverbundenheit zu überwinden.

Die Beziehungsentwicklung der Frauen

Warum müssen wir immer das Gespräch anfangen?
– Frage einer Zwölfjährigen an die Jungen

Die psychische Entwicklung der Frau verläuft anders.[27] Mädchen im Alter von drei bis fünf Jahren werden nicht mit dem gesellschaftlichen Gebot konfrontiert, sich von Beziehungen loszusagen, damit sie reifen können. Bei einem Mädchen kommt das überwältigende Dilemma zwischen Selbst und Beziehung, Verbundenheit und Unverbundenheit mit dem Eintritt der Adoleszenz.

Judy, eine fünfzehnjährige Klientin von uns, erinnert sich an die Krise, in die sie mit elf Jahren, zu Beginn der Adoleszenz, geriet:

> Bis dahin war ich ein mutiges, selbstsicheres kleines Mädchen. Meine Lieblingsbeschäftigungen waren Schreiben

> und Theaterspielen, mein Lieblingsfach war Englisch. Ich konnte mich wirklich gut ausdrücken und stürzte mich auf meine kleine Schriftstellerei. Ich habe Preise für meine Geschichten gewonnen – es war *das Größte* für mich, wenn ich sie meiner Klasse, meinen Freunden oder auch meiner Familie vorlesen konnte. Ich war eine leidenschaftliche Autorin und Schauspielerin. Als ich in die siebte Klasse kam, wurde plötzlich alles anders. Ich wußte nicht, warum. Ich hatte das Gefühl, mich selbst zu verlieren. Ich mochte mich im Unterricht nicht mehr melden, auch wenn ich die Antwort wußte. Ich konnte weder mit meinen Eltern noch mit meinen Lehrern reden. Ich fühlte mich verloren, unglücklich und unendlich einsam. Meine Sprache, die immer mein größter Stolz, die wie nichts anderes *mein eigen,* die *Ich* gewesen war, war plötzlich nicht mehr da. Ich gab das Schreiben völlig auf. Ich hatte Freundinnen und Freunde, aber irgendwo hatte ich mich selbst verloren. Jahrelang. Ich glaube, daß alle meine Freundinnen und ich immer noch dabei sind, uns von unserer Pubertät zu erholen.

Carol Gilligan und Mary Pipher und Catherine Steiner-Adair haben mit ihren bahnbrechenden Arbeiten über die weibliche Entwicklung viel dazu beigetragen, daß wir besser verstehen, wie Mädchen in unserer Gesellschaft den Übergang in die Erwachsenenwelt erleben.[28] Für Eltern und Lehrer ist es eine drängende Frage, wie diese Verwandlung von einem aktiven, fröhlichen, selbstbewußten Mädchen in eine bedrückte, von Selbstzweifeln erfüllte, stille und sogar depressive, selbstmord- und drogengefährdete Jugendliche zu erklären ist.

In den ersten Lebensjahren durchlaufen Mädchen ähnlich wie Jungen einen Entwicklungsprozeß in Verbundenheit mit anderen. Mädchen müssen selten den dramatischen Kampf ausfechten, der für Jungen im Alter von drei Jahren beginnt. Unsere Gesellschaft erlaubt und fördert, daß Mädchen sich weiterhin in Verbundenheit mit Müttern, Vätern und anderen Menschen entwickeln; sie werden dazu ermuntert, ihre Aufmerksamkeit auf Beziehungen zu richten und diesbezügliche Fähigkeiten zu lernen. Andere Aspekte der Entwicklung (Kreativität, Initiative, Wißbegierde, Interessen und Begabungen etc.) werden im Kontext von Beziehungen gefördert. Für Mädchen besteht nicht die Notwendigkeit, sich abzulösen oder ihre Beziehungen für das Selbst zu opfern. Die Tatsache, daß Mädchen sich im ersten Lebensjahrzehnt zu starken, selbstsicheren Persönlichkeiten entwickeln, ist der lebende Beweis dafür, daß das »Selbst« durch die »Verbundenheit« keinen Schaden nimmt, sondern im Gegenteil davon gestärkt wird. In den ersten Lebensjahren liefern Mädchen häufig wundervolle Beispiele für eine erblühende Kreativität, Wahrnehmungsfähigkeit, Sensibilität und für ein eindrucksvolles Leistungsvermögen in körperlicher, intellektueller und künstlerischer Hinsicht.

In unserer Kultur entwickeln sich die meisten Mädchen und Frauen im Kontext von Beziehungen. Beziehungen sind von wesentlicher Bedeutung für ihr Reifen und ihr Wohlbefinden. Zu einer gesunden Entwicklung in Verbundenheit mit anderen (was wir als den *beziehungsorientierten Entwicklungsweg* bezeichnen) gehört die zunehmende Fähigkeit, sich auf Beziehungen einzulassen, die auf wechselseitige Empathie und wechselseitige Ermächtigung gegründet sind. Die Motivation und die Fähigkeit zur Empathie – was nach Judith Jordan bedeutet, daß man die Gefühle anderer wahrnimmt, sich darauf einstimmt, daran teilhat und darauf reagiert – sind entscheidende Faktoren in diesem weiblichen Entwicklungsmodell.[29] Empathie ist keine instinktive, »erdmutterhafte«, »essentielle« Eigenschaft von Frauen, sondern eine Fähigkeit, die sie in Beziehung zu anderen erlernen und einüben, wobei sie von der gesellschaftlichen »Norm« für Frauen unterstützt werden. Die Bestärkung dieser Tendenz hat eine Kehrseite für Mädchen, die diesem dominanten kulturellen Modell nicht entsprechen. Mädchen lernen, daß sie vor allem »nett« und »lieb« sein müssen, um konfliktfreie Beziehungen zu schaffen, was sie davon abhalten kann, andere Entwicklungsmöglichkeiten auszuschöpfen. Vor allem kann es dazu führen, daß Frauen in Partnerschaften mit Männern die alleinige Verantwortung für die Pflege dieser Beziehung übernehmen.

Frühe Beziehungen wie die zwischen Mutter und Tochter, zwischen Geschwistern und Freundinnen zeigen beispielhaft, wie ein Reifen in Verbundenheit verläuft.[30] Die Mutter-Tochter-Beziehung unterstützt den Lernprozeß wechselseitiger Empathie, weil sie darauf aufbaut, daß beim kleinen Mädchen das Bedürfnis fortbesteht, sich auf die Gefühle der Mutter einzustellen und Einfluß darauf zu nehmen. Die immerwährende Empfänglichkeit für die Gefühlszustände der Mutter und anderer Menschen kann Mädchen und Frauen vor große Herausforderungen stellen. Eine Klientin berichtete, daß ihre dreijährige Tochter sie häufig fragte: »Was fühlst du, Mama?«

Die Mutter bemühte sich, ihrer Tochter stets eine sorgfältige, wohlüberlegte Antwort zu geben. Einerseits freute sie sich, daß ihre Tochter fragte, andererseits machte sie sich aber auch Sorgen, daß sie das Mädchen zu sehr »belasten« könnte. Außerdem stellte sie überrascht fest, daß sie sich kaum an ähnliche Gespräche mit ihrem fünfjährigen Sohn erinnern konnte.

Ihre Tochter schien auch einen Sinn für Reziprozität zu haben. Wenn die Mutter fragte: »Was hast du heute alles erlebt, Lizzy?«, gab das Mädchen eine ausführliche Schilderung und fragte zum Schluß unweigerlich: »Und was hast *du* erlebt, Mama?«

Ihr Sohn hat diesen ersten Schritt zu einer erwachsenen Gegenseitigkeit (Reziprozität) nie vollzogen.

Mädchen lernen, zuzuhören und zu antworten

Diese frühe Aufmerksamkeit der Mädchen für ihre eigenen Gefühlszustände und die anderer sowie für den Zustand der Beziehung – und die Selbstverständlichkeit und das Interesse, mit dem die Mutter und andere Frauen auf einen emotionalen Austausch reagieren – legt möglicherweise das Fundament dafür, daß Mädchen lernen, »gute Zuhörerinnen« zu sein: sich gefühlsmäßig auf die andere Person einzustellen und einzustimmen. (Ganz anders bei Männern, die häufig sagen: »Ich habe als Kind gelernt, mich taub zu stellen und die Stimme meiner Mutter einfach zu überhören, damit ich meinen eigenen Interessen ungestört nachgehen konnte.«) Viele Mädchen empfinden eine emotionale und psychische »Präsenz« als Erweiterung ihres Selbst und ihrer Beziehungen, während viele Jungen sich dadurch eher eingeschränkt fühlen. Andererseits kann die ständige Aufmerksamkeit und Empfänglichkeit für andere das Mädchen auch überfordern. Vor allem die Beziehung zur Mutter wird mit der Zeit häufig als zu übermächtig, als erstickend und einengend empfunden.

In Beziehungen zu anderen »präsent« zu sein bedeutet, daß man »die andere Person wahrnimmt«, »sich von ihr wahrgenommen fühlt« und »spürt, daß die andere Person sich ebenfalls wahrgenommen fühlt«. Es erzeugt ein Gefühl von Zusammenhalt, von echter Gemeinschaft oder »gemeinsamer Schwingung« auf einer emotionalen und psychischen Ebene. Dieses Gefühl von Gemeinschaft und wechselseitiger Einflußnahme und Empfänglichkeit bezeichnen wir als *gegenseitige Empathie*. Bei Müttern und Töchtern wird diese sichtbare Verbundenheit für gewöhnlich eher akzeptiert und in einigen Familien auch gefördert. Wenn dieser Prozeß behindert oder eingeschränkt wird, kann das psychische Gleichgewicht von Mädchen und Frauen schwer gestört werden.

Die Entwicklung des Mädchens vollzieht sich also eher im Kontext von Beziehungen als in Richtung auf ein unabhängiges

Selbst. Diese beziehungsorientierte Seinsweise ist auf zwei Ziele ausgerichtet: Es wird genauso wichtig, den anderen zu verstehen, wie selbst verstanden zu werden, genauso wichtig, sich beeinflussen zu lassen, wie selbst zu beeinflussen. Selbstverständlich beschreiten nicht alle Frauen in unserer Gesellschaft diesen Entwicklungsweg, und nicht alle gehen ihn auf die gleiche Weise (es gibt große Unterschiede zwischen einzelnen Familien und Anschauungen), aber im allgemeinen werden Mädchen wesentlich stärker dazu ermutigt, diesen beziehungsorientierten Entwicklungsweg einzuschlagen, als Jungen. Eine Folge ist, daß Mädchen und Frauen sich gekränkt und herabgesetzt fühlen, wenn sie sich in Beziehungen wiederfinden, die sich nicht auf eine gegenseitige Empathie zubewegen. Sie fühlen sich auch beschämt und abgewertet, wenn die herrschende Norm oder öffentliche Meinung diese beziehungsorientierte Lebensweise als »abhängig«, »überempfindlich«, »zu emotional«, »mangelhaft« oder »unreif« abstempelt und abwertet.

Das weibliche Beziehungsparadox

In der Adoleszenz - unter gesellschaftlichen Anforderungen und ausgelöst durch den heftigen Ansturm der Medien und der Werbung - fängt das Mädchen an, die authentische Verbindung zu sich selbst und zu anderen für weniger authentische und einschränkende Beziehungen, vor allem zu Jungen, zu opfern. Die junge Frau versucht, sich selbst und ihre Beziehungen so zu gestalten - im buchstäblichen Sinn, was ihren Körper betrifft, und im übertragenen Sinn, was ihr Fühlen und Denken betrifft: daß sie zu der gesellschaftlichen Vorstellung von partnerschaftlichen Beziehungen »paßt«. Die Interaktion mit ihren Freunden ist von der Sehnsucht nach Verbundenheit und der enormen Angst vor Isolation geprägt. Der neue Gegenstand dieses Verlangens - ein

Junge – kann diese Sehnsucht sogar noch intensivieren, wenn er für diese Art von Verbundenheit nicht zu haben ist: ein Symptom für die Ablösung von seiner eigenen Sehnsucht. In der frühen Adoleszenz fangen Mädchen häufig an, ihr eigenes Wesen zu unterdrücken oder zu verzerren, um eine Beziehung zum anderen Geschlecht herzustellen.

Einfach ausgedrückt – Mädchen opfern die vollständige Ausprägung ihrer Persönlichkeit für Beziehungen; dieser Verzicht auf die Selbstentfaltung zugunsten der Beziehung macht dann eben jene authentische Beziehung unmöglich, nach der sich das Mädchen eigentlich sehnt.[31] Gleichzeitig wird das Mädchen mit der öffentlichen Wertschätzung für solche Entwicklungsziele wie Unabhängigkeit, Ablösung, Selbstvertrauen und Selbstbestimmung konfrontiert. Die Sehnsucht des Mädchens nach Verbundenheit wird in den Rahmen des gesellschaftlichen Rollenbilds gepreßt: Von einer »richtigen Frau« wird erwartet, daß sie eine unmögliche Gratwanderung bewältigt und einen absolut ausgewogenen Mittelweg zwischen männlichen und weiblichen Entwicklungsmodellen einschlägt: Sie soll ehrgeizig, aber unterwürfig sein; warmherzig, aber nicht zu gefühlsbetont; stark, aber fürsorglich; für sich selbst verantwortlich, aber nicht zu unabhängig. Diese Anforderungen für Mädchen sind extrem widersprüchlich.

An dem Versuch, diesen einigermaßen zu entsprechen, leiden die Mädchen in epidemischen Dimensionen. Wenn sie Glück haben, finden sie am Ende der High-School-Zeit bis zu einem gewissen Grad zu sich selbst und ihren Familien zurück. Dennoch wird das Paradox auf ihrem ganzen weiteren Leben lasten und sämtliche Beziehungen mehr oder weniger beeinflussen. Auffällig ist, daß dieses Beziehungsparadox bei Mädchen wesentlich später eintritt als bei Jungen.

Sogar Mädchen, die als Erwachsene keine heterosexuelle Beziehung eingehen, werden in der Adoleszenz mit diesem festen Muster der Beziehungsentwicklung konfrontiert. Gleichgeschlechtliche Freundschaften in der Prä-Adoleszenz und Adoleszenz sind häufig der Schauplatz, wo dieses Beziehungsparadox geprägt wird. So sehr Mädchen ihre Freundschaften schätzen und darauf vertrauen, sind sie doch häufig auch ungeheuer verletzlich gegenüber Ablehnung, Dreiecksverhältnissen und Verlusten. Mädchen inszenieren machtvolle Aufnahme- und Ausschlußrituale, in denen entschieden wird, wer »dazugehört« und wer nicht. Freundschaften können aufgekündigt werden, und Mädchen empfinden es als schreckliche Bedrohung, daß sie isoliert werden könnten, wenn sie die von ihrer Peergroup unterstützten gesellschaftlichen Normen der »idealen« weiblichen Entwicklung nicht erfüllen. Sie lernen diese bestimmte *Art* von Beziehung im Umgang mit anderen Mädchen.

Der gefährliche Rückgang des Selbstwertgefühls und der Zuversicht, der mit der weiblichen Adoleszenz einhergeht, wirkt sich auf die gesamte schulische Leistung aus, besonders gravierend im mathematisch-naturwissenschaftlichen Bereich. Zu den Faktoren, die die schulische und die Beziehungsentwicklung der Mädchen beeinflussen, gehören unter anderem Hautfarbe, soziale Schicht, ethnische Herkunft, sexuelle Präferenz und Wohnort. So zeigen insbesondere afroamerikanische Mädchen nicht den gleichen allgemeinen Verlust des Selbstvertrauens wie Mädchen europäischer Abstammung.[32] Bei Afroamerikanerinnen ist der Zwang, auf Kosten ihrer Leidenschaft, Wut und Stärke »lieb« und »nett« zu sein, weniger stark ausgeprägt. Aber auch wenn Mädchen aus unterprivilegierten gesellschaftlichen Gruppen (Afroamerikanerinnen, Latinas, weibliche Homosexuelle und viele andere) von diesen speziellen Beziehungsvorstellungen weniger eingeschränkt sein mögen, müssen sie doch gegen viele andere einengende Stereotypen und »ismen« kämpfen.

Zur Zeit kann man die Anfänge einer Mädchenbewegung beobachten. Es gibt eine Fülle von Büchern, Zeitschriften, Freizeitprogrammen, Videos und schulischen Curricula, die Geschlechterstereotypen in Frage stellen, gleichberechtigte Beziehungen anstreben und die Stärken der Mädchen fördern. Das Verhalten von Müttern, Vätern, Lehrern und erwachsenen Freunden ist sehr wichtig, wenn wir den Mädchen helfen wollen, diesem schrecklichen Beziehungsparadox zu trotzen. Wir Erwachsenen können dazu beitragen, daß die Mädchen aufeinander bezogen bleiben, indem wir uns um authentische, wechselseitige Beziehungen mit ihnen bemühen, die das Vertrauen auf eine kontinuierliche, kreative Verbundenheit lebendig halten und dadurch der Isolation und Unverbundenheit entgegenwirken. Studien belegen, daß Mädchen mit starken familiären Bindungen, vor allem zu ihren Müttern, durch die Adoleszenz am wenigsten gefährdet sind.

Väter nehmen inzwischen stärkeren Anteil an der schulischen, sportlichen und künstlerischen Entwicklung ihrer Töchter. Als Repräsentanten der gesellschaftlichen Macht haben Väter, die sich Sorgen über den schulischen Leistungsabfall ihrer Töchter machen, wesentlich mehr Möglichkeiten, das Schulsystem zu ändern. Wenn sie sich mit den Müttern zusammenschließen, um einen Wandel zu bewirken, ist auch ein Wandel möglich. Um ihren Töchtern zu helfen, sollten sie die gleichen Empfehlungen beherzigen, die wir für die Mütter beschrieben haben: Sie sollten die Verbundenheit aufrechterhalten und Alternativen zur gesellschaftlichen Norm bieten, nach gleichgesinnten Vätern suchen und natürlich selbst tun, was sie predigen – ihrer Tochter vorleben, wie eine gute Beziehung zwischen Mann und Frau aussehen kann.

Wir sind überzeugt, daß Programme, die die Möglichkeit der Authentizität, Zusammenarbeit und Problemlösung in Mädchenfreundschaften bekräftigen, sehr wichtig sind. Wichtig für die Entwicklungsförderung ist auch, daß Mädchen in jeder Altersstufe Gelegenheit erhalten, authentische, empathische und ermächtigende Beziehungen zu Jungen anzuknüpfen, auszubauen und zu pflegen. Beziehungen zwischen Mädchen und Jungen eröffnen beiden Geschlechtern wichtige Entwicklungsmöglichkeiten.

Was geschieht in Anbetracht dieser unterschiedlichen »Normen«, wenn sich die beiden unterschiedlichen Entwicklungswege kreuzen?

Geschlechterkollisionen: Wenn Jungen und Mädchen zusammenkommen

Zur Konfrontation der Geschlechter kommt es früher, als man sich das vorstellt. Hier zwei Beispiele, eines aus der Kindheit, eines aus der Adoleszenz:

An einem sonnigen Frühlingsmorgen vor einigen Jahren probierten wir einen Geschlechterdialog mit Vierjährigen in einer amerikanischen Vorschule aus, mit sechs Jungen und sechs Mädchen. Wir hielten uns an unsere übliche Strategie, teilten die Gruppe nach Jungen und Mädchen auf und baten sie, die Fragen, die wir altersgerecht abgewandelt hatten, zu beantworten. Dann saßen sich die Jungen und die Mädchen auf dem Fußboden gegenüber. Wir fragten die Jungen: »Was mögt ihr an Mädchen?«

»Sie spielen gern, was *ich* spielen mag.«
»Sie spielen immer mit mir und helfen mir.«

Dann fragten wir die Mädchen: »Was mögt ihr an den Jungen?« Sie antworteten:

»Wir küssen und umarmen sie gern.«
»Wir mögen, wenn sie uns jagen und uns fesseln. Sie haben gedacht, wir sind tot. Aber wir haben nur so getan, und dann sind wir heimlich weggelaufen.«

Wir fanden das ein bißchen erschreckend. Aber dann machten wir eine interessante Beobachtung. Die Jungen alberten herum und schenkten den Mädchen wenig Beachtung. Daraufhin fingen die Mädchen an, gemeinsam eine Geschichte zu erzählen, zu der jede einen Satz beisteuerte. Die Geschichte handelte davon, wie eines der Mädchen einen fiesen Babysitter ausgetrickst hatte.

Es dauerte nicht lange, da hörten die Jungen mit großen Augen zu. Die Mädchen hatten eine Möglichkeit entdeckt, mit ihnen in Verbindung zu treten.

Als nächstes fragten wir die Mädchen: »Wer ist zuerst dran, wenn ihr ein Spiel mit den Jungen spielt?« Ein Mädchen sagte: »Die Jungs fangen an!« Es schaute zu den anderen Mädchen hinüber, kicherte und wiederholte in einer Art Singsang: »Die Jungs fangen an! Die Jungs fangen an!«

Bald stimmten die anderen Mädchen mit ein: »Die Jungs fangen an! Die Jungs fangen an!«

Wir fanden es bemerkenswert, wie die Mädchen geschlechtsspezifische Muster gleichzeitig bestärkten und entlarvten. Aber das Scherzen und Necken diente auch hier dem Zweck, die Aufmerksamkeit der Jungen zu erregen und die ganze Gruppe zusammenzuhalten.

Nach dem Dialog ließen wir die Kinder eine Weile draußen auf einer Wiese spielen. Es dauerte nicht lange, da sagte der Lehrer überrascht: »Das ist erstaunlich! Das hab ich noch nie gesehen. Die Jungen und die Mädchen spielen zusammen. Und die Jungen halten sich gar nicht an die übliche Rangfolge.« Er wies darauf hin, daß Mädchen und Jungen herumrannten und sich dabei an den Händen hielten – manchmal lief ein Vierergespann an uns vorbei – und daß der »ranghöchste« Junge, der normalerweise an der Spitze der Spielhierarchie stand, ganz allein dastand. Niemand beachtete ihn. Es war klar, daß sich während des Gruppendialogs irgend etwas verändert hatte, und die Veränderung wurde sofort in ein engeres Zusammenspiel umgesetzt.

Wir waren verblüfft, wie stark das Beziehungsmuster schon im Alter von vier Jahren ausgeprägt war. Die Beziehungsparadoxien kamen deutlich zum Ausdruck: Die Mädchen gaben ihre eigene, authentische Sprechweise auf, um die Aufmerksamkeit auf die Jungen zu lenken, sie zu umschmeicheln und eine Verbundenheit herzustellen. Die Jungen, denen kaum bewußt war, was die Mädchen taten, genossen es, im Mittelpunkt der Aufmerksamkeit zu stehen. Für die Jungen war es wichtiger, selbst im Mittelpunkt zu stehen, als sich um die Verbundenheit zu kümmern (»Mädchen mögen spielen, was *ich* spielen mag«); den Mädchen war es wichtiger, den Kontakt herzustellen, als offen zu sagen, was sie vielleicht gesagt hätten, wenn sie unter sich gewesen wären.

In diesem Fall gab es eine positive Veränderung, obwohl sie in gewisser Weise auf Kosten der Ganzheitlichkeit und Authentizität der Mädchen und der Beziehungsbewußtheit der Jungen ging. Die Mädchen stellten einen Kontakt her und erhielten ihn aufrecht, ohne daß die Jungen überhaupt merkten, was geschah. Als die Kinder draußen herumtollten, konnte man eine größere Verbundenheit beobachten, aber der Preis dafür war ein Verlust an Ganzheitlichkeit, eine gewisse Manipulation und ein Mangel an Bewußtheit. Bei erwachsenen Paaren ist es oft ganz ähnlich.

Geschlechterkollision bei Zwölf- bis Dreizehnjährigen: Vermeintliche Ko-Edukation

In unserem zweiten Beispiel ist ein Englischlehrer »mit seinem Latein am Ende«. Seine gemischte Klasse setzt sich je zur Hälfte aus Mädchen und Jungen zusammen. Wenn er eine Frage stellt, schießen sofort zahlreiche Jungenhände in die Höhe. Die wenigen Mädchen, die sich überhaupt melden, sind immer die gleichen. Der Lehrer hat alles versucht. Es ärgert ihn, daß viele Jungen sich auch dann melden, wenn sie die Antwort gar nicht wissen; sie vertrauen einfach darauf, daß ihnen schon irgendwas einfallen wird, wenn der Lehrer sie tatsächlich aufruft. Wenn er den Jungen sagt, daß sie ihre Hände unten lassen sollen, melden sie sich gelegentlich mit den Ellenbogen! Die Mädchen halten sich zurück, obwohl er aus den schriftlichen Tests weiß, daß sie – als Gruppe – mindestens genauso fähig sind wie die Jungen.

Schließlich erklärt er mit verärgerter Stimme: »Los jetzt, Mädchen! Jetzt seid ihr dran. Diesmal werde ich die Jungen überhaupt nicht aufrufen. Auf geht's!« Die Mädchen werden noch stiller und noch verlegener.

Im Alter von zwölf bis dreizehn Jahren treffen die beiden Entwicklungswege auf traurige und dramatische Weise aufeinander. Nicht nur, daß die weibliche und die männliche Rolle und Identität zu diesem Zeitpunkt bereits relativ gefestigt sind, Jungen und Mädchen haben jetzt auch schon einige direkte Erfahrungen mit Beziehungen zum anderen Geschlecht gesammelt. Die Mädchen haben gelernt, Sprech- und Handlungsweisen zu vermeiden, die ihre Beziehungen gefährden könnten. Die Jungen haben gelernt, ihr »Selbst« zu verteidigen und in den Mittelpunkt zu stellen, obwohl sie sich immer noch nach Verbundenheit sehnen. Einige Antworten von Jungen auf die Frage: »Was sollten die Mädchen auf jeden Fall über euch wissen?«, spiegeln die schmerzliche Situation deutlich wider:

»Achtet nicht so sehr auf mein äußeres Benehmen – innerlich bin ich ein echt netter Kerl.«
»Ich benehme mich vielleicht manchmal abartig, aber in Wahrheit nehme ich mir alles sehr zu Herzen.«
»Ich benehme mich Mädchen gegenüber wie ein Idiot, weil ich so nervös bin.«

Und der bewegendste Wunsch, leise und schüchtern geäußert, eine flehentliche Bitte:

»Bitte seht mein Herz.«

Andererseits sind die Mädchen in diesem Alter in ihrem eigenen Beziehungsparadox gefangen. Sie verlieren zunehmend die Verbindung zu ihrem authentischen, vertrauten Selbst und setzen sich selbst herab, um dem Bild zu entsprechen, das in Beziehungen zu Jungen den größten Erfolg verheißt. Hier einige der Antworten der Mädchen auf dieselbe Frage: »Was sollten die Jungen auf jeden Fall über euch wissen?«

»Wir tun so, als wären wir glücklich. Aber das ist reine Schauspielerei. Wißt ihr eigentlich, wie viele von uns nach Hause gehen und nachts in die Kissen weinen?«
»Ich tue vielleicht so, als würde es mir nichts ausmachen, aber für Mädchen ist es echt verletzend, wenn die Jungen sich über ihr Aussehen lustig machen.«
»Nur weil ich meine Gefühle zeige, bin ich noch lange nicht dümmer.«

Die Jungen und Mädchen in dieser Klasse haben sehr unterschiedliche Ausgangspositionen. Wenn der Lehrer eine Frage stellt, denken die Jungen über die Antwort nach. Auch die Mädchen denken über die Antwort nach, aber darüber hinaus gehen ihnen noch viele andere Gedanken durch den Kopf, die sie selbst so beschreiben:

»Ich will nicht zu klug wirken.«
»Was wird Chip von mir denken, wenn ich mich zu Wort melde und ihn bloßstelle?«
»Der Lehrer mag mich sowieso nicht.«
»Ich bin schlecht in Englisch.«
»Ich könnte die Gefühle von jemandem verletzen.«
»Ich könnte meine Freundinnen vor den Kopf stoßen.«
»Meine Feinde warten nur darauf, daß ich was sage, damit sie über mich herfallen können.«
»Ich kann es einfach nicht *fassen*, was meine Mutter heute morgen zu mir gesagt hat! Ich bin immer noch sauer auf sie.«

Die Mädchen sind sich der Beziehungen, die im Klassenraum und in ihrem Leben bestehen, äußerst bewußt. Der gesamte Beziehungskontext – bevölkert vom Lehrer, von Jungen, Freunden, »Feinden«, der Mutter, dem Vater, den Geschwistern – beeinflußt die Beteiligung des Mädchens am Unterricht.

In diesem Fall sind es nicht nur die Mädchen, die Nachteile erleiden, sondern auch die Jungen. Wenn Jungen ermutigt werden, sich hauptsächlich auf die eng definierte schulische oder sportliche Leistung zu konzentrieren (gutes Benehmen und gute Zensuren) und keine Anerkennung dafür erhalten, wenn sie empfänglich für andere sind und mit anderen zusammenarbeiten, dann leiden beide – Jungen und Mädchen. Unsere Klassenzimmer sind ein Spiegel unserer Gesellschaft. Jungen und Mädchen werden in der Schule nicht für ihre beziehungsorientierten Stärken und Bedürfnisse gelobt. Bei einer echten Ko-Edukation würde man sich darauf konzentrieren, die Unterschiede zwischen Jungen und Mädchen zu nutzen, um die Verbundenheit in der Klasse zu stärken, was einen kreativeren, lebendigeren Unterricht und neue Lernmöglichkeiten für beide – Jungen und Mädchen – eröffnen würde. Bei einer echten Ko-Edukation würden geschlechtsspezifische Unterschiede zur gegenseitigen Bereicherung führen, zu einem Ganzen, das größer ist als die Summe seiner Teile.

Nach dieser neuen Betrachtungsweise der unterschiedlichen Entwicklungswege von Mädchen und Jungen wollen wir unsere Aufmerksamkeit jetzt wieder den Zusammenstößen oder »Beziehungssackgassen« von erwachsenen Männern und Frauen zuwenden.

Kapitel 3

Die Sehnsucht der Frauen trifft auf die Angst der Männer

Drei Beziehungssackgassen

»Es ist nicht einfach eine Sehnsucht nach Verbundenheit, es ist eine brennende Sehnsucht.«
– Eine Ehefrau, die beschreibt, was sie sich von ihrem Mann wünscht

»Wenn sie mich nach meinen Gefühlen fragt, kommt es mir immer vor, als wär eben ein Gorilla mit 500 Pfund Lebendgewicht ins Zimmer geplatzt.«
– Ein Ehemann, der das Interesse seiner Frau beschreibt

Mit einer Sackgasse hat man es zu tun, wenn eine Beziehung festgefahren, statisch und bewegungslos ist und man das Gefühl hat, daß sie sich vielleicht nie wieder bewegen wird.[1] Alles kommt zum völligen Stillstand, jeder zieht sich in sich selbst zurück. Die Beteiligten spüren, daß der Beziehungsraum enger wird und immer weiter zusammenschrumpft, weil ein zerstörerischer Kreislauf in Gang gesetzt wird: Die Sehnsucht der Frau versetzt den Mann in Panik, was zu noch mehr Sehnsucht führt und so weiter. Jede Person fühlt sich in die Enge getrieben, in der Falle. Die Polarisierung verstärkt sich; das Verhalten fällt in stereotype geschlechtsspezifische Muster zurück, häufig verbunden mit Vorwürfen wie:

Frau: Typisch Mann!
Mann: Du bist genau wie deine Mutter!
Frau: Und du wie dein Vater!
Männer: Italiener!

Das macht nicht nur jeden Kontakt unmöglich, sondern auch *eine Auseinandersetzung mit dem Konflikt.* Wie wir gesehen haben, steckt die *Beziehung* in einer Sackgasse, das heißt, das Problem liegt nicht ausschließlich bei der einen oder anderen Person, sondern in dem Prozeß, der zwischen ihnen abläuft. Es mag durchaus ein »Übertragungs«-Element geben (der Partner/die Partnerin wirkt wie der eigene Vater/die eigene Mutter) oder auch einen »projektiven« Aspekt (man sieht im Partner die Eigenschaften, die man an sich selbst nicht mag), aber diese Ansätze sind nicht unbedingt hilfreich, wenn Paare in Schwierigkeiten stecken. Eine Sackgasse ist nicht in erster Linie ein Projektions- oder Übertragungsproblem, sondern sie entsteht, weil zwei völlig unterschiedliche Beziehungsstile aufeinandertreffen. Der Stillstand ist das Ergebnis dessen, was Männer und Frauen im Laufe vieler Jahre über Beziehungen gelernt haben.

Jean Baker Miller hat darauf hingewiesen, daß sich Beziehungen immer in Bewegung befinden, entweder in Richtung auf eine größere Verbundenheit oder in Richtung auf eine größere Unverbundenheit.[2] In allen Beziehungen kommt es unweigerlich zu kleineren Unverbundenheiten. Niemand macht immer alles richtig. Paare, die sich weiterentwickeln, finden Mittel und Wege, um das Trennende zur Stärkung der Verbundenheit zu nutzen. Paare, die erstarren, sind dazu selten in der Lage.

In wachstumsfördernden Beziehungen werden Unverbundenheiten zum Auslöser dafür, daß die Beziehung sich weiterentwickelt. Die Schwierigkeit besteht darin, daß man die Vergangenheit – frühere Lernerfahrungen, frühere Ressentiments, frühere Vorstellungen – loslassen und neue Formen der Verbundenheit herstellen muß, was immer nur in der Gegenwart möglich ist. Wir nennen das die Weiterentwicklung *durch und zur Verbundenheit.*[3] In wachstumshemmenden (nicht auf Gegenseitigkeit angelegten) Beziehungen führen Unverbundenheiten zu weiteren Unverbundenheiten und schließlich in Sackgassen.

Jedes Paar hat normalerweise seine ganz eigenen, speziellen

Reizthemen, die immer wieder in eine Sackgasse führen. Das kann der herrenlose Deckel der Zahnpastatube sein, das schmutzige Geschirr in der Spüle, die Unterwäsche auf dem Fußboden oder unterschiedliche Ansichten darüber, wieviel Freiheit oder Schutz die Kinder brauchen. Wenn dieses spezielle Thema auftaucht, wissen beide Partner sehr genau, daß die Sache in einer Katastrophe endet, wenn man eine bestimmte Richtung einschlägt - trotzdem schlägt man genau diese Richtung ein, und jedesmal endet es in einer Katastrophe. Beide Partner fühlen sich hinterher einsamer und isolierter und weniger in der Lage, einen konstrukiven Beitrag zur Beziehung zu leisten. Einer oder beide fühlen sich wütend, angeödet, frustriert, durcheinander, enttäuscht, einsam, hoffnungslos oder in menschlicher Hinsicht als totale Versager. Oder man hält den *anderen* für einen totalen Versager, was man dann wahlweise den schlechten Genen, einer verkorksten Familiengeschichte, einem Persönlichkeitsdefekt, einer unterentwickelten Moral oder dem im Moment gerade besonders barbarisch anmutenden kulturellen Erbe anlastet. Mit der Zeit engen solche ungelösten Sackgassen die Beziehung ein, so daß immer weniger Raum für eine echte Bewegung oder authentische Begegnung bleibt. Die Sackgassen fangen allmählich an, die *gesamte* Beziehung zu beherrschen.

Nachdem wir einige Jahre lang Geschlechterdialoge geführt hatten, fiel uns auf, daß man die Situationen, in denen die Paare nicht mehr weiterkamen, in drei Hauptsackgassen unterteilen konnte, die wir als *Angst/Sehnsucht*, *Ergebnis/Prozeß* und *hierarchische Macht/geteilte Macht* bezeichneten.

In den meisten Fällen identifizierten sich die Männer mit dem einen Aspekt der Sackgasse (Angst) und die Frauen mit dem anderen (Sehnsucht). Aber mitunter tendierte auch ein Mann stärker zur Sehnsuchts-Seite und eine Frau stärker zur Panik-Seite. Aber die Art und Weise, wie die Frauen ihre Panikerfahrung beschrieben, unterschied sich stark von der Beschreibung der Männer; und auch die Situation war häufig anders.

Die Angst der Frauen schien zum Beispiel häufiger durch die sexuelle Annäherung des Mannes ausgelöst zu werden (ein Thema, das wir in Kapitel 6 ausführlich behandeln), während die Männer eher durch die emotionalen Annäherungsversuche in Panik gerieten. Es gibt zahlreiche Überschneidungen bei den drei Sackgassen. Angst und Sehnsucht sind tief verwurzelt und spielen meist auch eine Rolle bei den anderen beiden Beziehungsblockaden.

Die folgenden Beispiele für die drei Arten von Sackgassen stammen von Paaren aus unseren Dialogsitzungen. Zunächst wollen wir einfach wiedergeben, was sie zueinander sagen; dann wollen wir zeigen, was bei jeder Sackgasse in den Partnern vorgeht.

Die Angst/Sehnsucht-Sackgasse

Die jungen Eheleute Alice und Phil, die seit zwei Jahren verheiratet sind, sitzen am Strand. Gerade haben sie ein wundervolles Picknick beendet und sitzen nun Seite an Seite, schauen auf die Möwen, die Wellen, die spielenden Kinder und das Meer. Beide fühlen sich entspannt und glücklich.

Alice: »Was denkst du, Schatz?«
Phil *(verwirrt, sagt nichts)*
Alice: »Sag doch mal.«
Phil *(Pause)*: »Ich weiß nicht.«
Alice: »Das mußt du doch wissen. Magst du nicht mit mir reden?«
Phil *(angespannt)*: »Verdirb ... nicht ... alles.«
Alice: »*Ich* verderbe alles?!«

Werfen wir jetzt einen Blick darauf, was in den beiden vorgeht:

Alice *(angeregt durch die gute Stimmung, möchte die Nähe bekräftigen, vertiefen und fragt deshalb)*: »Was denkst du, Schatz?«

Phil *(ist verwirrt, kneift die Augen zusammen und fühlt sich plötzlich angespannt. Er weiß nicht, was er sagen soll. Pause. Er denkt angestrengt nach, aber ihm fällt nichts ein.)*

Alice *(bohrt weiter)*: »Sag doch mal.«

Phil *(seine Anspannung wächst. Er erinnert sich an ähnliche Gespräche, die in letzter Zeit zwischen ihnen stattgefunden haben, und antwortet gepreßt)*: »Ich weiß nicht.«

Alice *(drängt stärker)*: »Das mußt du doch wissen. Magst du nicht mit mir reden?«

Phil *(mit kalter, gepreßter Stimme, nur mühsam beherrscht, entgegnet)*: »Verdirb . . . nicht . . . alles.«

Alice *(ist vor den Kopf gestoßen und antwortet mit einem Anflug von Zorn)*: »*Ich* verderbe alles?«

Die Situation eskaliert, so daß Phil schließlich abrupt aufsteht und den Strand hinuntergeht, während Alice allein und in Tränen aufgelöst zurückbleibt.

Das ist ein Beispiel dafür, wie ein Mann von einer tiefen Angst, von einem alles durchdringenden, inneren Panikgefühl überwältigt wird. Für ihn klingt die Aufforderung immer mehr wie eine Forderung, das Interesse wie Kritik. Es ist auch ein Beispiel für eine Frau, die in Zorn gerät, als ihre Sehnsucht – zum wiederholten Male – abgeschmettert wird. Je mehr Alice auf Phil zugeht, weil sie das Bedürfnis hat, die Beziehung zu vertiefen, desto mehr wächst Phils Panik und desto mehr möchte er alles vermeiden, was mit der Beziehung zusammenhängt. Wie eine der Frauen im Dialog es formulierte: »Männer geben einfach so wenig Informationen preis, daß es die Frauen ganz verrückt macht.«

»Das liegt daran«, entgegnete ein Mann, »daß ihr unersättlich seid und immer noch mehr wollt.«

Wie empfindet Phil diesen Wortwechsel? Aus unserer Dialogarbeit wissen wir, daß Männer natürlich zuhören, zumindest so lange, bis die Panik einsetzt. Außerdem haben Männer sehr wohl Gefühle und können diese Gefühle auch durchaus einordnen, aber das nimmt normalerweise ein wenig Zeit in Anspruch. Deshalb die »Pause«. Leider haben Frauen in dieser Hinsicht häufig ein anderes Zeitgefühl, und während der Mann noch angestrengt darüber nachdenkt, was er eigentlich empfindet, hakt die Frau auch schon nach: »Sag doch mal.« Der Mann fühlt sich unter Druck gesetzt; sein »Ich weiß nicht« (oder sogar, wie ein Mann es formulierte: »Ich weiß nicht, ich sag's dir morgen«) ist vielleicht der Versuch, ein bißchen Zeit zu gewinnen, damit er sich weiter auf seine Gefühle konzentrieren und eine Antwort formulieren kann. Er ist auf seine Weise aufrichtig bemüht, die Verbundenheit aufrechtzuerhalten. Aber wenn die Frau dann sagt: »Das mußt du doch wissen. Magst du nicht mit mir reden?«, mischt sich die ursprüngliche Absicht des Mannes mit dem Gefühl, zu einer Antwort gedrängt zu werden, und alles purzelt durcheinander. Das ist der Punkt, an dem die Situation aus dem Ruder läuft. Die Panik gewinnt die Oberhand, die Gefühle verschwimmen und homogenisieren sich zum Fluchtwunsch, so daß es für den Mann praktisch unmöglich wird, weiter zuzuhören.

Im Gegensatz dazu geht die Frau zunächst von einem allgemeinen Wunsch nach größerer Verbundenheit und Nähe aus. Nach dem ersten Rückzug des Mannes verstärkt sich die Sehnsucht noch, und als der Mann dann sagt: »Ich weiß nicht«, steht die Frau vor einer schwierigen Entscheidung: Soll sie nachfragen und sich weiter um ihn und die Beziehung kümmern oder soll sie sich ebenfalls, beschämt und wütend, zurückziehen? Als Phil sagt: »Verdirb nicht alles«, gibt Alice verletzt und zornig auf. Sie faucht: »*Ich* verderbe alles?« und zieht sich zurück. Die Getrenntheit führt zu noch tieferer Getrenntheit. Phil geht, und Alice bleibt allein zurück.

Plötzlich steht man mutterseelenallein in der Wüste der Unverbundenheit. Nichts geht mehr. Die Beziehung steckt fest.

Die Angst entsteht nicht dadurch, daß die Frau den Mann an

seine Mutter erinnert, sondern weil der Mann sich in einem Beziehungsprozeß befindet, bei dem sich auf beiden Seiten eine schnelle und komplexe Dynamik entfaltet, eine Bewegung, bei der ein Beziehungsstil (der des Mannes) auf einen ganz anderen Stil trifft (den der Frau). Wie wir gesehen haben, hängt die Angst des Mannes damit zusammen, daß er gelernt hat, es nach Möglichkeit zu vermeiden, sich voll auf den Beziehungsprozeß mit einer anderen Person einzulassen - ein Verhalten, das er mit wenigen Ausnahmen zigtausendmal, Tag für Tag, Jahr für Jahr wiederholt hat. Phil hatte die aufrichtige *Absicht*, die Verbundenheit mit Alice aufrechtzuerhalten. Darin gleicht er dem kleinen sechsjährigen Jungen, der von seinen Kameraden verprügelt wurde. Auch er hatte *die Absicht*, der Mutter seinen ganzen Kummer zu offenbaren, als er die Küche betrat. Bei beiden, dem Jungen und dem Mann, erzeugte die emotionale Annäherung der Frau den Beziehungskontext, der die Panikreaktion auslöste. Die tatsächliche Reaktion war das genaue Gegenteil der beabsichtigten. Und die wiederholte Panikerfahrung dämpft inzwischen auch die Absicht.

Die Absicht von Alice war es, mit Phil in Verbindung zu treten. Durch das steife Schweigen von Phil verstärkte sich die Sehnsucht und mischte sich mit Wut und Verzweiflung. Wie Phil es formulierte, als wir später über die Sackgasse sprachen: »An diesem Tag am Strand sind wir an einen toten Punkt gelangt, der wirklich zum Fürchten war.«

Aspekte der männlichen Beziehungsangst

Im Lauf der Jahre haben wir mit vielen tausend Männern über ihre Angst gesprochen.[4] Männer benutzen immer wieder die gleichen Bilder zur Beschreibung ihrer Panikerfahrung. Wenn daher einer der Männer anfängt, von seiner Angst zu berichten, empfinden die anderen Erleichterung. Das wechselseitige Zuhören bringt die Männer, die von sich selbst glauben, daß sie ganz allein auf der Schwelle zum sogenannten »Pathologischen« stehen, in den Kreis des allgemein Menschlichen zurück. Das Gefühl, ganz anders zu sein als alle anderen (vor allem ganz anders als alle anderen Männer), weicht der befreienden Erkenntnis, daß es den anderen genauso geht. Während die Männer sich über die Aspekte der Angst austauschen, bewegen sie sich allmählich von einer egozentrischen Scham zu einer wechselseitigen Verbundenheit. Sie neigen dazu, diesen Prozeß mit bestimmten Begriffen zu beschreiben:

Unausweichlichkeit der Katastrophe: »Es kann nichts Gutes dabei herauskommen, wenn ich mich auf dieses Gespräch mit ihr einlasse; es geht nur darum, wie schlimm es noch werden wird, bevor es vorbei ist.«

Kein Ende in Sicht: »Und es ist *nie* vorbei!«

Schaden: »Der Schaden wird unermeßlich und irreparabel sein.«

Nähe: »Je näher ich mich einer Frau fühle - sogar je mehr ich sie liebe -, desto intensiver wird meine Angst. Wenn meine Frau sagt: ›Ich liebe dich‹, bilden sich Schweißtropfen auf meinem Rücken.«

Unsicherheit: »Sogar wenn die Unsicherheitsgefühle allmählich weggehen, sich zu zerstreuen beginnen und ich mich besser fühle, können sie jeden Moment wieder in Angst umschlagen, mich hinterrücks überfallen.«

Prozeß: »Das ist ein schwankendes, zeitverzerrtes Terrain, und ich bin mir nie sicher, ob meine Wahrnehmungen richtig sind, ganz zu schweigen von irgendwelchen gemeinsamen Wahrnehmungen. Alles bewegt sich rasend schnell voran; ich habe das Gefühl, nirgendwo einen festen Halt zu finden, und ich habe Angst, daß irgendwas Unkontrollierbares geschieht.«

Schuld: »Ich genüge nicht. Ich habe schon in früheren Beziehungen nicht genügt. Ich habe das Gefühl, daß ich immer alle Frauen im Stich gelassen habe, und deshalb fühle ich mich schuldig.«

Zorn: »Ich möchte mich verteidigen, aber ich kann es nicht. Sie hält mir sämtliche Verfehlungen der Vergangenheit vor und vergißt, wie sehr ich mich bemüht habe, auf meine Weise für sie da zu sein. Nichts, was ich tue, ist je genug.«

Leugnung von Aggressionen und Angst vor Aggressionen: »Wenn ich mich in der Falle fühle, zu sehr in die Enge getrieben und nicht weggehen oder mich zurückziehen kann, gerate ich womöglich in Panik, werde gewalttätig oder verletze jemanden. Ich hab irgendwie alle Kräfte mobilisiert und kann sie nirgends rauslassen.«

Inkompetenz: Mein Leben lang hat man mir beigebracht, daß ich der Welt meine Kompetenz beweisen muß, und bei dieser Sache fühl ich mich alles andere als kompetent. Sie ist darin viel besser als ich, verbal und beziehungsmäßig – sie kennt sich nicht nur allgemein besser in dem Bereich aus, sie scheint auch *mich* besser zu kennen, als ich mich selbst kenne. Manchmal habe ich das Gefühl, daß sie meine Gedanken lesen kann, mich völlig durchschaut. Ich kann mich auch immer nur auf eine Sache auf einmal konzentrieren, aber sie mischt ständig alle möglichen Themen zusammen, und dann auch noch lauter schwer faßbare Themen. Sie besteht darauf, daß wir über das Patriarchat diskutieren, über die Gesundheitsreform, den Mittleren Osten, die Schule der Kinder und unsere Beziehung – und zwar über alles gleichzeitig! Es ist unglaublich!«

Scham: »Ich schäme mich für meine Inkompetenz. Ich sollte fähig sein, diese Sache auf die Reihe zu kriegen, aber ich kann es nicht. Ich sollte fähig sein, die Initiative zu ergreifen, den platten Reifen der Interaktion zu flicken. Bevor ich irgendwas sagen kann, muß ich mir sicher sein, was ich sagen will – normalerweise kann ich mich zurückziehen und mir diese Sicherheit verschaffen, aber hierbei geht das nicht. Und ich muß doch das Richtige sagen.«

Lähmung: »Mit jedem angesprochenen Problem verdoppelt sich meine Angst. Ich habe das Gefühl, ich müßte alles reparieren, und zwar schnell. Ich fummle immer hektischer herum.

Wenn ich eine Sache nicht in Ordnung bringen kann, will ich nicht zugeben, daß sie kaputt ist - das Problem existiert einfach nicht. Ich äußere mich nicht dazu, gestehe nicht mal ein, daß es überhaupt da ist.«

Durch diese verschiedenen Aspekte der Angst wird der Mann schließlich zum Vermittler der Unverbundenheit, auch wenn er sich vielleicht verzweifelt nach Verbundenheit sehnt. Männer klinken sich aus und ziehen sich zurück. In einigen Situationen - unter dem Einfluß von Alkohol oder Drogen - kann die Angst zur Gewalt eskalieren, der ultimativen und schlimmsten Form der Unverbundenheit.

Aspekte der weiblichen Sehnsucht

Frauen sind häufig wesentlich bewanderter in dem Dialogprozeß, der zu echter Verbundenheit führen kann. Wenn sie berichten, was sie dabei empfinden, wenn ihre Sehnsucht nach Verbundenheit auf die Panik der Männer trifft, beschreiben sie solche Aspekte wie Enttäuschung, Blockierung, Zorn, Verzweiflung und Isolation. Eine Frau bezeichnete diesen Ort als »schwarzes Loch«.

Abruptheit der Unverbundenheit: »Es ist, als ob du ganz schnell Fahrrad fährst und plötzlich die Kette abgeht, so daß du wie wild ins Leere strampelst.«

Ungläubigkeit: »Jedesmal denk ich: ›Ich glaub einfach nicht, daß das wahr ist!‹ Wenn ich das Gespräch vertiefen will, die Sache gemeinsam mit ihm angehen will, bekommt er diesen glasigen Blick. Er fängt an, mich anzuschauen, als ob ich ein Salatkopf auf dem Wochenmarkt wäre. Wenn ich weiter dränge, guckt er mich an, als wäre ich der Feind. Ich sage: ›Huhu, ich bin's - erinnerst du dich? Deine Frau? Dein Freund? Wieso bin ich plötzlich der Feind? Noch vor einer Sekunde war alles in Ordnung. Was ist passiert?‹ Ich fühle mich wie eine Außerirdische, die krampfhaft versucht, einen Kontakt herzustellen. Aber irgendwie tut er mir auch leid.«

Innere Hektik: »Wenn ich dieses Schweigen spüre, wird mir innerlich ganz kalt, und ich denke, daß ich irgendwas *tun* muß, damit es wieder gut wird, damit wieder Bewegung in die Sache kommt oder was auch immer! Und was passiert? Er beschwert sich über mein ›ewiges Gemeckere‹!«

Verzweiflung: »Ich fange an, mich völlig auf ihn und auf das, was zwischen uns abläuft, zu konzentrieren. Ich spüre, wie ich richtig verzweifelt werde, so als würde mein Leben davon abhängen, daß ich die Beziehung wieder zum Laufen bringe. Wenn mir das nicht gelingt – wenn ich mit all diesen Gefühlen und diesem Scheitern allein zurückbleibe, wenn der andere sich in so einem Moment vor mir zurückzieht –, dann ist das, als würde ich in eine absolute Leere stürzen.«

Tauschhandel: »Wenn du mit mir redest, machen wir die ganze Nacht heißen Sex.«

Scham: »Ich weiß, ich sollte es nicht tun – mich nicht so angestrengt um ihn und die Beziehung kümmern. Ich weiß das von den vielen gescheiterten Versuchen, daß es nicht gut ist – und dann marschier ich los und mach es wieder. Ich weiß, daß es dann nörglerisch klingt, was ich sage – wie eine Platte mit einem Sprung –, und ich kann mich selbst nicht leiden! Es ist so demütigend, aber ich kann nicht damit aufhören.«

Wut: »Warum tue ich mir das an!? Ich habe es satt, mich immer um diese Beziehung zu kümmern und jedesmal todunglücklich zu sein. Scheiß drauf!«

Erklärungsversuche: »Vielleicht passen Männer und Frauen wirklich nicht zusammen. Vielleicht ist die einzig vernünftige Einstellung, sich zu sagen, daß Männer eben Wesen von einem fremden Stern sind. Ich meine, wenn man von dieser Prämisse ausgeht, erwartet man nicht mehr, daß sie sich ändern – man kann nun mal einen Hund nicht in eine Katze verwandeln, richtig? Man versucht es gar nicht erst. Es gibt ein paar Mutanten – ich dachte, du wärest vielleicht einer von ihnen –, einige Männer, zu denen du eine Brücke im Gespräch finden kannst, jedenfalls am Anfang. Aber früher oder später stellst du fest, daß du mit dem Kopf gegen eine Wand rennst. Ich sag's euch – wenn sich eine Frau von einem Mann trennt, hat sie plötzlich jede Menge überschüssige Energien, weil sie nicht mehr versucht, einen Hund in eine Katze zu verwandeln.«

Raserei: »Antworte! Wenn du mir nicht sofort antwortest, bring ich mich um, werf dir eine Vase an den Kopf oder kratz dir die Augen aus!«

Die Wut der Frauen

In den Geschlechterdialogen stellen die Männer immer wieder Fragen nach der Wut der Frauen, wie zum Beispiel: »Worüber sind Frauen so wütend, und was können wir dagegen tun?« In einer Dialogsitzung versuchten die Männer und Frauen, diese Frage gemeinsam zu klären:

Mann: Wie groß ist eure Wut? Wir haben immer das Gefühl, daß wir nur die Spitze des Eisbergs sehen. Wie tief geht sie?

Frau: Wenn wir wütend sind, könntet ihr *fragen*, worüber wir wütend sind.

Mann: Wenn sie ihre Autoschlüssel verliert und einen Anfall kriegt, versuche ich, mich nicht dafür verantwortlich zu fühlen. Aber dann wird sie *so* wütend, daß ich anfange zu überlegen, ob ihre Wut vielleicht gar nicht den Autoschlüsseln gilt, sondern irgendwas anderem. Also, worum geht es – um die Autoschlüssel oder um irgendwas anderes, das in ihr vorgeht?

Frau: Das weiß sie vielleicht selbst noch nicht. Es kann alles mögliche sein. Das Leben wird nicht in kleinen handlichen Paketen geliefert.

Frau: Könnte es nicht sein, daß die Wut durch den *Prozeß* ausgelöst wird, in dem sie drinsteckt?

Mann: Anstatt durch die Autoschlüssel?

Frau: *Und* durch die Autoschlüssel.

Mann: Toll!

Mann: Warum sagt ihr es uns nicht einfach, wenn ihr wütend seid?

Frau: Weil wir es manchmal selbst nicht wissen. Woher sollen wir wissen, was wir empfinden, wenn wir nicht darüber reden?

Eines der Probleme bei der Angst/Sehnsucht-Sackgasse ist also, daß Frauen eine aufkommende Wut gemeinsam mit den Männern durchleben wollen, während sich die Männer lieber heraushalten möchten. Männer würden gern abwarten, bis sich die Wogen geglättet haben, und erst dann über das Thema sprechen.

Wut ist eine Emotion, deren gemeinsame Bewältigung schwierig ist. Wir haben festgestellt, daß man besser mit einer aufkommenden Wut in Partnerbeziehungen umgehen kann, wenn man sie in einen neuen Rahmen stellt und beschreibt, in welcher Hinsicht die Beziehung dadurch verletzt wird:[5] Wut muß nicht in erster Linie bedeuten, daß der Wütende aggressive Gefühle zum Ausdruck bringt und verletzen will; man kann die Wut auch als ein Zeichen dafür sehen, daß er sich verletzt fühlt oder daß in der Beziehung irgend etwas falsch läuft, das geändert werden muß.

Bei den Geschlechterdialogen stießen wir auf einen weiteren Aspekt dieser verfahrenen Situation, der für Frauen größtenteils unsichtbar ist, während er für die Männer sichtbar ist.

Timing in der Beziehung

Männer und Frauen haben ein ganz unterschiedliches Zeitempfinden, was Beziehungen betrifft. Wie wir gesehen haben, brauchen Männer mehr Zeit für den *Reaktions*prozeß, wenn sie auf Gefühle eingehen oder Gefühle zum Ausdruck bringen wollen.

Frauen finden schneller Zugang zu ihren Gefühlen und können auch besser mit der Veränderlichkeit und Vielfalt von Emotionen umgehen - mit vielen verschiedenen Gefühlen, die manchmal zusammenfließen, dann wieder auseinanderstreben. Frauen sind nicht nur in der Lage, ihre Gefühle schneller wahrzunehmen und schneller zu reagieren, sie können auch die nächste Frage zur Kenntnis nehmen, während sie die letzte noch verarbeiten. Das ist die »Fähigkeit, sich auf mehrere Dinge gleichzeitig zu konzentrieren«, die Männer sofort als weibliche Stärke ermitteln. Da die Funktionen der beiden Hirnhälften bei Frauen im allgemeinen stärker verbunden sind als bei Männern, könnte es sich hier um einen biologisch bedingten Unterschied handeln, aber vielleicht ist die Fähigkeit auch erlernt.

Das Tempo, mit der Frauen Gefühle verarbeiten und darauf reagieren können, ist für beide Geschlechter erkennbar. Der Umstand, daß Männer mehr Zeit für diesen Prozeß benötigen, ist für die Frauen allerdings größtenteils nicht erkennbar. Natürlich erkennen Frauen, daß Männer häufig schweigsam werden, aber sie erkennen häufig nicht, daß dies geschieht, weil die Männer, vor allem wenn sie in Panik geraten, mehr Zeit brauchen, um ihre Gefühle zu ordnen und auszudrücken.

Wenn Frauen antworten, gehen sie davon aus, daß die endgültige Formulierung ihrer Antwort im Gesprächsprozeß erfolgen kann, in dem man *gemeinsam mit anderen* (normalerweise Frauen) zu einem zwanglosen Gedankenaustausch ansetzt.[6] Männer haben gelernt, daß sie sich die fertige Antwort zurechtlegen müssen, *bevor* sie damit herausrücken, um eben dieser »öffentlichen« Verarbeitung auszuweichen. Sie erhalten häufig mehr Anerkennung dafür, wenn sie die Meinung anderer bei ihren Antworten *nicht* berücksichtigen, wenn sie *gegen* andere Menschen reden, nicht *mit* ihnen. »Grenz dich ab« und »Steh zu deiner Überzeugung«, ganz gleich, was andere sagen, fühlen oder tun.

Wenn wir die Teilnehmer bei den Dialogsitzungen in Dreiergruppen aufteilen, damit sie die Fragen beantworten, ist es bei den Männern so, daß zunächst *jeder für sich* seine Antworten aufschreibt. Anschließend tragen sie dann ihre Ergebnisse zusammen und bemühen sich um eine »Gruppen- oder Konsens«-Antwort. Die Frauen diskutieren von Anfang an gemeinsam über die Fragen und schreiben dann ganz zum Schluß, wenn die Frist abläuft, gemeinsam die Antworten der Gruppe auf. Bei einer Dialogsitzung an einer bekannten medizinischen Hochschule kam ein Arzt in die gemischte Gruppe zurück und verkündete, er habe sich geweigert, an der Minigruppe teilzunehmen, aber seine eigenen Antworten mitgebracht.

»Ich bin nicht der Ansicht, daß es irgendwelche signifikanten Unterschiede zwischen Männern und Frauen gibt«, erklärte dieser Arzt. »Ich habe meine Antworten allein verfaßt, um deutlich zu machen, daß niemand erkennen kann, ob sie von einem Mann oder einer Frau stammen.«

»Das«, sagte Janet, *»ist* der Unterschied.«

In einem anderen Dialog fiel einem Mann auf, wie schnell die Frauen verarbeiteten, was sie von den Männern hörten, indem sie kleine Gesprächsfetzen aufgriffen, eine Frau an die Bemerkung einer anderen anknüpfte, nonverbale Hinweise austauschten usw. Er meinte:

> Unser Vorbild ist der stoische Mann, der standhafte, einsame Denker. Frauen reagieren viel schneller. Es ist erstaunlich, wenn man euch zuschaut – ihr führt ein fünfminütiges Gespräch in zwanzig Sekunden und schafft es tatsächlich, zu einem Gefühl der Verbundenheit zu finden, obwohl ich nicht sicher bin, ob ihr auch eine gemeinsame Richtung findet. Wenn ich eine Antwort gebe, muß ich zuerst ganz lange für mich allein darüber nachdenken, so als müßte sie für die nächsten hundert Jahre gültig sein.

Frau: Ihr Männer versteht einfach die weibliche Logik nicht.
Mann: »Weibliche Logik« ist ein Widerspruch in sich!
Mann: Das stimmt nicht. Frauen haben eine »Topf-Logik« –

sie werfen alles in einen Topf und schauen, was dabei herauskommt.

Frau: Wir vertrauen darauf, daß es unser Erkenntnisvermögen erweitert und daß sich die besten Antworten abzeichnen werden, wenn sich alle beteiligen, wenn wir uns wirklich auf eine Beziehung einlassen!

Es kann ungeheuer hilfreich für Paare sein, wenn man diesen Unterschied aufdeckt und die Frauen erkennen, daß Männer mehr Zeit brauchen und einer anderen Logik folgen.

»Ich« versus »Du«

Bei der Angst/Panik-Sackgasse zeigt sich häufig besonders deutlich, wie ein Paar in eine »Ich«-versus-»Du«-Haltung hineinschlittern kann:

Gail ist früher aufgestanden als ihr Ehemann Bo. Sie sind beide hart arbeitende, angehende Wissenschaftler Ende Zwanzig und haben ein kleines Kind. Gail kommt ins Schlafzimmer. Es ist Samstag, sie ist gut gelaunt und voller Vorfreude auf einen schönen Tag »ganz in Familie«.

Gail: Guten Morgen! Auf uns wartet ein wundervoller Tag!

Bo: Wollen wir's hoffen. Läuft die Waschmaschine schon?

Gail: Ja, warum?

Bo: Ich wollte, daß meine Jeans heute gewaschen wird.

Gail: Wenn du willst, daß sie gewaschen wird, mußt du sie das nächste Mal in den Wäschesack tun.

Bo *(sagt nichts)*

Gail: Was ist? Möchtest du was sagen?

Bo: Ich fühl mich ausgeschimpft.

Gail: Na und!? Ich geb's auf! *(Verläßt das Schlafzimmer)*

Bo *(liegt schweigend im Bett)*

Schauen wir jetzt, was in den beiden vorgeht:

Gail: Guten Morgen! Auf uns wartet ein wundervoller Tag!

Bo *(denkt gerade an etwas anderes, spürt aber Gails Erwartung und versucht, darauf einzugehen; er ist ein bißchen niedergeschlagen, mag es aber nicht sagen)*: Wollen wir's hoffen. Läuft die Waschmaschine schon?

Gail *(fühlt sich ein bißchen in die Defensive gedrängt, weil ihre gute Laune nicht anerkannt oder gewürdigt wird, vor allem weil sie schon seit einer Stunde auf den Beinen ist und bereits eine Menge Hausarbeit erledigt hat)*: Ja, warum?

Bo *(alarmiert durch ihren Ton; spürt einen Anfall von Panik, will sich aber nichts anmerken lassen; er versucht, das Thema zu wechseln, um den Gefühlen auszuweichen, und sagt nüchtern-sachlich)*: Ich wollte, daß meine Jeans heute gewaschen wird.

Gail *(mit wachsender Abwehr, verärgert)*: Wenn du willst, daß sie gewaschen wird, mußt du sie das nächste Mal in den Wäschesack tun. *(Ärger verwandelt sich in Aggression, während sie spricht; sie spürt, daß sie eine Mauer zwischen sich und Bo errichtet.)*

Bo *(fühlt sich angegriffen, blockiert, weiß nicht, was er sagen soll, und denkt: »Genau das hab ich befürchtet«, wünscht sich, das Problem möge von allein wieder verschwinden. Sagt nichts.)*

Gail *(ist wütend, weil sie sich ausgeschlossen fühlt. Glaubt, daß Bo sich durch ihre Worte verletzt fühlt und deshalb feindselig reagiert; ihr erster Impuls ist, das Gespräch abzubrechen, obwohl sie das eigentlich gar nicht will – sie weiß nicht, ob sie versuchen soll, die Situation zu retten, oder nicht; probiert es)*: Was ist? Möchtest du was sagen?

Bo *(hat den Eindruck, daß Gail nur darauf wartet, daß er etwas Falsches sagt, damit sie einen Streit vom Zaun brechen kann; das ist eine Kriegserklärung; gleich wird etwas ganz Schlimmes passieren. Was soll ich tun? Sie schottet ab, trotzdem versucht er zu sagen, wie er sich fühlt – angegriffen)*: Ich fühl mich ausgeschimpft.

Gail *(leidenschaftlicher Wutausbruch)*: Na und!? Ich geb's auf! *(Verläßt den Raum, von ihren Gefühlen überwältigt und erfüllt von dem bitteren Gedanken an die Gesamtsumme aller schlechten Erfahrungen, die sie in der Vergangenheit mit diesem Typ – und anderen Männern – gemacht hat. Für sie ist dieser Tag verdorben.)*

Bo *(liegt im Bett, überwältigt von Bedauern, Schuldgefühlen und Zorn, meint, daß es nichts mehr zu sagen gibt – was in diesem Moment sein Grundgefühl bestätigt, nämlich daß es das Beste ist, wenn er gar nichts sagt, nie wieder.)*

In diesem und im vorigen Beispiel für die Angst/Sehnsucht-Sackgasse bewegen sich die Partner vom »Wir« zum »Ich«, von dem Versuch einer Annäherung zu völliger Unverbundenheit, Polarisierung und gegenseitigen Vorwürfen. Die Sprache degeneriert zum »Ich« versus »Du«. Das gilt für alle Sackgassen.

Die Ergebnis/Prozeß-Sackgasse

In diese zweite, sehr typische Form einer Beziehungssackgasse geraten Männer und Frauen in Partnerschaften, Familien und bei der Arbeit. Wie Deborah Tannen[7] ausführlich beschrieben hat und wie auch unsere Dialoge immer wieder zeigen, werden Männer dazu angehalten und dafür belohnt, wenn sie »zum Kern der Sache« kommen oder alles in Ordnung bringen, wenn sie sich als kompetent erweisen und Ergebnisse erzielen (»ein Produkt herstellen«). Frauen werden eher dazu angehalten und dafür belohnt, daß sie sich auf einen Prozeß einlassen, um gemeinsam mit anderen ein bestimmtes Ziel zu erreichen.

Männer behaupten häufig zu Unrecht, daß »Frauen nichts zustande bringen« oder daß »ihre Verfahrensweise (der Prozeß) ein konkretes Ergebnis (Produkt) verhindert«. Frauen halten dem entgegen, daß die Ausrichtung auf den Prozeß zu einem besseren

Ergebnis führt, weil es von allen Beteiligten akzeptiert und besser verstanden wird, *wenn* der Prozeß erfolgreich läuft.

Eines der Paare beschrieb die folgende Sackgasse von Ergebnis/Prozeß:

Deb und Richie, ein Ehepaar Anfang Fünfzig, ziehen aus dem Haus aus, in dem sie ihre Kinder aufgezogen haben. Sie tragen gerade gemeinsam den letzten Karton zum Auto. Zunächst wieder der Wortlaut des Gesprächs, ohne Interpretation:

Deb: Es ist traurig, dem alten Haus Lebewohl sagen zu müssen.
Richie: Ja, aber denk an unser neues Zuhause!
Deb *(geht langsamer, bleibt stehen, fängt an zu weinen)*
Richie: Uh-oh.
Deb: Bitte, Richard, können wir reden?
Richie: Nicht jetzt, wir müssen hier erst fertig sein.
Deb: Ich muß wirklich reden. Ich muß wissen, wo du stehst.
Richie: Ich steh genau neben dir. Beim Umzug. Wie kannst du mitten im Umzug über Gefühle diskutieren?
Deb: Wie kannst du umziehen, ohne irgend etwas zu empfinden?

Schauen wir jetzt, was in den beiden vorgeht, während sie in diese Sackgasse geraten:

Deb *(plötzlich überwältigt von der Wehmut des Abschieds)*: Es ist traurig, dem alten Haus Lebewohl sagen zu müssen.
Richie *(aufgeregt und bemüht, den Überblick zu bewahren und die Stimmung »hochzuhalten«):* Ja, aber denk an unser neues Zuhause!
Deb *(geht langsamer, bleibt stehen, fängt an zu weinen.)*
Richie *(in einem Anfall von Panik, weil er das Gefühl hat, daß alles zusammenbricht und die Situation außer Kontrolle gerät)*: Uh-oh.

Deb *(sehnt sich danach, diesen Moment mit Richie zu teilen)*: Bitte, Richie, können wir reden?

Richie *(hin- und hergerissen zwischen aufsteigender Furcht und dem Wunsch, die anstehende Arbeit zu Ende zu führen)*: Nicht jetzt. Wir müssen hier erst fertig sein.

Deb *(noch sehnsüchtiger, mit einem Anflug von Panik; sie möchte das Geschehen verarbeiten; spürt, daß Richie sich ihr entzieht; alles wird grau)*: Ich muß wirklich reden. Ich muß wissen, wo du stehst.

Richie *(verärgert, weil er von seiner Aufgabe abgelenkt und aufgefordert wird, Gefühle für eine bestimmte Sache zu entwickeln und zum Ausdruck zu bringen, obwohl er voll und ganz auf eine andere Sache konzentriert ist, nämlich auf die erfolgreiche Bewältigung eines kräftezehrenden, schwierigen Ereignisses in ihrem Leben)*: Ich steh genau neben dir. Beim Umzug. Wie kannst du mitten im Umzug über Gefühle diskutieren?

Deb *(verärgert, erstaunt über die Kluft, die sich zwischen ihnen auftut)*: Wie kannst du umziehen, ohne irgend etwas zu empfinden?

Sie stellen den Karton ins Auto und fahren in feindseligem Schweigen ab.

Das Problem liegt nicht bei Deb oder Richie. Beide sind relativ stabile Persönlichkeiten, die sich bemühen, ein emotionales Ereignis in ihrem Leben zu bewältigen. Die Sackgasse liegt im »Wir«, in der Art, wie sie einander begegnen – wie Debbies Gefühle den Beziehungsraum beeinflussen und wie dieser Raum dann auf Richie wirkt. Je mehr die Verbindung zwischen ihnen abreißt, desto stärker wird die Polarisierung, bis schließlich beide das Problem beim anderen, beim »Du« sehen – und anklagend darauf hinweisen. »Ich« bin in Ordnung, »du« bist das Problem.

Die Produkt/Prozeß-Sackgasse kann sowohl am Arbeitsplatz als auch im Privatleben schwer zu durchbrechen sein. Nicht nur, daß tiefsitzende Angst und Sehnsucht wie ein versteckter Motor wirken, der das Denken und Handeln unterschwellig antreibt; auch die unterschiedliche Beziehungsentwicklung von Jungen und Mädchen spielt eindeutig eine Rolle.

Wenn ein Mann in dieser Sackgasse steckt, erkennt man mühelos den kleinen Jungen wieder, der in allererster Linie seine Kompetenz beweisen muß. Er hat sein Leben lang mehr Anerkennung dafür erhalten, daß er kompetent zu handeln versteht und konkrete Ergebnisse liefert, und zwar größtenteils ohne fremde Hilfe und zu seinem eigenen Nutzen. Die Verbundenheit mit anderen wird dafür geopfert, daß man kompetent ist, ein Macher, ein Erzeuger. Die Verbundenheit wird als Behinderung empfunden, die einen davon abhält, *eigene* Ziele oder Wünsche in die Tat umzusetzen.

Auch in der Frau erkennt man mühelos das kleine Mädchen wieder. Sie hat immer Anerkennung dafür erhalten, daß sie ein Beziehungsnetz zu ihren Spielgefährtinnen knüpft, die ihr dann vielleicht dabei helfen, ein bestimmtes Ziel zu erreichen. In Anbetracht des weiblichen Entwicklungsweges ist das Ziel – das mit »Selbst« gleichgesetzt wird – mitunter weniger wichtig als die Verbundenheit und der damit einhergehende Prozeß.

Studien über das Spiel von Jungen und Mädchen zeigen, daß Jungen, die bei einem Spiel in Streit geraten, die Spielregeln einhalten und das Spiel häufig auch auf Kosten der Beziehungen zu anderen zu Ende führen. Mädchen ändern eher die Spielregeln oder brechen das Spiel sogar ganz ab, um den Beziehungsprozeß und seine Fortsetzung zu sichern.[8]

Als wir in Dialogen mit Zwölf- bis Dreizehnjährigen nach Mädchen- und Jungenfreundschaften fragten, konnten wir ähnliches beobachten: Im Zentrum der Jungenfreundschaften steht das Interesse an gleichen *Aktivitäten*, während bei den Mädchenfreundschaften die *Eigenschaften* der Person und der Beziehung im Mittelpunkt stehen. Wenn ein Junge ein neues Hobby oder Interesse entwickelt, geht die Freundschaft häufig auseinander. Freundschaften zwischen Mädchen zerbrechen eher an unlösbaren Konflikten in der Beziehung. Das Ergebnis ist, daß Beziehungen für Jungen nicht die gleiche lebenswichtige Bedeutung haben wie für Mädchen.

> »Meine Freundschaft mit Matt ging zu Ende, als er mit Hockey und ich mit Basketball anfing. Beim Basketball hab ich dann neue Freunde gefunden.«

(Eine der Hauptfragen, die Frauen in den Dialogsitzungen immer wieder an die Männer richten, ist: »Was passiert in Männerfreundschaften? Wie tief ist die Vertrautheit zwischen Männern?«)

Bei Mädchen ist es anders:

> »Als meine Freundschaft mit Lily zerbrochen ist, war ich am Boden zerstört, völlig fertig! Ich hab geheult und geheult! Und das Schlimmste war, daß ich weiter mit ihr zusammen Fußball spielen mußte!«

Ein anderes Mädchen, eine Neunjährige, erzählte uns voll Stolz, daß ihre Fußballmannschaft sich »großartig« geschlagen habe - die Bilanz nach acht Spielen lautete 1-0-6: ein Sieg, keine Niederlagen und sechsmal Unentschieden! Das Gewinnen war weniger wichtig als das gemeinsame Spielen mit den Freundinnen.

Ölwechsel beim Lastwagen: Eine Sackgasse aus wenigen Worten

Kay und John sind Anfang Dreißig. Beide haben anstrengende Berufe, sind viel unterwegs und sehr aktiv. Da sie einander unter der Woche kaum zu Gesicht bekommen, haben sie fest verabredet, daß die Wochenenden heilig und ausschließlich für ihre Beziehung reserviert sein sollen. Trotzdem ist John – ein leidenschaftlicher Heimwerker – fast jedes Wochenende mit irgendeinem Projekt am Haus beschäftigt, das ihn davon abzuhalten scheint, mit Kay zusammenzusein. An diesem speziellen Samstag wechselt er das Öl bei seinem Lastwagen. Zunächst wieder der Wortlaut des Gesprächs:

Kay *(kommt in die Garage)*: Was machst du grade?
John: Nichts Besonderes. Nur das Öl wechseln.
Kay: Kann ich dir irgendwas helfen?
John: Eigentlich nicht. Nö.
Kay: Oh ... Na gut. *(Zögert, bevor sie geht)*
John: Kein Problem, Schatz, ich krieg das schon hin. Tu doch auch was, das *dir* Spaß macht.

Kay geht zurück ins Haus. John drischt wütend auf den Lastwagen ein. Und hier folgt, was sie denken:

John liegt unter dem Lastwagen und denkt: »*Da haben wir's wieder: Sisyphus schlägt eine weitere Schlacht im endlosen Wochenendkrieg gegen Haushalt, Rasen und automobilen Zerfall. Jahrein, jahraus immer dasselbe! Wie ich das hasse!«)*

Kay *(kommt aus dem Haus, fühlt sich allein, möchte mit John zusammensein)*: Was machst du grade?
John *(denkt: Gott sei Dank kann ich wenigstens diesen Ölwechsel erledigen. Die Gas- und Luftfilter müßten eigentlich auch ausgetauscht werden. Zum Winter brauch ich 'ne neue Heizung. Außerdem muß ich unbedingt diese Rostflecken da behandeln. Der Wagen ist schon seit zwei Jahren nicht mehr gewachst worden. Wegen der anderen Sachen, die ich nicht selbst machen kann, muß ich ihn unbedingt in die Werkstatt bringen – wieder 500 Dollar zum Teufel. Vielleicht können wir ja später am Tag noch 'ne Fahrradtour machen. Gleich nach dem Mittagessen könnte ich noch das Loch im Dach reparieren. Wie ich das hasse.*

Muß sie mich jetzt stören? Freundlich): Nichts Besonderes. Nur das Öl wechseln.

Kay *(verärgert, weil es jedes Wochenende dasselbe ist: Wieso muß er sich immer irgendwelche Projekte ausdenken, die so furchtbar lange dauern? Wieso kann er das Auto nicht in die Werkstatt bringen? Warum können wir uns am Wochenende nicht mal einfach entspannen und Spaß haben? Vielleicht können wir ja zusammen am Auto arbeiten. Vielleicht könnten wir auch mal tauschen. Ich hasse es, allein im Haus herumzufriemeln)*: Kann ich dir irgendwas helfen?

John *(Sie hat keine Ahnung von diesen Dingen. Außerdem hab ich mir die Knöchel blutig geschrammt, und meine Arme sind bis zum Ellbogen mit Öl beschmiert. Nicht mal ich möchte hier unten liegen, aber irgend jemand muß es ja machen. Wenigstens hab ich das Gefühl, daß was Produktives dabei rauskommt. Wenn sie mitmacht, dauert alles dreimal so lange)*: Eigentlich nicht. Nö.

Kay *(er will bloß seine Ruhe haben)*: Oh ... Na gut. *(Zögert)*

John *(Scheiße, da haben wir den Schlamassel! Ich wünschte, ich könnte jetzt aufstehen und sie in den Arm nehmen, aber ich muß das hier fertigkriegen. Ich werd sie später in den Arm nehmen)*: Kein Problem, Schatz, ich krieg das schon hin. Tu doch auch was, das *dir* Spaß macht.

Kay, traurig und enttäuscht, dreht sich um und geht zurück ins Haus. John bedauert, daß sie weggeht, und drischt wie wild auf den Motor ein.

Zu diesem traurigen Ergebnis kommt es, obwohl beide die Absicht haben, die Verbundenheit aufrechtzuerhalten. Es ist, als ob die Werte und Erfahrungen des Mannes ihn unter dem Auto festhielten, obwohl er spürt, daß er sich mit ihr zusammen wohler fühlen würde. Trotzdem sieht er offenbar keine Möglichkeit, beides zu »tun«. Die Erfahrungen der Frau scheinen sie davon abzuhalten, irgendwie gemeinsam mit ihm nach den richtigen Worten zu suchen und zum Ausdruck zu bringen, daß das Zusammensein in diesem Moment – sogar unter dem Auto in der Garage – nicht nur das Beste für sie und die Beziehung wäre, sondern auch für ihn in der Beziehung – für das »Du« im »Wir«. Für ihn stellt sich die Situation eher so dar, daß das »Ich« im Gegensatz zum »Wir« oder »Du« steht. Er will erst die Arbeit beenden und *dann* mit ihr zusammensein (ihm ist vielleicht gar nicht bewußt, daß dieser Zeitpunkt wahrscheinlich niemals kommen wird oder daß die jetzt entstandene Unverbundenheit eine spätere Verbundenheit verhindern wird). Die Frau hat den Eindruck, daß der Beziehungsprozeß verletzt wurde und sich nur schwer wieder davon erholen wird. Beide bleiben traurig zurück und erinnern sich voll Bitterkeit an die vielen anderen Gelegenheiten, als der Partner in dieser und in früheren Beziehungen auch nicht verstand, um was es eigentlich ging – oder als »Ich« das, was ich eigentlich wollte, zunichte machte.

Die Kontinuität der Verbundenheit

In unserer Gesellschaft sind es normalerweise die Frauen, die sich um Beziehungen kümmern und den Kontakt »halten«. Frauen bekommen Anerkennung dafür und fühlen sich dafür verantwortlich, daß alles reibungslos läuft: Sie achten darauf, wie es im gegebenen Moment um die Qualität der Verbundenheit bestellt ist, behalten aber auch die *langfristige* Entwicklung der Verbindungen im Auge. Sie wissen, wann die Kinder neue Schuhe brauchen oder zum Zahnarzt müssen, wann Eltern oder Freunde Geburtstag haben und welche Anrufe – oder heutzutage E-Mails – überfällig sind. Ein Staatsanwalt, der an einer unserer Dialogsitzungen teilnahm, drückte das so aus: »Sie ist die Ministerin für Gesundheit und zwischenmenschliche Angelegenheiten.«

Diese Thematik taucht immer wieder in den Fragen auf, die sich Männer und Frauen in den Dialogsitzungen stellen:

Frau: Wie kommt es, daß ihr nicht mehr wißt, worüber wir gestern geredet haben?

Mann: Wie kommt es, daß ihr es nie vergeßt?

Mann: Wieso gibt es in eurem Gedächtnis keine zeitliche Begrenzung - oder Amnestie - für die Untaten, die Männer oder Söhne begangen haben?

Frau: Was durchbricht die Kontinuität zwischen heute und morgen? Das heißt, warum hat das Gespräch von heute keinen Bezug zum Gespräch von gestern?

Frau: Was ich nicht verstehe, ist: Ihr geht ins Bett, sogar während einer Krise, schlaft sofort ein, und wenn ihr am nächsten Morgen aufwacht, ist euer Computerbildschirm absolut leer, so als hättet ihr alles in den Papierkorb gelöscht, während auf meinem Bildschirm immer noch lauter Worte und Zeichen stehen.

Mann: Wieso könnt ihr nicht einfach »Delete« drücken?

Frau: Das ist, als würde man mitten im Satz abbrechen. Es ist absolut verwirrend.

Frau: Wie kommt es, daß ihr kein Interesse an Details oder an der Gefühlsentwicklung anderer Menschen habt, an der Frage, wie wir den Punkt erreicht haben, an dem wir jetzt stehen? Was steckt hinter dieser »Fazit«-Mentalität?

Mann: Warum sind Frauen so *besessen* von Details? Ihr verliert euch ständig in Einzelheiten.

Frau: Warum richten Männer ihre Augen immer nur auf den Horizont, anstatt sich mal im Hier und Jetzt umzuschauen?

Mann: Vielleicht, weil wir immer nach Gefahren Ausschau halten. Es ist schließlich unsere Aufgabe, euch zu beschützen.

Frau: Aber die wirkliche Gefahr für uns lauert *hier* - in der Beziehung.

Humor kann sehr hilfreich sein, wenn man über Sackgassen und unsichtbare Beziehungsaspekte reden möchte. Wenn die Männer und Frauen in unseren Dialogsitzungen auf den Unterschied in der Kontinuität der Verbundenheit zu sprechen kommen, weisen wir gelegentlich - nur halb im Scherz - darauf hin, daß es einen bestimmten Satz gibt, den noch kein Mann in der Evolutionsgeschichte je gegenüber einer Frau geäußert hat:

»Ich hab grad darüber nachgedacht, worüber wir gestern geredet haben.«

Das wird mit Gelächter quittiert, weil die Teilnehmer sich selbst wiedererkennen. Frauen erhalten gesellschaftliche Anerkennung dafür, wenn sie sich um die Entwicklung anderer kümmern, Beziehungen pflegen und »an den Prozeß glauben« - sie haben gelernt, daß man dazu vor allem die *Kontinuität der Verbundenheit* bewahren muß. Was heute morgen, gestern, letzte Woche, letzten Monat oder letztes Jahr passiert ist, beeinflußt und ist Teil des heutigen Geschehens.

Häufig ist diese Kontinuität und Gleichzeitigkeit für die Frauen die ganze Zeit über sichtbar. Für die Männer sind diese Aspekte praktisch unsichtbar, was sehr viel Leid in den Beziehungen verursacht. Frauen macht es wütend, wenn Männer alles vergessen oder über Nacht *tabula rasa* machen. Zum einen macht es sie wütend, weil sie die alleinige Verantwortung für die Beziehung tragen müssen, zum anderen, weil sie das Gefühl haben, daß diese Aufgabe »pathologisiert« wird, wie im folgenden Fall:

Das »Abschied-von-der-Party-Syndrom«

Mann: Was ist mit dem »Abschieds-Syndrom«?
Frau: Was ist das »Abschieds-Syndrom«?
Mann: Wieso brauchen Frauen immer ewig, um sich auf einer Party zu verabschieden? Männer sagen einfach: »Okay, laß uns aufbrechen. Tschüs.« Aber Frauen brau-

chen zwanzig Minuten oder länger, um sich zu verabschieden.

Frau: Das versteht ihr nicht – wir müssen das Abschiednehmen sozusagen einüben – wir entfernen uns ein paar Schritte und kommen dann noch mal zurück, wir überprüfen bei jeder Person und bei jeder Beziehung, ob alles in Ordnung ist. Wir vergewissern uns, daß wir niemanden gekränkt haben, und sprechen ab, wann und wo wir uns das nächste Mal treffen – das alles braucht seine Zeit. Es ist ein Prozeß, bei dem man auseinandergeht, ohne sich zu trennen.

Mann: Unglaublich. An so was hab ich noch nie gedacht! Das ist so kompliziert.

Frau: Warum müßt ihr irgendwas Neurotisches daraus machen? Wieso ist das ein »Syndrom«? Vielleicht ist es eher neurotisch, wenn man sich *nicht* die Zeit nimmt, um sich in Ruhe zu verabschieden, und sich *nicht* darum kümmert, ob die Beziehungen alle in Ordnung sind. Vielleicht leidet ihr an einem »abrupten-Aufbruchs-Syndrom«. Vielleicht ist es im Grunde viel gesünder, daß man sich so verabschiedet wie wir, daß man alle Personen und die Beziehungen im Sinn behält, daß man geht und trotzdem verbunden bleibt. Ihr erkennt überhaupt nicht, wieviel Arbeit wir in diese Sache investieren! Dafür seid ihr irgendwie blind! Wieso macht ihr uns Vorwürfe? Wir sorgen dafür, daß alles reibungslos läuft!

Dieses Beispiel zeigt nicht nur, daß die Kontinuität der Verbundenheit für die Männer unsichtbar ist, es zeigt auch, wie die dominante Gruppe (die darüber bestimmt, was als »pathologisch« diagnostiziert wird) ein aus ihrer Sicht abweichendes oder anderes Verhalten als »krank« definiert. Die Diagnose psychischer Zustände ist von jeher voreingenommen, kulturell geprägt und von männlichen Vorurteilen durchdrungen gewesen.[9] Die dominante Gruppe ist blind für bestimmte Phänomene bei der untergeordneten Gruppe und bei sich selbst, während die untergeordneten Gruppen diese Phänomene häufig wesentlich klarer erkennen.

Bei der folgenden Sackgasse steht sogar die Definition der Realität auf dem Spiel. Ein Mann und eine Frau sitzen an einem Herbstabend in ihrem Wohnzimmer.

Frau: Mir ist kalt.
Mann: Es ist nicht kalt.

Wie steht es hier mit der Realität? Wird sie von demjenigen bestimmt, der die Kontrolle über den Thermostat hat? Wie wird entschieden, wer die Kontrolle über den Thermostat erhält? Ist Realität das, was eine Person empfindet oder was auf dem Thermometer steht? Welche Rolle spielen in diesem Zusammenhang die Heizkosten? Oder die Möglichkeit, einen Pullover überzuziehen? Können der Mann und die Frau das Thema gemeinsam bearbeiten, oder steigert es sich zum Machtkampf? Wird die Frage je vor dem Hintergrund erörtert, wer über das Wesen der Realität bestimmt, oder bleibt es bei »Sie ist doch immer so verfroren« und »Meine Bedürfnisse sind ihm gleichgültig«? Auch hier spielt wiederum die Machtfrage eine große Rolle.

In einem unserer Dialoge widersprach ein Anwalt der These, daß das Geschlecht irgendeinen Einfluß auf das Geschehen im Gerichtssaal habe.

> Wenn ich vor Gericht gegen eine Anwältin antrete, sehe oder behandle ich sie nicht als Frau. Ich sehe und behandle sie ausschließlich als Anwältin.

Diese Argumentation zielt natürlich in eine lobenswerte Richtung, nämlich auf die Gleichheit von männlichen und weiblichen Anwälten vor dem Gesetz. Es ist der Versuch, sich vorurteilsfrei und gerecht zu verhalten. Der Mann erklärt, daß er versucht, jede Person als Individuum zu behandeln, ohne Ansehen der Gruppe, zu der diese Person gehört. Aber er erkennt nicht, was unsichtbar für ihn ist: Das Mitglied der untergeordneten Gruppe – in diesem Fall eine Frau – wird sehr wohl von all den Vorstellungen, die im Gerichtssaal über diese Gruppe herrschen, beeinflußt. Die Frau muß, ob sie will oder nicht, auf diese Vorstellungen reagieren, für die der Mann entweder blind ist oder die er als irrelevant abtut. Aber wenn wir jemals gegenseitiges Verständnis erreichen wollen, dürfen die Erfahrungen der untergeordneten Gruppe nicht abgetan werden oder unsichtbar bleiben. Die wirklich gerechte Lösung wäre ein »und« – daß man die Frau in ihrer Rolle als Frau *und* als Anwältin sieht. Die Wahrnehmung der »weiblichen« Seite ihrer Anwaltsexistenz könnte zu einer neuen Einschätzung dieser Problematik beitragen, was wiederum zu einer umfassenderen Realitätswahrnehmung und mehr Gerechtigkeit führen und vielleicht sogar den Weg zu mehr geteilter Macht in und außerhalb des Gerichtssaals ebnen könnte.

Ein Mann in unseren Dialoggruppen erklärte zum Beispiel gegenüber den Frauen: »Wenn ihr mich als männlichen Weißen seht, seht ihr mich eigentlich gar nicht. Ich bin ein Individuum. Ihr könnt mich nicht über irgendeine Gruppe definieren.«

Aber sein Einfluß in der Gesellschaft und auf Beziehungen wird zum Teil von seiner Hautfarbe und von seinem Mannsein bestimmt. Dieser Einfluß mag für ihn selbst nicht erkennbar sein, wohl aber für Frauen, für nicht-weiße Gruppen und für nicht-dominante Männer.

Einer der Gründe, warum es Männern so schwerfällt, sich auf einen Beziehungsprozeß einzulassen und gemeinsam ein Ergebnis zu erarbeiten, ist also möglicherweise, daß die Frage »Wer hat hier die Macht?« immer präsent ist, auch wenn das für die Männer selbst weniger sichtbar sein mag als für die Frauen. Für Frauen kann jedoch wiederum die eigene Macht, über die sie in dieser Sackgasse verfügen (die Selbstverständlichkeit im Umgang mit Emotionen und die Geschwindigkeit, mit der sie die Aktivität des verbalen Austauschs aufrechterhalten), unsichtbar sein, ebenso wie der Effekt, den dies auf die Männer hat. Wenden wir uns also nun der letzten Form der Beziehungssackgasse zu, die mit unterschiedlichen Einstellungen zur Macht zusammenhängt.

Die Sackgasse von hierarchischer und geteilter Macht

Die allgemeinen gesellschaftlichen Machtverhältnisse prägen auch alle Beziehungen zwischen einzelnen Männern und Frauen. Wie wir gesehen haben, kann die Einführung von Unterschieden in der frühkindlichen Entwicklung Vergleiche zwischen Jungen und Mädchen zur Folge haben, was wiederum Wertungen wie »besser als« oder »schlechter als« nach sich zieht und leicht darüber definiert wird, wer Macht über wen hat.

Ganz allgemein gesprochen, stimmt die Sackgasse von hierarchischer und geteilter Macht häufig mit der männlichen und weiblichen Rolle überein (obwohl natürlich viele Ausnahmen und Rollenumkehrungen bestehen): Viele Männer empfinden einen Konflikt als Bedrohung oder als Kontrollversuch und halten sich an die Regeln einer Hackordnung, um ein anstehendes Problem zu lösen und um Schaden oder Gewalt zu vermeiden. Manche Frauen wollen, daß jede Stimme gehört und gewürdigt wird; andere geben scheinbar feste Standpunkte oder Positionen auf, die Konflikte heraufbeschwören könnten; und wieder andere identifizieren sich eindeutig mit hierarchischen Machtstrukturen. Die institutionelle Macht in den öffentlichen Bereichen unserer Kultur ist fast ausschließlich hierarchisch strukturiert – mit klaren Regeln und Definitionen dafür, wer Macht über wen hat. Meinungsverschiedenheiten werden häufig im Rahmen einer genau reglementierten Konfrontation – in Debatten, nicht in Dialogen – oder durch übergeordnete Autoritäten beigelegt. Diese gesellschaftlichen

Strukturen beeinflussen uns alle und hinterlassen ihre Spuren bei Männern ebenso wie bei Frauen. Modelle für eine geteilte Macht sind seltener und finden sich eher im häuslichen oder privaten Sektor, obwohl sie auch in traditionellen Institutionen zunehmend als eine gesunde und lohnende Alternative betrachtet werden. In einem System der geteilten Macht ist die Macht auf viele gleichgestellte Mitglieder verteilt, der Dialog wird höher geschätzt als die Debatte,[10] und der Prozeß ist entscheidend für den Umgang mit Konflikten. Zu den eindrucksvollsten Modellen für das Prinzip der geteilten Macht gehören in unserer Gesellschaft die Anonymen Alkoholiker und ähnliche Zwölf-Stufen-Programme, die gänzlich ohne hierarchische Strukturen auskommen und darauf beruhen, daß die Teilnehmer sich gegenseitig unterstützen.[11]

Kate und Mitch, beide Ende Zwanzig, liefern ein gutes Beispiel für die Sackgasse von individueller und geteilter Macht. Sie versuchen zu entscheiden, in welchem Restaurant sie ihren zweiten Hochzeitstag feiern wollen. Hier der Wortlaut ihres Gesprächs:

Kate: Wo wollen wir heute abend essen gehen?

Mitch: Laß uns zu Miguel gehen.

Kate: Wie wär's mit dem Pintemento?

Mitch: Okay, gehen wir ins Pintemento.

Kate *(nach einer kurzen Pause)*: Aber es hörte sich so an, als würdest du lieber zu Miguel gehen.

Mitch: Nein, nein, das ist schon in Ordnung – laß uns da hingehen, wo es *dir* gefällt.

Kate: Aber ich möchte, daß wir irgendwo hingehen, wo es *dir auch* gefällt.

Mitch *(Schweigen)*

Kate: Warum möchtest du *nicht* ins Pintemento?

Mitch: Ich will nur eine Entscheidung.

Kate: Aber wir entscheiden doch gerade.

Mitch: Das bringt doch nichts. *(Scharf.)* Mir ist es egal. Laß uns einfach eine Entscheidung treffen.

Kate *(brüllt)*: Wieso brüllst du mich an? *(Fängt an zu weinen)*
Mitch *(brüllt)*: Ich brülle nicht!

Es ist bemerkenswert, daß beide das Gespräch im »Wir« beginnen und am Ende beim »Ich/Du« landen. Was geht in ihnen vor, während sie dieses Gespräch führen?

Kate: Wo wollen wir heute abend essen gehen?
Mitch: Laß uns zu Miguel gehen.
Kate *(wirft eine weitere Alternative in den Topf, weil sie die Vorstellung nährt, daß Alternativen zur Diskussion anregen; sie versucht, die Lage zu erkunden und herauszubekommen, was er wirklich will)*: Wie wär's mit dem Pintemento?
Mitch *(Sie möchte ins Pintemento, also gehen wir ins Pintemento. Mir ist es eigentlich egal, wo wir essen. Hauptsache, sie ist glücklich)*: Okay, gehen wir ins Pintemento.
Kate *(froh darüber, wie gut alles läuft, möchte ihn emotional in die Entscheidung miteinbeziehen; sie zögert, will sich jetzt vergewissern, daß er wirklich mit ihrem Vorschlag einverstanden ist. Es widerstrebt ihr, die Sache allein zu entscheiden. Sie möchte ihm lieber die Möglichkeit geben, das Thema noch ein bißchen hin und her zu diskutieren, damit sie die Entscheidung und die Macht teilen können)*: Aber es hörte sich so an, als würdest du lieber zu Miguel gehen.
Mitch *(Moment mal. Ich hab doch zugestimmt. Warum bringt sie alles durcheinander? Ich hab gesagt, was ich will. Sie hat gesagt, was sie will. Jetzt will sie plötzlich nicht mehr, was sie eben gesagt hat, daß sie es will? Ich muß mal für ein bißchen Klarheit sorgen; halt dich selbst raus, laß sie entscheiden)*: Nein, nein, das ist schon in Ordnung – laß uns da hingehen, wo es *dir* gefällt.
Kate *(Ich will kein Machtwort sprechen. Wie kommt es, daß du mir zugestehst, was ich will, aber es wirkt doch irgendwie falsch? Wir müssen beide mit der Entscheidung einverstanden sein. Ich will, daß wir gemeinsam entscheiden, auch wenn das vielleicht bedeutet, daß*

wir dorthin gehen, wo es ihm besser gefällt): Aber ich möchte, daß wir irgendwo hingehen, wo es *dir auch* gefällt.

Mitch *(Jetzt geht das schon wieder los. Sie schaut mich erwartungsvoll an. Ich krieg die Panik. Ich hasse diese endlosen Diskussionen über irgendwelche Banalitäten. Aber wenn ich das sage, bringt sie mich um. Dann ist alles im Eimer. Das Beste ist, ich halt den Mund.)* (Schweigen)

Kate *(Was ist denn jetzt wieder los? Warum antwortet er nicht? Vielleicht möchte er wirklich viel lieber ins Pintemento und nicht zu Miguel, und ich muß es später ausbaden, wenn er jetzt nachgibt. Ich hak lieber noch mal nach, sonst wird die ganze Sache ein Reinfall)*: Warum möchtest du *nicht* ins Pintemento?

Mitch *(will endlich ein Ergebnis, nimmt die Sache in die Hand)*: Ich will nur eine Entscheidung.

Kate *(Ist er wirklich so blöd? Will den Beziehungsprozeß aufrechterhalten, damit die Macht geteilt werden kann. Hat immer mehr das Gefühl, daß alles schief läuft; ihr Wunsch, in Verbindung zu bleiben, die Kontinuität der Verbundenheit zu bewahren, verstärkt sich)*: Aber wir entscheiden doch gerade.

Mitch *(ärgert sich über diese ganze Sache. Warum muß man eine simple Entscheidung so kompliziert machen? Plötzlich sind wir in einen Machtkampf verstrickt, und ich weiß nicht mal, worum es bei diesem Kampf geht. Wütend)*: Das bringt doch nichts. *(Noch schärfer)* Mir ist es egal. Laß uns einfach eine Entscheidung treffen.

Kate *(brüllt)*: Wieso brüllst du mich an? *(Fängt an zu weinen)*

Mitch *(brüllt)*: Ich brülle nicht!

Beide stecken schließlich im »Ich« und »Du« fest, obwohl das Gespräch im »Wir« begann.

Die Widersprüche zwischen Angst und Sehnsucht, Ergebnis und Prozeß sind deutlich erkennbar, aber welche Rolle spielt die Macht in dieser Situation?

Zwei unterschiedliche Machtmodelle treffen aufeinander.

Mitch bringt eine klare Stärke ins Gespräch ein - eine klare Entscheidung, die in seinem »ergebnisorientierten« oder »Fazit«-Denken und in seiner Flexibilität gründet. Er versucht, einem Konflikt vorzubeugen, indem er eine Entscheidung trifft, und nimmt in Kauf, daß er vielleicht in ein Restaurant gehen muß, das ihm nicht so gut gefällt. Möglicherweise denkt er, daß er irgendwann eine Gegenleistung bekommt, wenn er jetzt nachgibt, zum Beispiel, daß er nächsten Samstag das Footballspiel im Fernsehen sehen darf. Er ordnet das Gespräch über das Restaurant in den größeren Zusammenhang ein, wie er sich für ihn darstellt. Er will nicht wahrhaben, daß diese Entscheidung, verglichen mit anderen Dingen in seinem Leben, eine besondere Bedeutung hat, und er will möglichst wenig Zeit mit dem Entscheidungsprozeß verbringen. Aus seiner Sicht ist es wichtig, *daß* eine Entscheidung getroffen wird. Ihm ist aber möglicherweise nicht klar, daß es für Kate viel wichtiger ist, *wie* sie beide gemeinsam zu einer Entscheidung gelangen (oder sogar, wie sie zu einer Entscheidung über die Art des Entscheidens gelangen). Er versucht, sich selbst aus dem Konflikt herauszunehmen, indem er Kate nicht daran teilhaben läßt, was er über den Prozeß denkt. Auch das kann eine Form hierarchischer Machtausübung sein, weil Mitch im Grunde eine stärkere Machtposition außerhalb der Diskussion bezieht. (So kann zum Beispiel ein Manager, der in einem Unternehmenssystem einen hohen Posten innehat - einschließlich Büro mit Vorzimmer und entsprechendem Titel -, seine Macht auf besonders autoritäre Weise demonstrieren, indem er die Frage eines Mitarbeiters mit einem Schweigen quittiert.)

In diesem Fall hat Mitch das Gefühl, daß es zu einem Streit führen könnte, wenn er sich auf den Entscheidungsprozeß einläßt. Mitch glaubt schließlich, daß Regeln immer einzuhalten sind: Man wägt die Alternativen ab und folgt dabei der Regel, daß für die Entscheidung ausschlaggebend ist, für wen diese spezielle Frage eine größere Bedeutung hat, und ihm ist diese spezielle

Entscheidung ziemlich gleichgültig. Seine Betrachtungsweise des Machtverhältnisses bezieht Kates Standpunkt nicht mit ein. Er ist sich nicht bewußt, daß es für sie darum geht, die gegenseitige Verbundenheit zu stärken, oder daß sie befürchtet, ihr »Sieg« könnte die Beziehung gefährden.

Kate geht völlig anders an die Sache heran. Ihre Stärken und Prioritäten sind eher beziehungsorientiert – sie will mit Mitch zusammensein, die Verbundenheit bewahren, und sie versucht, einem Konflikt auszuweichen, indem sie ihre Aufmerksamkeit auf ihn konzentriert. Für sie ist der gemeinsame Entscheidungsprozeß besonders wichtig, eine Art »Vorspiel« für den festlichen Verlauf des Hochzeitstages. Sie will, daß sie *beide* nicht nur über das Restaurant entscheiden, sondern auch darüber, was wirklich wichtig ist; das heißt, sie möchte, daß Mitch sich sowohl an der Auswahl des Restaurants als auch an der Auswahl der Auswahlkriterien beteiligt. Kate möchte ein System der geteilten Macht schaffen, in dem nicht nur Mitchs Meinung, sondern auch seine Reaktion auf ihre Meinung Gewicht hat und zur gemeinsamen Entscheidungsfindung führt. Aber auch Kate ist sich ihrer eigenen Macht in der Situation möglicherweise nicht bewußt, das heißt, sie erkennt nicht, wie ihre Sehnsucht, ihre Wut, ihre Tränen, ihre emotional-verbalen Fähigkeiten und ihre Bereitschaft, sich voll und ganz auf den Prozeß einzulassen und ihn durchzustehen, auf Mitch wirken. Beide versuchen, einen Konflikt und eine Unverbundenheit zu vermeiden, sie erreichen aber das genaue Gegenteil.

Das Ergebnis ist ein Machtkampf. Die Beziehung leidet. Es wird kein glücklicher Hochzeitstag werden.

Diese Sackgasse, die im »Du« und »Ich« und nicht im »Wir« endet, überschattet plötzlich die gesamte Beziehung und macht zumindest vorübergehend alles schwieriger. Wenn in einer Beziehung alles reibungslos läuft, können die Partner Entscheidungen treffen, ohne daß dieser Machtkampf ausbricht. In diesem Fall kommt es zur Explosion, weil die Unverbundenheit dazu führt, daß diese eine Interaktion zum Symbol für die ganze Beziehung und deren gesamte Geschichte wird.

Allgemeiner ausgedrückt – wenn Macht in Frage gestellt wird, ist die Folge mitunter Gewalt. Judith Herman hat beschrieben, wie Gewalt zu Macht- und Kontrollzwecken eingesetzt wird und sich immer wieder Bahn bricht, wenn Männer sich in ihrer Dominanz oder Macht bedroht fühlen. In ihrem Buch *Trauma and Recovery*[12] bezeichnet sie dies als »die Kriegsneurose des Geschlechterkampfes«. Wenn die Männer und die Frauen in unseren Dialogsitzungen einmal eine tiefere Verbundenheit hergestellt haben, sind sie in der Lage, darüber zu sprechen, wie Männer die Gewalt anderer Männer empfinden oder wie sich die Angst vor Gewalt auf ihre eigenen Beziehungen auswirkt. Auch Kinder spüren das. Ein Vierzehnjähriger sagte einmal: »Ich bin ein Mann, ich bin fast ein Mann, aber ich möchte nicht so sein wie die Männer, die ich im Kino oder im Fernsehen sehe. Ich will kein Arnold Schwarzenegger sein.«

Männer sind sich häufig nicht bewußt, wie bedrohlich sie – als Gruppe – auf Frauen wirken. Die Momente, in denen diese Gefühle sichtbar werden, sind mitunter sehr dramatisch. Ein Mann erzählte der Gruppe folgende Geschichte, in Reaktion auf eine Frage der Frauen:

> Ich war in meinem Fitneß-Club, ging auf den Whirlpool zu und trug nur eine Badehose. Ich dachte, ich wäre allein. Aber dann sah ich, daß eine Frau im Whirlpool saß, mit dem Rücken zu mir. Als ich näherkam, drehte sie sich um, sah mich und erstarrte. Ihr Gesicht war voller Angst. Der Anblick eines halbnackten Mannes, der auf sie zukam, versetzte sie in Panik. Ich spürte zum erstenmal in meinem Leben, wie tief die Angst der Frauen vor männlicher Gewalt in unserer Gesellschaft verankert ist. Den Blick in ihren Augen werd ich nie vergessen. Nie.

Die Männer fangen auch an, sich darüber auszutauschen, wie machtlos sie sich fühlen, wenn es darum geht, Gewalt zu verhindern, und warum sie versuchen, sich von anderen Männern zu distanzieren und abzugrenzen. Sie sprechen sogar die Möglichkeit an, daß sie sich wahrscheinlich offener mit der Gewaltproblematik auseinandersetzen könnten, wenn sie sich anderen gleichgesinnten Männern verbundener fühlten.[13]

In der eben beschriebenen Sackgasse versucht Mitch, einem Konflikt vorzubeugen, indem er Kate zugesteht, was sie will. Er bemüht sich, ein anständiger Kerl zu sein und die Sache voranzubringen, indem er von sich aus eine klare Entscheidung verkündet. Sein Verhalten erinnert an eine Frage, die immer zu Beginn der Geschlechterdialoge auftaucht: »Wer fängt an?«

»Wer fängt an?«

Wie wir am Beispiel unserer allerersten Dialogsitzung – ebenso wie am Dialog mit den Vierjährigen – kurz beschrieben haben, taucht regelmäßig, wenn Männer und Frauen einander gegenübersitzen, die Frage auf, wer anfängt. Betrachten wir diese Frage einmal im Zusammenhang mit dem Thema *Macht*.

Wir fordern die Teilnehmer auf, ihre Antworten vorzulesen, und geben nicht genau an, wer anfangen soll. Im nachfolgenden Schweigen stellen die Frauen häufig Blickkontakt untereinander und mit uns her, nicken einander zu und gestikulieren, sagen aber nichts. Die Männer beobachten uns und die Frauen. Die Zeit scheint zu drängen. Schließlich ergreift irgendein Mann das Wort:

»Oh-*kay*, dann werd ich mal den Anfang machen. Unsere Gruppe hat festgestellt, daß Frauen liebevoll, emotional, fürsorglich ...«

An diesem Punkt unterbrechen wir ihn: »Was hat Sie bewogen anzufangen?«

Verwirrt antwortet der Mann: »Ich ... ich hab mir einfach gedacht, daß niemand was sagt, deshalb wollt ich die Sache in Gang bringen. Wieso fragen Sie?«

»Genau«, unterstützt ihn ein anderer Mann. »Warum stellen Sie ihn jetzt dafür an den Pranger?«

Wir fragen die Frauen, wie sie die Situation empfinden. Sie tauschen Blicke, und dann sagt eine Frau: »Das ist sehr vertraut. In großen Gruppen übernehmen Männer immer die Führung.«

»Aber ihr habt doch alle nichts gesagt«, protestiert ein Mann. »Wir haben hier nur nutzlos rumgesessen und Zeit verschwendet. Alle haben bloß Maulaffen feilgehalten. Er hat versucht, zu helfen und die Sache in Schwung zu bringen, und jetzt wird er dafür kritisiert.«

»Wir haben keine ›Maulaffen feilgehalten‹«, entgegnet eine Frau. »Wir haben versucht, die Frage zu klären, wer anfangen soll. Ihr seid viel zu schnell vorgeprescht.«

»Wie habt ihr versucht, das zu klären?« fragt ein Mann. »Ihr habt doch keinen Ton gesagt.«

»Trotzdem haben wir es geklärt«, entgegnet die Frau. »Ich hab zu Lizzy hinübergeschaut, und Lizzy hat Blicke mit Susan gewechselt. Wir haben versucht, uns darüber zu einigen, ob wir anfangen sollen. Wenn wir mehr Zeit gehabt hätten, hätten wir nicht nur gewußt, wer in unserer Gruppe den Anfang macht, sondern auch, wer als zweite und dritte drankommt – die ganze Reihenfolge.«

»Woher sollen wir das wissen?« fragt ein weiterer Mann.

Der Dialog bricht ab. Die Gruppe steckt fest, die Verbindung zwischen den Geschlechtern ist abgerissen. Das Schweigen wird feindselig. Die Anspannung wächst.

Wir fragen die Teilnehmer, ob sie die Situation aus ihrem Alltag kennen. Die Frauen stimmen leidenschaftlich zu und berichten, daß bei Besprechungen, an denen Männer mitwirken – ob bei der Arbeit, in der Schule, der Kirche oder anderen Institutionen –, die Männer meistens die Führung übernehmen.

»Eben«, sagt der Mann, der als erster gesprochen hat, »ich habe meine Führungsfähigkeiten demonstriert. Wir Männer werden dauernd dafür kritisiert, daß wir die Führung übernehmen.«

»Das stimmt«, bestätigt eine Frau, »und zum Teil sind wir selbst schuld daran. Es liegt nicht nur an den Männern, die die Macht an sich reißen, indem sie den Anfang machen und die Tagesordnung festlegen; es liegt auch an uns, weil wir nichts sagen und ihnen dadurch die Macht überlassen.«

»Im Grunde«, sagt eine andere Frau, »ist es unsere Methode, ein bißchen Macht zu behalten. Wir warten erst mal ab, was der Mann tut, bevor wir selbst Stellung beziehen.«

»Es ist leichter für uns, auf dem aufzubauen, was ihr gesagt habt, als selbst die Initiative zu ergreifen«, ergänzt eine andere Frau. »Wir stellen die Verbundenheit her, indem wir reagieren. Auf die Männer und auf andere Frauen. Wie eben jetzt.«

»Mein Gott!« stöhnt ein Mann erschöpft. »Ihr macht 'ne Mücke zum Elefanten! Er hat doch einfach angefangen.«

»Du sprichst wie mein Ex-Mann«, sagt eine Frau. »›Überempfindlich‹ hat er mich immer genannt. Das hat mich wahnsinnig gemacht. Jedesmal wenn ich starke Gefühle für irgendwas hatte, hat er mir vorgeworfen, daß ich jede Mücke zum Elefanten mache – das ging so weit, daß ›Elefantismus‹ ein fester Begriff bei uns wurde.« Die Frauen lachen. »Aber es war traurig, weil ich ihm geglaubt habe. Ich habe immer geglaubt, daß er recht hat.«

»Für mich ist sonnenklar«, meint eine andere Frau, »daß das seine Methode war, um dich kleinzuhalten. Findet ihr nicht?«

Zustimmendes Nicken von den anderen Frauen.

Dann wieder angespanntes Schweigen. Diesmal spüren wir allerdings ganz deutlich, daß die Gruppe weniger festgefahren ist; vielmehr scheint sie vor einem Durchbruch zu etwas Neuem zu stehen. Die Männer sind stärker beteiligt, und die Frauen bemerken das Engagement.

Schließlich sagt der Mann, der als erster das Wort ergriffen hatte: »Mein Gott, mir war nie bewußt, daß das so *kompliziert* ist.

Ich hab immer gedacht, daß die Wut der Frauen über die Macht der Männer völlig unbegründet ist. Männer haben den Eindruck, daß die Frau die ganze Macht in der Beziehung hat. Wir haben doch die ganze Zeit Angst, unsere Macht zu verlieren.«

Ein anderer Mann erklärt: »Auf mich wirken die Gefühle von Frauen ungeheuer machtvoll und bedrohlich. Ich weiß nie, ob ich nicht gerade ein Minenfeld betrete und gleich eine Explosion auslöse.«

Der Mann, der als erster gesprochen hat, meint: »Ich hätte nie gedacht, daß meine Initiative solche Wirkung auf euch hat!« Er überlegt einen Moment und fügt dann hinzu: »Frauen wenden ihre Macht also anders an?«

»Es ist eine andere Art von Macht«, antwortet eine Frau.

Auch Frauen fallen in dieser Situation in Verhaltensmuster der Unverbundenheit zurück, indem sie eine direkte Konfrontation vermeiden oder abwarten, bis sie reagieren können. Manchmal ist dabei eine gewisse Manipulation im Spiel, ähnlich der, die wir bei den vierjährigen Mädchen beobachtet haben, die im Chor sangen: »Jungs fangen an! Jungs fangen an!« Das Beziehungsinteresse der Frauen kann, wie gesagt, auch als Machtstrategie eingesetzt werden.

Wir haben nur ein einziges Mal erlebt, daß die Frage »Wer fängt an?« einvernehmlich gelöst wurde, und zwar bei einem Geschlechterdialog, den wir mit Sechsjährigen in einer staatlichen Schule durchführten:

»Wir werfen eine Münze!« schlug ein Junge vor.

»Au ja«, stimmte ein Mädchen begeistert zu, »und wer gewinnt, darf entscheiden, wer anfängt.«

Sie warfen eine Münze. Die Mädchen gewannen. Sie schauten einander an, und dann rief eines der Mädchen: »Beratung! Beratung!« Die Mädchen steckten die Köpfe zusammen.

Die Jungen schauten zu, wie die Mädchen die Köpfe zusammensteckten. Sie hatten nichts zu tun. Ein Junge rief: »Beratung! Beratung!« Die Jungen steckten ebenfalls die Köpfe zusammen, obwohl sie nichts zu beraten hatten.

Als die Mädchen ihre Beratung abgeschlossen hatten, schauten sie die Jungen an und erklärten: »Die Jungs fangen an!«

Der Preis, den Männer für traditionelle Machtverhältnisse zahlen

In den Dialogen stellen die Frauen häufig die Frage: »Warum opfert ihr eure Gesundheit und eure Beziehungen, um an eurer Macht festzuhalten?«

Andere Varianten dieser Frage sind:

Warum haltet ihr das System aufrecht, obwohl ihr häufig erkennt, daß es euch schadet?
Warum müßt ihr um jeden Preis erfolgreich sein?
Warum brauchen Männer immer einen Anführer?
Warum ist es euch so wichtig, eure Kompetenz unter Beweis zu stellen?
Was löst in euch den Zwang aus, daß ihr auf alles eine Antwort haben müßt – oder eine endgültige Antwort?
Warum setzen sich Männer nicht mit der Gewalt gegenüber anderen Männern, Frauen und Kindern auseinander?
Warum sind Männer so gewalttätig? Warum müssen Jungen einander immer verprügeln?
Wie ist es, wenn man andere beherrscht?
Wie ist es, wenn andere Angst vor einem haben?
Warum wollt ihr immer obenauf sein?
Warum finden Männer Sport und Karriere wichtiger als Beziehungen?

Außerdem stellen die Frauen immer einige Fragen, die sich darum drehen, warum Männer Beziehungen als bedrohlich für ihre Macht empfinden.

Warum empfindet ihr Unterschiede als bedrohlich?
Warum betrachtet ihr Meinungsverschiedenheiten als Bedrohung?
Warum spielen Lob und Beifall eine so große Rolle in unserer Beziehung zu euch?
Warum brauchen Männer die Zustimmung von anderen Männern, damit sie ein Gefühl von Loyalität, Angenommensein und Verbundenheit entwickeln können?
Warum fällt es Männern so schwer, einen anderen emotionalen Stil zu verstehen und zu respektieren – oder auszuprobieren?

Eine Variante dieses Themas – wie Macht in Beziehungen zum Ausdruck gebracht wird – taucht immer wieder in Dialogen mit Jungen und Mädchen auf, vor allem in der Altersstufe von zehn bis dreizehn. Mädchen fragen:

Wenn wir allein sind, verhaltet ihr euch mir gegenüber ganz anders, als wenn eure Freunde dabei sind. Warum?

Fragen nach der gesellschaftlichen Macht, Dominanz, Gewalt und Autorität von Männern werden in den Dialogen immer von den Frauen gestellt. Wenn das Gefühl der Verbundenheit im Lauf des Dialogs zunimmt, zeigen die Männer zunehmend Interesse daran, wie Frauen die »unterlegene« oder untergeordnete Position erleben:

Wie ist es, wenn man sich unterdrückt fühlt?
Wie ist es, wenn man als Frau statt einen Dollar nur 67 Cents verdient?
Ich selbst bin kein Mörder oder Sittenstrolch – ich habe in meinem ganzen Leben noch nie eine Frau mißhandelt –, warum werde ich für das verantwortlich gemacht, was die männlichen Verbrecher anrichten?
Und was kann ich dagegen tun?

Die Männer stellen Fragen nach den Beziehungs- und Gefühlsfähigkeiten der Frauen:

> Wie ist es, wenn man so tief empfindet?
> Was ist das für ein Gefühl, daß man Kinder bekommen kann?
> Wie könnt ihr so viel Geduld mit Kindern aufbringen?
> Wieso könnt ihr euch an alles erinnern, was ein anderer gesagt hat?
> Wie könnt ihr so viel für einen anderen empfinden, ohne euch selbst zu verlieren?

Wenn die unsichtbaren Aspekte der geschlechtsspezifischen Machtformen sichtbar werden, entsteht allmählich ein Gefühl echter Verbundenheit. Die Beispiele mit dem Thermostat, dem Whirlpool und die Frage »Wer fängt an?« erweisen sich als echte Aha-Erlebnisse für die beteiligten Männer und Frauen.

Wir haben nach und nach gelernt, wie man einen Weg durch die trostlose Einöde der drei Beziehungssackgassen finden kann. Nicht hilfreich sind nach unserer Erfahrung alle Ansätze, die auf einem Gegensatz zwischen Selbst und anderen aufbauen – also das Problem in der Einzelperson ansiedeln (ob in individuellen »Neurosen«, »Bedürfnissen«, »Instinkten«, »Familiengeschichten« oder »planetarischen Präferenzen«) und die Lösung darin sehen, den einzelnen zu »reparieren« und dann »heil« in die Beziehung zu entlassen. Das sind individuelle Lösungen, die vom Vorrang des Individuums ausgehen und den Veränderungsschwerpunkt auf den einzelnen legen.

Wir haben eine einfache Alternative entdeckt: Um aus einer Sackgasse herauszukommen, muß man gemeinsame Lösungen entwickeln und die Verbundenheit zwischen Männern und Frauen zum vorrangigen Ziel machen. Wenn beide die Erfahrungen des jeweils anderen allmählich erkennen und sich davon bewegen lassen, beginnt die Erweiterung zum wechselseitigen »Wir«.

Während Männer und Frauen in den Dialogen versuchen, die unterschiedlichen Formen der Macht zu erkunden und ihre Machtkämpfe zu überwinden, während sie sich bemühen, die Beziehung zum Vorteil beider zu beeinflussen, anstatt Kontrolle über den jeweils anderen auszuüben, entsteht eine neue Form von Macht. Wir nennen sie die Macht der wechselseitigen Verbundenheit oder die Macht des »Wir«.

Kapitel 4

Der Weg zum »Wir«

Wie ein Paar den Übergang zur Gegenseitigkeit vollzog

»Wie soll ich über das ›Wir‹ nachdenken, wenn ich gerade über das ›Ich‹ nachdenke?«
– Ein Mann zu seiner Ehefrau

»Ich kann gar nicht an mich selbst denken, ohne an uns zu denken.«
– Die Antwort seiner Frau

In den ersten fünf Jahren unserer Geschlechterdialoge sind wir weit herumgekommen, haben Erfahrungen gesammelt, geforscht, experimentiert, Verbesserungen vorgenommen und Neues entdeckt. Wir haben mit den unterschiedlichsten Bevölkerungsgruppen an den unterschiedlichsten Orten gearbeitet: von einem Psychologenverband in New England bis zu einem Gipfeltreffen von Unternehmensführern in Colorado, von der Holy Redeemer Church an der Lower East Side von New York bis zu einem weltbekannten Behandlungszentrum für Suchtkranke in Kalifornien, von einem privaten Internat auf Rhode Island über ein Therapiezentrum in Istanbul bis zur psychiatrischen Abteilung des Hunan Medical Center in China und von Vierjährigen in einer Vorschule in Massachusetts bis zu Senioren in Miami. Überall haben wir mit denselben drei Fragen gearbeitet und dasselbe Dialogformat benutzt: Erst diskutierten die Teilnehmer in getrennten Männer- und Frauengruppen, dann saßen sich alle im Dialog gegenüber. Und immer wieder machten wir dieselbe Erfahrung: Das Erkunden von Unterschieden im Dialog führt zu echter Verbundenheit.

In jeder Gruppe, mit der wir arbeiteten, war ein Umschwung zu mehr Gegenseitigkeit zu beobachten. Am Ende des Dialogs hatten die Männer und Frauen einen Ort tieferer Verbundenheit erreicht als am Anfang. Aber sie fühlten sich nicht nur den anderen Teilnehmern stärker verbunden, sondern auch dazu motiviert, die Verbundenheit mit anderen Menschen in ihrem Leben zu festigen (einschließlich ihrer Partner oder Partnerinnen, falls diese nicht am Dialog teilgenommen hatten).

Unsere aufregenden Erfahrungen mit den Dialoggruppen ermutigten uns, den nächsten Schritt zu wagen. Wir wollten erforschen, ob wir das Beziehungsmodell und unsere Erkenntnisse über unsichtbare Beziehungsaspekte und die Sackgassen zwischen Männern und Frauen auch auf einzelne Paare in der Paartherapie anwenden könnten.

Unser erstes Paar: Tom und Ann

Wenn ein Paar unsere therapeutische Praxis aufsucht, ist es unglücklich, und das »Wir« - die Beziehung - ist brüchig, zerrissen oder schwer beschädigt. Dieser Kummer der Partner ist so greifbar wie die Farbe ihrer Kleidung oder der Ausdruck in ihren Augen. Das erste Paar, bei dem wir das Verbundenheitsmodell ausprobierten, wollen wir Tom und Ann nennen. Ich (Sam) führte die Therapie allein durch, in Beratung mit Janet.

Als Tom und Ann zu mir kommen, sind sie so zornig aufeinander und so entmutigt im Hinblick auf ihre Ehe, daß sie einander nicht einmal mehr anschauen können. Beide sitzen mir gegenüber. Der 38jährige Tom ist ein hochgewachsener, sportlich wirkender Neuengland-Amerikaner mit ersten grauen Strähnen im blonden Haar und einer Hornbrille. Er arbeitet als Manager in einer kleinen Softwarefirma. Ann ist eine jugendlich aussehende, dunkelhaarige Jüdin mit tiefblauen Augen. Sie ist Medizinerin und spezialisiert sich gerade auf Frauenfragen im Gesundheitswesen. Beide tragen Anzüge. Sie haben zwei halberwachsene Söhne. Sofort fangen sie an, von den Fehlern des Partners zu berichten, und sprechen dabei vom anderen in der dritten Person Singular:

Tom: Was ich auch tue - nie ist sie zufrieden.

Ann: Ich bin es leid, mich ständig um diese Beziehung zu kümmern.

Tom: Sie ist so anspruchsvoll! Überempfindlich. Ich reiß mir ein Bein aus - nichts funktioniert!

Ann: Er ist so verschlossen. Nie redet er mit mir. Sobald irgendein Gespräch aufkommt, in dem es um Gefühle geht, wechselt er das Thema oder wird wütend und geht weg. Ich fühle mich ausgeschlossen und einsam. Ich habe ihm gesagt, entweder er geht mit mir in diese Therapie, oder es ist aus mit uns.

Tom: Was ich auch tue - es genügt ihr nicht. Ihretwegen bin ich sogar schon zur Einzeltherapie gegangen - um an mir zu arbeiten.

Sie schweigen. Die Beziehung steckt fest. Ich gewinne den Eindruck, daß dies der Endpunkt einer Sackgasse ist, das Ergebnis vieler schmerzlicher Versuche, miteinander in Verbindung zu treten. Ich kann ihren Kummer nachempfinden.

Bei einer herkömmlichen Paartherapie würde man die Partner vielleicht dazu auffordern, bei ihren Aussagen im »Ich« - in der ersten Person - zu bleiben, anstatt nur im »Du« - der zweiten Person - zu reden. Aber dieses Paar ist nicht einmal in der zweiten Person, sondern in der dritten - »er« und »sie«, was wir die »Anklage der dritten Person« nennen. Meine ersten Versuche, beide dazu zu veranlassen, beim »Ich« zu bleiben, scheitern kläglich:

Tom: Ich habe das Gefühl, daß sie mich dauernd als Versager abstempelt.

Ann: Ich habe das Gefühl, daß er mich wie seine Mutter behandelt!

Ich könnte »der Mutter« nachgehen, was vielleicht zu einer signifikanten Familiengeschichte führen würde. Aber die oberste Priorität beim Beziehungsmodell ist die Qualität der Verbundenheit, die immer in der Gegenwart liegt. Deshalb versuche ich aktiv, einen Paradigmenwechsel herbeizuführen und die Aufmerksamkeit vom Thema »Ich und/oder der andere« auf die Beziehung zu verlagern. Für dieses Vorgehen habe ich drei Gründe: Erstens will ich sehen, wie es tatsächlich um die Beziehung steht, wie jeder der beiden Partner ihre Möglichkeiten und ihre Vorgeschichte wahrnimmt; zweitens will ich beide von der Vorstellung der individuellen »Psychopathologie« abbringen; und drittens will ich herausfinden, ob dieser Paradigmenwechsel vielleicht dazu beiträgt, Bewegung in die derzeitige Situation zu bringen.

Die Einführung der Beziehung, des »Wir«

In verständnisvollem Ton sage ich zu Ann und Tom, daß sie in einer Sackgasse feststecken und sich nicht mehr bewegen können. Ich erkläre ihnen, daß dieses Feststecken nicht das Ergebnis von etwas »Krankhaftem« bei ihr oder bei ihm sei, keine Frage von individueller Schuld, sondern das Problem liege in der Art ihrer Begegnung. Ich führe den Gedanken ein, daß man zusätzlich zum »Ich« und »dem anderen« auch die »Beziehung« betrachten kann, so als wäre sie eine Sache oder ein lebendes Wesen, das bestimmte Eigenschaften, eine Vergangenheit und möglicherweise eine Zukunft hat. Ich frage, was sie über die Beziehung sagen können:

Tom: Welche Beziehung? Hier gibt's keine Beziehung mehr.
Ann *(fängt an zu weinen)*: Sie fühlt sich tot an. Langweilig und tot. Ganz anders als am Anfang.

Das klingt vielleicht wenig verheißungsvoll, ist aber tatsächlich eine beziehungsorientierte Äußerung – zum erstenmal haben beide vom »Wir« und von »ihr«, der »Beziehung«, gesprochen. »Ich weiß«, sage ich, »daß Ihnen die Situation im Moment ziemlich hoffnungslos erscheint, aber vielleicht könnten Sie beschreiben, wie die Beziehung war, als Sie sich kennenlernten.«

Ann: Er war anders – so offen und verläßlich –

Ich unterbreche: »Tut mir leid, aber ich habe nicht nach Tom gefragt, sondern nach der Beziehung.«

Beide sind überrascht. Zum erstenmal schauen sie einander an. Mit wachsender Lebhaftigkeit berichten sie darüber, daß die Beziehung früher – mit Anns Worten – »sicher und liebevoll« war, »voller Vertrauen und echter Ungezwungenheit. Wir haben ständig die verrücktesten Sachen gemacht – sind in Konzerte gegangen oder zum Tanzen.« Tom erzählt, wie sehr er sich von Anns Klugheit und Sensibilität angezogen fühlte. Um bei der ersten Verabredung ordentlich Eindruck zu schinden, besorgte er Karten für das Konzerthaus, mußte dann aber feststellen, daß gerade an diesem Abend ein Amateurchor auftrat, der beliebte Schnulzen zum Besten gab. Man spürt, daß eine Veränderung eingetreten ist. Sie stellen Blickkontakt her, lachen. Sie sprechen über die Vergangenheit ihrer Beziehung, aber sie sind nicht in der Vergangenheit. Sie sind im Hier und Jetzt, nehmen Kontakt auf, sind in diesem Augenblick verbunden. Man hat das eindeutige Gefühl, daß sich irgend etwas gelöst hat und in Bewegung kommt. Was sich bewegt, ist die Beziehung. Ich beginne, das Potential und die Energie ihrer Beziehung zu spüren.

Da sie jetzt in Verbindung stehen, versuche ich, die Bewußtheit für die Beziehung weiter auszubauen. Ich bitte sie, eine kleine Übung zu machen, die sich »Eigenschaften der Beziehung« nennt: Jeder soll versuchen, sich die Beziehung als *Farbe*, als *Stoff*, als *Klang* und als *Tier* vorzustellen. Diese Übung reißt sie aus ihren gewohnten Gedanken und Gefühlen heraus (die normalerweise um die eigene Person oder den Partner kreisen) und versetzt sie ins Reich der Phantasie, in deren Mittelpunkt das »Wir« steht.

Hier die Antworten:

Farbe:
Ann: Rot, kaltes Blau.
Tom: Schwarz, Purpur.

Stoff:
Ann: Klumpig, Schlamm.
Tom: Erst war sie wie Sandpapier, jetzt ist sie glatt.

Klang:
Ann: Wie das Meer.
Tom: Wie weit entfernter Regen.

Tier:
Ann: Katze.
Tom: Tiger.

Sie müssen immer wieder lachen, während sie diese Übung machen, und sind fasziniert von den Vergleichen. Ich weise auf die Ähnlichkeiten ebenso wie auf die deutlichen Unterschiede in ihren Bildern hin. Ich erkläre, daß es auch wieder zu einer Umkehr in die entgegengesetzte Richtung kommen wird - von glatt zu Sandpapier - und daß das Problem nicht dieser Umschwung oder Konflikt ist, sondern die Frage, ob die Beziehung in kreativer Bewegung bleibt oder in Bewegungslosigkeit erstarrt.

Ann: Vielleicht ist es so, daß wir einander gar nicht richtig kennen.

Ich: Ich habe den Eindruck, daß Sie einander recht gut kennen. Sie wissen nur im Moment nicht, wie Sie sich gemeinsam weiterbewegen können.

Am Ende der Sitzung versichere ich beiden, daß tatsächlich eine lebendige Beziehung vorhanden ist, ein »Wir« mit einer Geschichte. Ann sagt, sie wisse das, aber Tom scheine es häufig zu vergessen. Als er kürzlich von einer Geschäftsreise zurückgekommen sei, habe er seinen Mantel an die Garderobe gehängt und sei dann schnurstracks an ihr vorbei zum Anrufbeantworter marschiert, ohne auch nur »Hallo« zu sagen. Ich schlage vor, daß sie kreativ - sogar spielerisch - versuchen könnten, an der Beziehung zu arbeiten. Sie könnten zum Beispiel ein Schild über der Garderobe anbringen:

VORSICHT - BEZIEHUNG KÖNNTE IN GEFAHR SEIN!

Sie lachen. Bis zu einem gewissen Grad stehen wir jetzt alle auf derselben Seite - arbeiten gemeinsam am Wohl der Beziehung. Ich empfinde Empathie mit dem Schmerz des einzelnen und mit der Art, wie sie mit ihren Verbundenheiten und Unverbundenheiten umgehen. Ich sage:

»Im Moment sind Sie beide sehr verletzlich, und auch die Beziehung ist verletzlich. Sie müssen jetzt darauf achten, daß es nicht schlimmer wird, daß Sie weder einander noch der Beziehung weitere Verletzungen zufügen.«

Sie spüren meine Anteilnahme, stimmen zu und fragen, was sie dafür tun können. Ich beschreibe zwei Mittel, die sie einsetzen können. Das eine ist das *Check-out:* Wenn eine Person während eines Streits wünscht oder es für notwendig hält, die Auseinandersetzung abzubrechen, weil sie das Gefühl hat, daß die Beziehung Schaden nimmt, spricht sie das aus, muß aber auch sagen, nach welchem angemessenen Zeitraum sie auf das Thema zurückkommen wird, und sich an diesen Termin halten. Das andere Mittel ist das *Check-in:* Jeder Partner kann um ein »Check-in« bitten, das darin besteht, daß jeder erzählt, wie er sich gerade fühlt und was er im Hinblick auf die Beziehung empfindet; die andere Person hört zu, ohne um nähere Erklärungen zu bitten, und sagt einfach: »Ich höre dich«. Das Check-in ist ein einfaches, aber wirkungsvolles Mittel, um eine unmittelbare Verbundenheit herzustellen. Auch für das Check-in gilt, daß es beide Partner aus gewohnten Denk- und Gefühlsmustern herausreißt, die von früheren Erfahrungen in dieser und anderen Beziehungen geprägt sind. Ich frage Ann und Tom, ob sie gleich einmal ein solches Check-in ausprobieren möchten, und schlage vor, daß sie einander dabei anschauen:

Tom *(sieht Ann direkt in die Augen)*: Ich habe Angst, irgendwas zu sagen, weil es dann wieder zur Explosion zwischen uns kommen könnte. Es ist wie 'ne Bombenneurose.

Ann: Ich spüre, daß du dir wirklich Mühe gibst, Tom, aber ...

Ich: Könnten Sie für den Moment bei ihren eigenen Empfindungen bleiben, Ann?

Ann *(Pause)*: Ich fühle mich irgendwie verloren und habe Angst, dir wieder zu vertrauen. Aber ich höre dich, Tom.

Tom: Und ich höre dich.

Diese aufrichtigen Äußerungen von beiden bewirken eine spürbare Veränderung.

Schließlich schlage ich vor, daß sie versuchen sollen, bis zur nächsten Sitzung eine *Absichtserklärung für ihre Beziehung* zu verfassen. Sie sollen gemeinsam auf *einem* Blatt Papier niederschreiben, was sie für den Sinn und Zweck ihrer Beziehung halten, welchem Ziel das »Wir« dient, warum sie zusammen sind, was sie zusammengebracht hat und was sie künftig zusammen sein oder tun möchten. Auf diese Weise kann man feststellen, ob die Partner in ihrer Weltanschauung und in Wertvorstellungen übereinstimmen – ob sie trotz aller Verletzungen und Kämpfe eine gemeinsame Grundlage haben, auf der man vieles aufbauen kann. Wie weit ein Paar bei diesem gemeinsamen Projekt kommt, zeigt nach unserer Erfahrung relativ zuverlässig an, wie die Therapie verlaufen wird.

Als sie gehen, sagt Tom: »Danke, Sie haben uns wieder bewußtgemacht, daß es noch eine Beziehung gibt und daß einiges für sie spricht.«

Ann: Ja, es hilft, wenn man sich auf die Beziehung und nicht nur auf den Partner konzentriert.

Ich: Eben, und im Moment müssen sie beide sehr behutsam mit ihr umgehen.

Tom *(scherzhaft, aber treffend)*: Damit sie behutsam mit *mir* umgeht.

Wir verabschieden uns in dem Gefühl, daß es uns gemeinsam gelungen ist, eine Sackgasse zu durchbrechen, einen ersten Schritt zu tun, und daß ihre Beziehung, so angespannt sie auch sein mag, wieder in Bewegung gekommen ist. Beide haben wieder Hoffnung geschöpft, daß eine positive Entwicklung möglich ist. Nicht nur Tom und Ann, sondern auch ich habe ihr »Wir« bereits ein Stück weit kennengelernt. Wir haben den Schmerz, die Bitterkeit und die zerstörte Hoffnung gesehen, aber auch den wundervollen Humor, der sie in schwierigen Zeiten aufrechterhalten hat. Wir haben sogar schon den Eindruck gewonnen, daß dieses »Wir« zu großer Tiefe fähig ist, aber auch über beachtliche Energien für schnelle Fortschritte verfügt. »Sie«, die »Beziehung« hat sich bereits recht deutlich zu erkennen gegeben. Als Tom, Ann und ich das »Wir« klarer sehen konnten, traten im Licht des »Wir« auch die Individuen deutlicher hervor, so daß wir drei auch Tom und Ann klarer erkennen konnten.

Beide beenden die Sitzung mit dem Gefühl, daß die *Beweglichkeit ihrer Beziehung*[1] zugenommen hat – die Energie, die ihnen für Veränderungen zur Verfügung steht – und daß sie wieder einen Zugang zu den Ressourcen der Beziehung gefunden haben. Ähnlich ist es mit der *Präsenz der Beziehung* – sie haben wieder ein

Gefühl von Verbundenheit im Hier und Jetzt gespürt ebenso wie die innere Anteilnahme einer dritten Person, die wirklich bei ihnen und bei ihrer Beziehung ist. Diese Teilnahme trägt dazu bei, daß sie selbst die Realität und das Potential ihrer Beziehung besser wahrnehmen können. Damit ist der Keim der Erkenntnis gelegt, daß sie gemeinsam handeln *können*, um sich auf eine größere Verbundenheit zuzubewegen. Wir bezeichnen das als die *Ermächtigung der Beziehung*, das heißt, die Handlungsmacht oder -fähigkeit wird *in die Beziehung* gelegt. Grundlage dieser Ermächtigung ist die Übernahme gegenseitiger Verantwortung: »Wir haben uns gemeinsam in diesen Schlamassel hineinmanövriert, jetzt müssen wir da auch gemeinsam durch und zusammen etwas Neues entwickeln.«

Jede Beziehung hat eine Geschichte, ein Gedächtnis und ein Ziel, die entweder das Wachstum der Beziehung fördern oder sie starr und zerbrechlich machen. Bei Tom und Ann deutet sich bereits nach diesem kurzen Wechsel zum »Wir« an, daß die Beziehung zu heilen beginnt.

Zu Beginn der zweiten Sitzung erklären Tom und Ann, daß die Situation sich verbessert habe, aber immer noch schwierig sei. Beide sagen, daß es ihnen gutgetan habe, wieder in Kontakt mit der Geschichte ihrer Beziehung zu kommen, aber als sie angefangen hätten, an der Absichtserklärung zu arbeiten, seien sie an einen toten Punkt gelangt:

Tom: Am Anfang lief alles prima, und wir beschlossen, daß ein Ziel darin besteht, »eine liebevolle Umgebung zu schaffen, in der unsere Kinder und wir uns geborgen fühlen und uns entfalten können«. Das war leicht. Aber dann wollte sie mehr und ritt wieder auf ihrem »Wir sind uns nicht nah genug« herum –

Ann: Moment mal – ich hab nicht gesagt »nicht genug« – ich finde nur, daß es besser sein könnte.

Tom: Du bist unersättlich – wie du gesagt hast – nach oben sind keine Grenzen gesetzt.

Ann: Was ist daran falsch?

Tom: Na, daß es keine Grenze gibt! Nichts ist jemals gut genug!

Ann: Und du willst einfach im Sumpf steckenbleiben – als ob der Sumpf gut genug wäre!

Ich breche den Prozeß ab. Tom und Ann empfinden diesen Austausch vielleicht als negativ, aber ich bin hocherfreut. In der ersten Sitzung steckten die beiden völlig fest, schauten einander nicht einmal an. Jetzt sind sie zwar auch in einer Sackgasse, aber engagiert, auf der Schwelle zu etwas Neuem, und sie sind bemüht, etwas zu bewegen. Da ist etwas, mit dem man arbeiten kann. Sie ringen heftig miteinander. Und sie haben tatsächlich angefangen, an ihrer Absichtserklärung zu arbeiten. Tom und Ann werden mir immer sympathischer.

Diese Verbundenheit erlaubt mir, empathisch mit jedem von ihnen und mit der Beziehung zu arbeiten. Ich bin für beide eine Brücke zur wechselseitigen Empathie. Ich räume ein, daß ein hartes Stück Arbeit vor ihnen liegt und daß beide ihr Bestes geben. Ich füge hinzu, daß es nichts Ungewöhnliches ist, wenn Partner bei dem Versuch, eine Absichtserklärung zu verfassen, in eine Sackgasse geraten. Ich bitte sie, mir mehr darüber zu erzählen, was geschehen ist.

Es stellt sich heraus, daß sie bei dieser Aufgabe sehr unterschiedlich an die Beziehung herangegangen sind. Ann wollte zunächst alle möglichen Ideen im Dialog durchspielen und zum Schluß etwas aufschreiben. Tom wollte, daß zunächst jeder eine Liste erstellte und sie dann die Ergebnisse zusammentrugen. Er fühlte sich verloren in ihrem »Chaos«, und sie fühlte sich ausgeschlossen von seinem »System«. Tom war aus dem Zimmer gestürzt, kehrte dann aber zurück und war bereit, einen zweiten Versuch zu machen. Ann erklärte, sie könne erst an der Absichtserklärung arbeiten, wenn beide den Streit geklärt hätten. Tom meinte, er wolle nicht noch mehr Zeit mit dem Streit verschwenden, sondern endlich Nägel mit Köpfen machen. Nichts ging mehr. Beide versuchten auf ihre Weise, die Verbundenheit aufrechtzuerhalten, und beide hatten den Eindruck, daß der Partner diese Absicht durchkreuzte.

Einführung der Geschlechterdifferenz

Ich erkläre, daß ihre Erfahrung typisch für eine weitere Beziehungsblockade sei – die wir *die Sackgasse von Ergebnis und Prozeß* nennen –, und weise darauf hin, daß diese Thematik viele Paare entzweit. An Tom gewandt sage ich:

»In solchen Situationen scheinen wir Männer oft vollständig auf das Ergebnis fixiert zu sein – wir wollen die Sache in Angriff nehmen, das Problem ›in Ordnung bringen‹. Wir haben das Ziel im Auge und schenken dem Weg weniger Beachtung, während die Frauen eher auf das *wie*, auf den Prozeß achten. Verstehen Sie, was ich meine?«

Tom: Und ob! Ich will Nägel mit Köpfen machen, das Problem anpacken und es in Ordnung bringen. Und dann sagt sie: »Tu nicht einfach irgendwas, steh doch mal rum.« *(Beide lachen)* Dieser Prozeß macht mich wahnsinnig – zuerst will sie endlos über die Absichtserklärung diskutieren, und dann will sie auch noch endlos darüber diskutieren, wie wir diskutieren! Ich muß beides in Ordnung bringen. Aber wenn ich Sie richtig verstehe, dann kann ich die Dinge sowieso nur in Ordnung bringen, wenn ich nicht länger versuche, sie in Ordnung zu bringen? *(Erneutes Gelächter)*

Ich *(an Ann gewandt)*: Nach meiner Erfahrung möchten Frauen ihre Fragen und Gedanken häufig im Dialog klären.

Und Männer können sich einfach nicht vorstellen, daß bei diesem Prozeß irgendwas Vernünftiges rauskommt, stimmt's?

Ann: Ach ja, im Gespräch geht es wirklich besser!

Ich stelle also ihr Dilemma in einen neuen Rahmen, indem ich aufzeige, daß das individuelle Verhalten davon beeinflußt wird, was das jeweilige *Geschlecht* über die richtige Vorgehensweise in Beziehungen gelernt hat.

Das Problem sind nicht die Unterschiede an sich, sondern daß man sie nicht klar und unvoreingenommen wahrnimmt und nicht in der Lage ist, in der Beziehung zum anderen mit den Unterschieden zu arbeiten und daran zu reifen. Die Auseinandersetzung mit den Unterschieden erweitert die egozentrische oder in anderer Form eingeschränkte Perspektive des Paares und ermöglicht eine umfassendere Wahrnehmung beider Personen und des potentiellen Reichtums der Beziehung. Ein erweitertes Wissen über die andere Person und die Beziehung erweitert die Selbsterkenntnis.[2]

Tatsächlich kann sich eine Unverbundenheit als Geschenk erweisen, weil sie ein Symptom für eine kleinere Sackgasse sein kann, die gar nicht wahrgenommen wird. Sie kann ein Hinweis darauf sein, daß ein Problem in der Beziehung besteht, um das man sich kümmern muß. Wenn die Partner in ihrer Isolation feststecken, ist es für beide vielleicht schwer vorstellbar, daß diese Erfahrung der Unverbundenheit den Blick auf die Beziehung erweitern und zu einer tieferen Verbundenheit führen kann. Aber in der Unverbundenheit steckt das Potential zur Weiterentwicklung, wenn es dem Paar gelingt, die ganze Zeit im »Wir« zu bleiben. Solange eine Beziehung gut funktioniert, läuft dieser Prozeß automatisch und häufig unsichtbar ab.

Es ist unvermeidlich, daß es im Alltag immer wieder zu kleineren Unverbundenheiten kommt. Kein Mensch kann auf Anhieb oder auf Dauer alles richtig machen. Entscheidend ist, daß man den Teufelskreis durchbricht, in dem jede Unverbundenheit zu noch größerer Unverbundenheit führt, so daß die Beziehung immer mehr auf einen toten Punkt zusteuert. Diese Entwicklung kann man umkehren, wenn man die Unverbundenheit zu einer gemeinsamen Bewegung macht, die zu einer besseren – das heißt mehr wechselseitigen – Verbundenheit führt. Zu diesem Richtungswechsel kann gehören, daß man, wie Jean Baker Miller sagt, »einen guten Konflikt austrägt«:[3] Man führt den Konflikt sehr bewußt herbei, läßt sich darauf ein und kann sich gegebenenfalls auch daraus lösen, hält aber die Verbindung aufrecht.

Tom knüpft an meine Äußerung an, daß Männer lernen, alles »in Ordnung zu bringen«, und erzählt von seinem Beruf – er ist für mehrere Mitarbeiter verantwortlich – und von seiner Familie. Er ist der einzige Sohn eines unnahbaren, distanzierten Vaters und einer einsamen, deprimierten Mutter. Ich gehe eine Zeitlang auf seine Familiengeschichte ein. Ann spürt, was ich tue – ich versuche, eine empathische Verbindung mit Tom herzustellen, indem ich eine »Wir Männer«-Haltung gegenüber seinen Verletzlichkeiten einnehme. Ich frage Ann, was sie empfindet, wenn sie Tom zuhört:

Ann: Es rührt mich, aber ich bin auch wütend, weil ...

Tom: Mein Gott nochmal! Ich gebe hier grad meine innersten Gefühle preis!

Ich: Könnten *Sie* Anns Wut verstehen, Tom? *(An Ann gewandt)*: Es klingt, als ob sich hinter dieser Wut sehr viel Schmerz verbirgt.

Ann: Ja, ich glaube, ich bin wütend, weil er mit *mir* nicht so redet, obwohl ich mich so sehr danach sehne.

Ich versuche, mich der Erfahrung der beiden Partner anzunähern. Ich will den Schmerz, den beide empfinden, und das Leid der Beziehung »halten«, um den beiden zu helfen, das gleiche zu tun. Wir schauen genauer auf Toms Schmerz: Er leidet darunter, daß er sich von Ann kontrolliert fühlt; und auf Anns Zorn: Sie ist gekränkt, weil sie als eine Art herrschsüchtiges Monster betrachtet wird: seine Angst, ihre Wut. Wir gehen auch auf Anns Familiengeschichte ein, vor allem darauf, daß sie sich mit dem Vater identifiziert, der sich von ihrer Mutter eingeengt und kontrolliert fühlte. Ann hat Angst, daß sich dieses Muster in ihrer eigenen Ehe wiederholen könnte. Beide können den Schmerz, den der Partner in seiner Herkunftsfamilie erlebt hat, mit- und nachfühlen. Sie erkennen allmählich, daß ihre derzeitige Beziehung über die Macht verfügt, diese Wunden entweder zu vertiefen oder zu heilen. Wenn ihre Verbundenheit »gehalten« wird, können beide anfangen, diese Gefühle aus früheren Beziehungen aufzuarbeiten. (Traditionelle Therapien wählen häufig den umgekehrten Weg: Erst nachdem die Probleme des einzelnen oder Verletzungen aus der Herkunftsfamilie erfolgreich aufgearbeitet sind, wird die Paartherapie aufgenommen.)

Aus unseren Geschlechterdialogen weiß ich, daß hier weitere unsichtbare Beziehungselemente am Werk sind: das häufig unterschiedliche Zeitempfinden bei Männern und Frauen; die unterschiedlichen Fähigkeiten, sich entweder auf viele Dinge gleichzeitig (Frauen) oder nur auf eine einzelne Sache zu konzentrieren (Männer); die unterschiedliche Wahrnehmung des Beziehungskontextes; die unterschiedliche Art, wie Männer und Frauen ihren Zorn zum Ausdruck bringen oder wie sie beschreiben, inwiefern der Zorn den einzelnen Partner oder die Beziehung verletzt; die Unterschiede in der Beziehungsneugier; die unterschiedliche Aufmerksamkeit für die Kontinuität der Verbundenheit; und natürlich die Machtunterschiede innerhalb und außerhalb der Beziehung.

Tom brauchte zum Beispiel mehr Zeit, um seinen Gefühlszustand zu beschreiben, ein Umstand, den beide berücksichtigen müssen. Wenn Ann den Eindruck hatte, daß Tom versuchte, sie an seinen Gefühlen teilhaben zu lassen – und ihr zeigte, daß er sich darum bemühte, anstatt der Sache auszuweichen oder Ann als Monster hinzustellen –, konnte sie sich entspannen und diesen gemeinsamen Prozeß, in dem sie eine übereinstimmende Wellenlänge für den emotionalen Dialog suchten, sogar genießen.

Unterschiede können ein Segen für eine Beziehung sein. Als Ann und Tom lernten, an geschlechtsspezifischen Unterschieden zu arbeiten, lernten sie auch, mit allgemeinen Unterschieden besser umzugehen, zum Beispiel mit ihrer unterschiedlichen Einstellung zu Krankheiten. Tom war ein bißchen hypochondrisch veranlagt und überzeugt, daß sein Hörvermögen beeinträchtigt war. Ann war eine Stoikerin, die sich sogar dann standhaft weigerte, einen Arzt zu konsultieren, wenn sie sich eine Lungenentzündung eingefangen hatte. Beide können von der Einstellung des jeweils anderen enorm profitieren. Ann kann Tom auf den Boden der Tatsachen zurückholen, wenn er sich zu sehr in seine Taubheitsängste hineinsteigert, und Tom kann Ann zum Arzt schleifen, wenn sie über 40° Fieber hat.

Eine wichtige Frage, die Paare sich stellen müssen, vor allem in belastenden und trennenden Momenten, lautet: »Ergeben unsere Unterschiede in diesem Moment ein Plus oder ein Minus?« Das heißt: »Wie arbeiten wir mit unseren Unterschieden? Wie können wir sie zum Wohl des anderen und der Beziehung nutzen?«

Einführung der Verbundenheits- und Unverbundenheitssprache

Gegen Ende der zweiten Sitzung bin ich tief beeindruckt, welch große Fortschritte die beiden gemacht haben, und teile es ihnen mit. Um in Worte zu fassen, was sie erreicht haben, führe ich die Begriffe *Verbundenheit* und *Unverbundenheit* ein:

»Unser wichtigstes Ziel muß die Verbundenheit sein. Wenn wir nicht in Verbindung stehen, können sich alle möglichen Probleme einschleichen – die Vergangenheit, Anklagen gegen die Familie (du bist genau wie dein Vater, du bist genau wie deine Mutter), sexistische Klischees (typisch Mann! Typisch Frau!) und religiöse Vorurteile (du bist wie alle Protestanten, du bist wie alle Juden usw.). Wenn wir uns verbunden fühlen, können wir respektvoll über sämtliche Unterschiede sprechen, ohne in Klischees abzugleiten. Heute ist es Ihnen gelungen, diese Verbundenheit sogar noch weiter zu verstärken, weil Sie in der Unverbundenheit zusammengehalten haben. Haben Sie nicht auch diesen Eindruck?«

Ann: Ja. Wenn wir mitten in einem Streit stecken, sehe ich Tom oder die Beziehung häufig nicht mehr als Ganzes. Er wird irgendwie immer kleiner – wie mein Vater.

Tom: Und *du* immer größer – wie meine Mutter. *(Beide lachen.)*

Ich spreche von der *Kontinuität der Verbundenheit* – dem Wissen, daß die Beziehung weiterbesteht, auch wenn man räumlich voneinander entfernt ist oder sich getrennt fühlt – und davon, daß geschlechtsspezifische Erfahrungen darauf Einfluß nehmen können, wie man diese Kontinuität wahrnimmt und bewertet. Check-ins sind hilfreich für die Bewahrung der Kontinuität. Ein Check-in, zum Beispiel in Form eines kurzen Anrufs bei der Arbeit, ist ein Mittel, mit dem man jederzeit »die Temperatur der Beziehung messen kann«. Es ist eine Möglichkeit, im »Wir« zu bleiben, auch wenn man gerade nicht die Zeit oder die Kraft hat, tiefer in die Materie einzudringen. Sich kurz zu fassen ist manchmal schwierig, vielleicht besonders für die Frau. Wie eine Frau es formulierte: »Manchmal müssen wir darauf aufpassen, daß unsere Check-ins nicht zu Gesprächen ›ausarten‹.«

Die Fähigkeit, gemeinsam zu entscheiden, wann man dieses längere Gespräch führt, ist sehr wichtig.

Schließlich frage ich Tom und Ann, ob sie jetzt noch einmal versuchen wollen, ihre Absichtserklärung zu verfassen. Sie schlagen vor, die Erklärung in Dialogform zu schreiben, ein Satz von Ann, ein Satz von Tom. Sie schließen mit den Sätzen:

Ann: Wir wollen eine sichere und liebevolle Umgebung für den anderen schaffen.
Tom: Und – vergiß nicht! – für die Beziehung!

In unserer Gesellschaft wird viel Gewicht darauf gelegt, daß man verhandelt und Kompromisse schließt, daß man sich »auf verschiedene Standpunkte einigt« oder zu einem Konsens gelangt, bei dem jeder Beteiligte ein bißchen von dem erhält, was er will. Dabei handelt es sich im Grunde um »Ich/Du«-Ansätze, die leicht in Sackgassen führen können. Wir sprechen hier über etwas anderes. Es geht nicht darum, daß Tom oder Ann »bekommen, was sie wollen«, sondern daß sie das, was sie in der Beziehung zum anderen sind, erweitern. Das Modell der »verschiedenen Standpunkte« kann zur Hölle für Ehepartner und Familien werden, weil sich die *Beziehung* nicht bewegen kann und keinen Raum zur Entfaltung erhält. Jeder bekommt sozusagen, was er will, bleibt aber auf dem Planeten seiner Wahl.

Hier geht es aber nicht darum, daß Tom und Ann einen Kompromiß schließen, bei dem beide teilweise gewinnen. Es geht darum, daß sie gemeinsam etwas erschaffen, das größer ist als jeder einzelne von ihnen, größer als die Summe ihrer Teile: Sie erschaffen ein »Wir«, das dann wiederum jedem Partner die Möglichkeit gibt, mehr er selbst zu sein. Wenn das »Wir« gewinnt, gewinnt der einzelne weniger, als daß er daran *reift*. Es entsteht dann etwas Neues. Und wenn man dieses Neue immer wieder erschafft, wachsen auch das Vertrauen und die Zuversicht, nicht nur bei den Individuen, sondern auch in der Beziehung.

Einige Wochen lang lief alles besser. Tom und Ann arbeiteten zu Hause gut zusammen und schafften es, daß ihre Unterschiede ein Plus ergaben, vor allem im Hinblick auf ihre Söhne: »Wir versuchen – gemeinsam – herauszufinden, wo die Grenzen des ›Wir‹ im Verhältnis zu ihnen verlaufen.« Sie fingen an, eine Sprache der Verbundenheit zu benutzen. (»In diesem Augenblick ist unsere Verbundenheit besonders stark oder zerbrechlich oder liebevoll.«) Dank der stärkeren Verbundenheit war es ihnen möglich, auf die schwierigsten Knoten in ihrer Beziehung zurückzukommen und sie gemeinsam aufzulösen. Der Humor, der sie einst zusammengeführt hatte, erlebte ein erfolgreiches, beglükkendes Comeback. Tom sprach immer vom »großen P – für Panik« und sagte zum Beispiel: »Paß auf – jetzt kommt gleich wieder eine Panikattacke.« Es wurde klar, daß der Humor zu den wichtigsten Ressourcen ihrer Beziehung gehörte:

Tom: All das Gerede, wie wichtig die Beziehung ist, dringt allmählich zu mir durch. Annie, wenn auf deinem Grabstein stünde: IN BEZIEHUNGEN WAR SIE EINSAME SPITZE – wäre das genug?

Ann: Absolut! Obwohl ich gern noch eine zweite Zeile hätte. Und vielleicht noch eine dritte – so etwas wie: IN DIESER DISZIPLIN WURDE SIE ALLJÄHRLICH ZUM CHAMPION GEWÄHLT.«

Tom: Verstehst du, daß ich mir nicht mal ansatzweise *vorstellen* kann, daß das genug wäre? Für mich wäre es eine Demütigung – ein Scheitern –, und ich *schäme* mich, das zu sagen.

Die fünfte Sitzung
Ein neuer Rahmen für die Unabhängigkeit

Die fünfte Sitzung begann mit einer Katastrophe. Ann und Tom kamen wütend und entmutigt herein. Sie waren wieder unfähig, einander auch nur anzuschauen, und fielen erneut in die Anklage der dritten Person: »Er sagte«/»sie sagte«. Was ich auch versuchte – nichts half. Anlaß der Entzweiung war das Geld für einen Urlaub, ein Streit über Toms Geiz und über Anns Verschwendungssucht. In einer Sackgasse wie dieser ist es wichtig, daß man die Aufmerksamkeit zunächst auf den Zustand der Beziehung und nicht auf den konkreten Anlaß richtet. Ich frage: »Wo ist das ›Wir‹? Was braucht das ›Wir‹ in diesem Moment?«

Tom: *(explodierend)* Das »Wir«? Wie zum Teufel soll ich an das »Wir« denken, wenn ich an das »Ich« denke? Mein Gott nochmal!

Ann: *(wütend)* Ich kann gar nicht an mich selbst denken, *ohne* an uns zu denken. Ich verstehe, was Sie zu tun versuchen, wenn Sie nach dem »Wir« fragen, und für ihn mag das auch richtig sein, aber mir macht das »Wir« angst. Mein ganzes Leben hat sich im »Wir« abgespielt. Wenn Sie mich jetzt nach dem »Wir« fragen, ist das wie ein rotes Tuch für mich – ich verliere das »Ich«. Im Grunde habe ich das Gefühl, daß Sie überhaupt nicht verstehen, wie das aus meiner Sicht ist – wie es für eine Frau ist. Vielleicht sollten wir zu einem weiblichen Paartherapeuten gehen.

Ich: Ich sehe ein, daß ich als Mann vielleicht Probleme damit habe, es von Ihrer Warte aus zu sehen, aber könnten Sie nicht versuchen, es mir zu erklären?

Ann: Ich habe Angst, daß meine Bedürfnisse in der Arbeit am »Wir« untergehen – daß ich mich viel zu sehr anpasse, wenn ich mich in ihn einfühle, und daß ich als Verliererin aus der Sache rauskomme. Sie verlangen, daß ich mich mit zu wenig zufriedengebe.

Ich gehe auf ihre Besorgnis ein und sage: »Es ist wichtig, daß Sie immer offen sagen, wenn Sie das Gefühl haben, daß Ihre Bedürfnisse in unseren Gesprächen nicht genügend berücksichtigt werden. Darauf müssen wir alle achten. Zur gegenseitigen Verbundenheit gehört, daß wir alle ehrlich miteinander umgehen und bereit sind, uns der Wahrheit zu stellen. Wir stehen alle auf derselben Seite – wir alle wollen uns nicht mit zu wenig zufrieden geben.«

Ann: Bei Tom bin ich mir da nicht so sicher.

Tom: Wenn du so gut in diesen Sachen bist, warum kannst du dann nicht verhindern, daß es mir angst macht?

Ann: Ich bin auch keine Expertin für Beziehungsfragen. Ich fühle mich auch hilflos, und ich hab es satt, mich immer um dich zu kümmern.

Tom: Schau – ich muß erst mal meine *eigenen* Probleme aufarbeiten, meinen eigenen Mist wegschaufeln, das ist alles. Vielleicht kann ich mich dann auf diese Sache einlassen, aber vorher nicht.

Das ist eine so radikale Veränderung im Vergleich zu unserer letzten Sitzung, daß mir ein Licht aufgeht. Ich frage Tom nach seiner Einzeltherapie bei einem bekannten Individualpsychologen. Es stellt sich heraus, daß dieser Therapeut fünf Wochen in Urlaub war – seit unserer ersten Sitzung – und letzte Woche zurückgekehrt ist. Tom hatte ein intensives Gespräch, in dem es um die Kindheitsbeziehungen zu seinen Eltern ging, und seither hat er sich aus der Beziehung mit Ann zurückgezogen.

Eine Einzeltherapie von einem oder beiden Partnern eines Paares, das gleichzeitig eine Paartherapie macht, kann überaus hilfreich sein, wenn die Therapie auf eine Verbesserung der Beziehung hinarbeitet. Meistens ist das der Fall. Dennoch ist Toms Haltung nicht ungewöhnlich. Eine stärker auf das Selbst ausgerichtete Einzeltherapie kann die Egozentrik betonen, in ein System bringen und verfestigen. Sie kann dazu führen, daß ein Mann mit allen verborgenen Winkeln seines Selbst vertraut wird, aber nichts über die Wege einer wechselseitigen Beziehung lernt. Ein aufgewertetes, narzißtisches Ich wirkt trennend.

Bei der Paartherapie, in der die Beziehung stets präsent ist und immer mit im Raum steht, ist es häufig leichter, an den Beziehungsfähigkeiten von Männern zu arbeiten und männliche Stärken in Beziehung zu setzen. Dadurch können Männer auch einmal lernen, was wechselseitige Empathie und die Entwicklung durch und zur Verbundenheit bedeutet. In einem ersten Schritt kann sich der Mann in einer Paartherapie vom »Selbst« zum »Wir« bewegen. Die Erkundung des »Wir« erscheint Männern häufig sicherer als die Erkundung »des anderen«. Wenn der Mann einmal im »Wir« ist, fühlt er sich vielleicht eher in der Lage, nach »dem anderen« zu fragen, und kann sich dann, durch das Einlassen auf diese Unterschiede, mit Empathie auf eine wechselseitige Beziehung zubewegen.

Deshalb sage ich jetzt zu Tom: »Ich kann wirklich nachempfinden, wie Ihnen zumute ist, weil ich ja einiges von Ihren früheren Verletzungen weiß. Sie haben vermutlich das Gefühl, daß Sie weniger Sie selbst sein können, wenn Sie sich ganz auf die Beziehung einlassen?«

Tom: Weniger! Wenn's nur das wäre! Ich verliere mich vollständig - sie ist so beherrschend!

Ich: Ich weiß, daß Sie das so empfinden. Aber haben Sie nicht in den letzten Wochen die Erfahrung gemacht, daß Sie durch eine echte Verbundenheit mit Ann *mehr* sie selbst sein können? Daß Sie sich lebendiger fühlen, mit mehr Freude und Energie an das Leben herangehen und es erfolgreicher bewältigen können?

Tom denkt darüber nach, seufzt und sagt traurig: »Ja, das stimmt.«

Ich: Was hält Sie also davon ab, eine gute Verbindung mit Ann aufrechtzuerhalten?

Tom: Ich habe Angst, daß ich mich verliere, wenn ich mich mit ihr zusammen auf die Beziehung einlasse. Für Ann ist das etwas, dem »nach oben keine Grenzen gesetzt sind«, aber für mich ist das wie »die Spitze des Eisbergs« – der größte Teil liegt unter der Oberfläche. Ich hatte den Punkt erreicht, daß ich alles vor ihr geheimgehalten habe. Ich hab versucht, alles allein zu bewältigen. Wer etwas erreichen will, muß es allein tun. Wie den Mount Everest besteigen.

Ann *(bewegt)*: Schatz, kein Mensch hat den Mount Everest je allein bestiegen. *(Tom lächelt.)*

Ich: Vielleicht liegt die Heilung für Sie genau hier, in dieser Beziehung. Vielleicht sollten Sie sich darauf konzentrieren, wo Sie hier und jetzt in der Beziehung sind.

Ann: Ich möchte dir helfen, Tom.

Tom: Ich denke, du bist es leid, mir immer helfen zu müssen.

Ann: Wenn du mir gegenüber offen bist, wenn wir es gemeinsam anpacken, werd ich es nie leid sein. Du mußt das nicht allein machen.

Zum erstenmal seit Jahren fängt Tom an zu weinen. Er greift nach Anns Hand und sagt: »Ich weiß nicht, ob ich das kann.«

Wir sitzen eine Weile schweigend da. Aber die Atmosphäre hat eher etwas von Ruhe als von Stille, von der friedvollen Ruhe geteilten Leids. Ohne daß es einer von uns ausspricht, wissen wir alle, daß etwas geschehen ist. Ich spüre, daß wir auf der Schwelle zu dem stehen, was wir den *Übergang zur Gegenseitigkeit* nennen.

Das »Wir« durch eine Unverbundenheit »halten«

Am Beginn der folgenden Sitzung kommen Tom und Ann Hand in Hand herein. Irgend etwas hat sich verändert.

Sie beschreiben ein Erlebnis, das sie als »Durchbruch« bezeichnen. An einem frostig kalten Abend in der vergangenen Woche gingen sie auf ihr Haus zu und gerieten in einen schrecklichen Streit. Schließlich standen sie in der beißenden Kälte vor der Haustür. Beide fühlten sich wie Versager. Keiner wußte, was er noch sagen sollte. Sie standen einfach einige Minuten lang ganz still vor ihrer Haustür. Beide wußten, daß sie einfach nur durch die Tür gehen mußten, um sich in diesem Moment und vielleicht für immer voneinander zu lösen. Keiner machte Anstalten, die Tür zu öffnen. Schweigend, gemeinsam, weigerten sie sich, durch diese Tür und in die Einsamkeit zu gehen. Sie hatten die äußerste Grenze des Gewohnheitsmäßigen erreicht, und in diesem Moment gab es nichts, das an seine Stelle treten konnte.

Und dann geschah etwas. Beide konnten es beschreiben, aber keiner konnte es erklären. Es hatte nichts damit zu tun, daß einer plötzlich zu einer »Einsicht« gelangt wäre, zu einer neuen Wahrnehmung von sich selbst oder dem Partner. Tatsächlich beschrieben sie das Ereignis als das genaue Gegenteil: ein Gefühl, wie Tom sagte, »daß wir alles getan hatten, was uns möglich war, und daß jetzt etwas Neues passieren mußte, und dieses Neue war einfach, ich weiß nicht, einfach zusammenzusein, da draußen in der Kälte.«

Ann fügt hinzu: »Genau so habe ich es auch empfunden – einfach zusammensein, in der Niederlage. Und dann … fast unmerklich, auf eine traurige, aber *neue* Art, waren wir plötzlich im ›Wir‹.«

»Wir waren wirklich zusammen«, sagt Tom, »wir fanden auf ganz neue Weise zueinander, wie ich es noch nie zuvor erlebt habe. Es war, als ob du und ich gar keinen Einfluß darauf hätten, es war einfach ein neues Gefühl für das Zusammensein, und was mich betrifft, für Ann. Es war nichts Mystisches, es war leise, faßbar, konkret, man konnte es fast mit Händen greifen. Ich schätze, die beste Art, es zu beschreiben, ist die, die wir hier angewendet haben: Wir waren einfach mit jeder Faser unseres Seins im ›Wir‹.«

Tief bewegt höre ich ihnen zu. Tom, Ann und ich spüren, daß dies ein bedeutsamer Augenblick war, der einen grundlegenden Wandel bewirkt hat. Sie hatten das Ende der alten, sicheren Wege erreicht, die vertrauten Strategien waren gescheitert; sie mußten »loslassen«, die Vorstellung aufgeben, daß sie die Ereignisse steuern könnten, und ergaben sich gemeinsam in das, was nun geschehen würde. Sie ließen gemeinsam los. Sie hatten gemeinsam erkannt, daß es sinnlos war, auf den alten Wegen weiterzugehen, aber weil sie die Hoffnung hatten, daß es einen neuen Weg für sie gab, konnten sie sich zusammen auf dieses Neue zubewegen. Und der Wandel hatte sich nicht zuerst in einem von ihnen vollzogen. Der erste Veränderung erfolgte im und über das »Wir«. Und durch das Zusammensein in dieser wechselseitigen Bezogenheit fühlte sich dann wiederum jeder einzelne lebendiger, authentischer und mehr im Einklang mit sich selbst.

Damit ist die Grundlage geschaffen, auf der man lernen kann, das »Wir« während einer Unverbundenheit »zu halten«. Von dieser Fähigkeit hängt entscheidend ab, ob eine Beziehung wächst oder verkümmert. Wenn ein Paar wächst, lernt es, das »Wir« durch die Unverbundenheit zu halten und dadurch die Verbundenheit zu stärken. Wenn es nicht wächst, verliert es das »Wir«-Gefühl während einer Unverbundenheit, zerfällt in isolierte Individuen und gerät immer tiefer in die Unverbundenheit hinein, bis es schließlich vollständig blockiert ist. Die einen bewegen sich auf mehr Gegenseitigkeit zu, die anderen driften in die Isolation.

Nach diesem Erlebnis fingen Tom und Ann an, sich wirklich zu bewegen, und entwickelten immer mehr das Gefühl von - einfach ausgedrückt - »Wir sitzen in einem Boot«. Meine - und ihre - oberste Priorität war es, »die Beziehung« in jeder Situation, ob heiter oder ernst, miteinander und füreinander »zu halten«. Man »hält« das Gefühl, daß eine dauerhafte Verbundenheit *da ist*, so ähnlich wie man den Kontakt zu seinen Kindern »hält« - die Beziehung ist immer in Bewegung, verschwindet aber nie völlig aus unserem Bewußtsein. Die Verbundenheit oder zumindest das

Vertrauen darauf bleibt bestehen, auch wenn die andere Person weit entfernt oder eine Unverbundenheit offensichtlich ist. Man kann sich einem anderen Menschen tief verbunden fühlen, auch wenn er viele tausend Kilometer entfernt ist, oder dieses Gefühl verlieren, obwohl man sich im selben Raum - oder Bett - befindet. Und im Hinblick auf Konflikte kann das »Halten des Wir« bedeuten, daß man in den Konflikt hineingeht oder auch, daß man sich eine Weile daraus löst und später zurückkommt.

In unserer Gesellschaft ist dieses »Halten« schon immer die Aufgabe der Frauen gewesen; in der Paartherapie helfe ich Tom und Ann, es als »unsere« Aufgabe wahrzunehmen und zu beschreiben. Es gibt geschlechtsspezifische Unterschiede bei diesem »Halten«. Manchmal kommt es Ann so vor, als verlöre Tom das Gefühl für das *unmittelbare* »Wir«. Tom kommt es manchmal so vor, als verlöre Ann im emotionalen Auf und Ab und während schwieriger Phasen ihr Vertrauen in das *langfristige* »Wir«. *Den jeweils anderen an dem Ort zu treffen, wo er sich allein gefühlt hat*, und solche Unterschiede nicht einfach als gegeben hinzunehmen macht dieses Halten zur gemeinsamen, zu »unserer« Aufgabe.

In diesem »unser« liegt die Gegenseitigkeit. Der Vorstoß zum »Wir« erlaubt »uns«, die Verbindung zu »halten«, wenn andere Kräfte in der Einzelperson oder in der Welt daran zerren oder wenn dunkle Wolken der Angst, Wut, Gekränktheit, Reizbarkeit oder Langeweile über der Partnerschaft aufziehen.

Wie trägt das »Halten des Wir« dazu bei, daß sich Tom und Ann auf mehr Gegenseitigkeit zubewegen können?

Gegenseitigkeit entsteht, wenn zwei Stimmen in einen echten Dialog eintreten. Tom und Ann fühlen sich vom anderen gesehen und gehört, beide lassen sich vom anderen bewegen, und beide fühlen, daß sie den anderen und die Bewegung des »Wir« beeinflussen. Wir nennen das gegenseitige Empathie.[4]

Tom und viele andere Männer fühlen sich in der Beziehung häufig im Schweigen gefangen, in der Zwickmühle zwischen der Angst vor Verbundenheit und der Angst, die Partnerin zu verlieren. Tom fürchtet, daß »etwas passieren könnte«, und verteidigt deshalb den Status quo der Beziehung zu Ann. Leider hat Tom wie viele andere Männer wenig Übung darin, Beziehungsereignisse zu antizipieren. Viele Männer müssen erst aus der Beziehung fliehen oder sie zerstören, um wirklich zu *fühlen*, was sie verlieren könnten, und um zu erkennen, daß sie genau das wollen, wovor sie flüchten. Die Tatsache, daß Männer so häufig in der Zwickmühle zwischen Beziehungspanik und Verlustangst feststecken und davor zurückschrecken, sich auf unbekannte Beziehungsbewegungen einzulassen, hat vermutlich viel damit zu tun, daß es ihnen schwerfällt, Beziehungsereignisse vorauszusehen und zu erinnern.

Ann (und vielen anderen Frauen) fällt es relativ leicht, Beziehungsbewegungen zu initiieren. Als Ann erkennt, daß Tom seinen egozentrischen Standpunkt aufgibt und sich aus eigenem Antrieb um mehr Gegenseitigkeit bemüht, kann sie mehr von sich selbst in die Beziehung einbringen. Frauen sind häufig enttäuscht und verzweifelt darüber, wie wenig Nähe in der Beziehung zu Männern möglich ist. Ann und viele andere Frauen haben »das ›Wir‹« traditionell auf Kosten ihrer eigenen Stimme »gehalten« und brauchen daher das Gefühl, daß die Männer ihren Teil beim Halten des »Wir« übernehmen. Während die Entwicklung zu mehr Gegenseitigkeit bei den Männern meist vom »Ich« über das »Wir« zum »Du« verläuft, vollzieht sie sich bei den Frauen anders: Die Bewegung geht weniger vom »Ich« zum »Wir« im Sinne einer »entweder/oder«-Konzeption, sondern folgt eher dem Konzept eines sich ausweitenden »und«. Durch die Initiierung einer Beziehungsbewegung wird das »Wir« erweitert und dann gemeinsam mit dem Mann immer weiter ausgebaut, wenn es von beiden gemeinsam gehalten wird. Je länger der Prozeß des gemeinsamen Haltens währt, desto mehr Kraft gewinnt auch die »Ich«-Stimme der Frau.

Bei Tom versuche ich, darauf hinzuwirken, daß er von seiner egozentrischen Sichtweise abrückt und erkennt, daß er sich auf das »Wir« und die *andersartige* Erfahrung von Ann (und von anderen Menschen) einlassen kann, ohne Wertungen oder Vergleiche vorzunehmen. Ich bemühe mich, ihm zu vermitteln, daß er die Beziehung zu Ann beeinflussen kann – und zulassen kann, daß die Beziehung ihn beeinflußt –, ohne sich selbst zu verlieren. Mein Interesse gilt weniger Toms männlicher »Rolle« und »Identität« – die bereits klar definiert sind – als vielmehr seinen männlichen »Beziehungsfähigkeiten« – die größtenteils abgewertet und undefiniert sind. Ich verwende meine ganze Kraft darauf, den Bewegungsimpuls von Toms »Selbst« auf Toms »Beziehungen« zu verlagern. Ich halte die Überzeugung aufrecht, daß wir uns keine Sorgen um Toms »Selbst« machen müssen, wenn die Qualität seiner Beziehungen in Ordnung ist. Seine Stärken werden sich sogar ganz von allein entfalten und weiterentwickeln, wenn er sie in die Beziehung zu Ann einbringt.

Bei Ann versuche ich, darauf hinzuwirken, daß sie weniger Beziehungsarbeit für das Paar leistet und besser versteht, was es mit der Angstreaktion, dem emotionalen Timing und dem Gesprächsstil der Männer auf sich hat. Ich helfe ihr, *ihre* Erfahrung bei einem Konflikt darzustellen und ihren Standpunkt zu behaupten. Ich versuche, ihr zu vermitteln, daß sie weniger Energie in die eigene Rechtfertigung und mehr Energie in kreative Veränderungen investieren sollte. Da Ann sehr viel Aufmerksamkeit auf die Beziehung und auf die andere Person – Tom – richtet, setze ich all meine Kraft ein, um den Bewegungsimpuls wieder auf sie selbst in dieser Beziehung zurückzuverlagern. Ich halte die Überzeugung aufrecht, daß sie mehr sie selbst sein kann und mehr Macht und Einfluß in der Beziehung gewinnt, wenn sie das Gefühl hat, daß Tom das »Wir« *mit* ihr »hält« – vor allem während einer Unverbundenheit.

Während wir uns gemeinsam um mehr Gegenseitigkeit bemühen, bewegen sich Tom, Ann und ich immer in drei Richtungen gleichzeitig: vom »Selbst/der andere« zum »Wir«; von »Ich, Tom« zu »Wir Männer« und von »Ich, Ann« zu »Wir Frauen«; und von der Verbundenheit über die Unverbundenheit zu erneuter Verbundenheit (von der Sackgasse zum Durchbruch).

Wenn man betont, wie wichtig es ist, gegenseitige Verantwortung für das »Wir« zu übernehmen, kann sich das als neuer, belebender Denkansatz für uns alle erweisen. »Ich«-Äußerungen – wie »ich denke X« oder »ich fühle Y« – werden natürlich ermutigt, aber es reicht nicht, die eigenen »Gefühle herauszulassen«. Man muß sich auch bewußt sein, wie es sich auf die andere Person und auf die Beziehung auswirkt. »Ich«-Aussagen, die mit Rücksicht auf den Beziehungskontext und in der Absicht gemacht werden, die Verbundenheit zu stärken, bringen Tom und Ann zu größerer Klarheit und Authentizität; »Ich«-Aussagen ohne diese Bewußtheit und Intention verfestigen die Sackgasse.

Wie die Männer und Frauen in den Dialoggruppen können Tom und Ann die schwierigsten Probleme erst in Angriff nehmen, nachdem dieser Umschwung zur Gegenseitigkeit eingesetzt hat. Von diesem neuen Ort der Verbundenheit und geteilten Absicht aus können sie zu den alten Problemen zurückkehren, die bei ihnen in eine Sackgasse führten – Geld, Krankheit, Religion, ethnische Herkunft, Kinder, Familie –, und auf neue Weise zuhören, reagieren und sich unvoreingenommen mit den psychischen Fakten auseinandersetzen. Es ist erstaunlich, wie dieselben Fragen, die zu einem feindseligen Schweigen führten, jetzt lebhafte Diskussionen auslösen. Angst, Sehnsucht und Wut können gefahrlos aufgegriffen werden. Der Humor, den sie beide dabei zeigen, hat nichts von einer »sublimierten Aggression« im Freudschen Sinn, sondern steht eindeutig im Dienst der Verbundenheit.

Wie die Männer in den Dialoggruppen fühlte Tom sich zunehmend kompetenter in Beziehungsfragen oder, wie er es ausdrückte, »gut im ›Empathie-Machen‹«.

Ann entgegnete: »Ich wußte immer, daß das Potential da war.«

Tom und Ann waren immer besser in der Lage, das »Wir« auch in der Zeit zwischen unseren Sitzungen »zu halten«. Sie achteten auf das »Wir«, das größer war als sie beide – auf ein »Wir« mit einer lebendigen Vergangenheit und Zukunft. Wir vergrößerten den Abstand zwischen den Sitzungen und trafen uns nur noch etwa einmal pro Monat. Die beiden zogen mich zwar gelegentlich zu Rate, wenn sie in eine Krise gerieten, aber das war offenbar eher ein Zeichen für ihre neue Lebensweise an den Wachstumsrändern der Beziehung als für ein Mißglücken des Versuchs, das wachsende »Wir« zu bewahren. Ich half ihnen, Sackgassen neu zu interpretieren, um die positive Entwicklung zu unterstützen. Im folgenden will ich einige dieser Neu-Interpretationen beschreiben.

Neu-Interpretation depressiver Zustände

Zu Beginn der Sitzung berichtet Ann, sie sei in den letzten Wochen sehr niedergeschlagen gewesen. Wir sprechen darüber. Tom, frustriert und besorgt, fragt mich: »Glauben Sie, Ann braucht ein bißchen Fluctine?«

In Anbetracht der Beschreibung, die Ann mir gegeben hat, sehe ich keinerlei Anzeichen für eine endogene Depression. Also trotze ich tapfer dem immensen gesellschaftlichen Druck, der auf uns Ärzte einwirkt, und sage: »Nein, das glaube ich nicht.«

»Wie wär's mit ein bißchen Zoloft?« fragt Tom.

»Wie wär's mit ein bißchen Umdenken?« frage ich zurück. Ich helfe den beiden, Anns »Depression« als Zeichen dafür zu sehen, daß ihre Beziehung in Bewegung ist. Es stellt sich heraus, daß Ann durch die größere Verbundenheit mit Tom immer mehr erkannte, wie anders es für sie war, ihre Traurigkeit und ihre Verletzlichkeiten zu teilen. Sie hatte zum Beispiel sehr damit zu kämpfen, daß sie ihren Sohn vermißte, der für einige Monate als Austauschschüler nach Europa gegangen war.

Tom: Aber wenn sie so deprimiert ist, woher soll ich dann wissen, wann ich sie einfach weinen lassen soll und wann ich versuchen soll, sie zu trösten?

Ich: Sie könnten sie fragen. Warum fragen Sie Ann nicht, wie es ihr geht und wie Sie ihr helfen könnten?

Tom tut es.

Ann antwortet nicht.

Ich frage: »Was hält Sie davon ab, Tom zu antworten, Ann?«

Ann: Ich halte mich selbst zurück, so als hätte ich selbst Angst. Es fällt mir immer noch leichter, an dem festzuhalten, was ich kenne, also zum Beispiel mit meinen Freundinnen zu reden und nicht mit Tom. Ich möchte es ihm schon erzählen, aber ich weiß einfach nicht genau, wie er reagieren wird – ich habe mich so oft im Stich gelassen gefühlt.

Ich: Wir müssen das, was neu in der Beziehung ist, alle gemeinsam halten. Könnte der Weg aus der Depression jetzt nicht vielleicht durch die Beziehung führen, wenn Sie es zulassen, daß Tom in Ihrer Traurigkeit bei Ihnen bleibt?

Das hilft. Männern fällt es häufig sehr schwer, nach den Empfindungen anderer *zu fragen*. Wenn Tom in der Lage ist, nach der Ursache von Anns Niedergeschlagenheit zu fragen und in der Trauer bei ihr zu bleiben, kann Ann auf eine stärker verbundene, weniger deprimierte Weise mit ihrer Traurigkeit fertigwerden. Miller und Stiver nehmen eine wichtige Unterscheidung zwischen Depression und Traurigkeit vor: Wenn die Traurigkeit sich nicht in der Bezogenheit bewegen kann, durch den Prozeß der wechselseitigen Empathie, wird sie zur Depression.[5]

Dieser Beziehungsweg bietet eine alternative Betrachtungsweise der Depression. Wenn wir auf die »fünf guten Dinge« zurückschauen, die durch »echte Verbundenheit« entstehen, und dann das jeweilige Gegenteil nehmen, gelangen wir zu einer Definition von Depression, die auf der Unverbundenheit beruht: weniger Freude oder Energie, weniger Selbsterkenntnis und Erkenntnis des anderen, weniger Handlungsmöglichkeiten und der Wunsch nach weniger Verbundenheit (oder nach mehr Isolation). Das impliziert, daß diese depressiven Eigenschaften eine Folge der Unverbundenheit sind; der Weg aus der Depression verläuft also möglicherweise nicht über irgendeine egozentrische Analyse (oder über Pillen, die noch einsamer machen können), sondern über eine Stärkung der Verbundenheit.

Neu-Interpretation von Abhängigkeit und Unabhängigkeit

Tom und Ann haben eine Krise und rufen mich an. Als sie an diesem Morgen aufwachten, hatten sie sich sehr nah gefühlt und miteinander geschlafen. Aber dann war Tom, der in Gedanken schon bei einem wichtigen Geschäftsabschluß war, ohne ein Wort des Abschieds aus dem Haus gestürzt. Er fuhr gerade ihren Sohn zur Schule, als das Autotelefon klingelte. Es war Ann, die sich tief verletzt fühlte, weil er grußlos aus dem Haus gegangen war. Am Abend suchten sie mich auf.

Tom: Es ist schon wieder die alte Leier! Was ich auch tue, es ist nie genug. Du willst immer *mehr*!

Ann: Ich finde, es ist nicht zuviel verlangt, daß du dich von mir verabschiedest, vor allem wenn wir uns gerade so nah waren und miteinander geschlafen haben.

Tom: Die Beziehung läßt mir keinen Raum, um einfach ich selbst zu sein. Du bist so verdammt abhängig von mir, und du willst mich genauso abhängig von dir machen. Den ganzen Tag hast du mich getriezt, mich angerufen, mich aus Besprechungen herausgeholt und mich daran gehindert, mich auf meine Arbeit zu konzentrieren.

Ich: Lassen Sie uns versuchen, die Sache in einen anderen Rahmen zu stellen. Tom, was wäre passiert, wenn sie einfach mit Ann verbunden geblieben wären und sich heute morgen von ihr verabschiedet hätten?

Tom: Sie würde mich nicht nerven.

Ich: Also hätten Sie *mehr* Freiheit, nicht weniger?

Tom *(denkt darüber nach)*: Gut gesagt. Aber es ist so verdammt schwer für mich, immer in dieser Verbundenheit zu bleiben. Es ist eine Riesenanstrengung!

Ich: Vielleicht nicht. Es wäre keine große Sache gewesen, »Auf Wiedersehen« zu sagen – und dadurch wäre der ganze Tag anders gelaufen. Wir Männer haben diese innere Vorstellung, daß es eine ungeheure Belastung ist, mit den Gefühlen von Frauen umzugehen. Aber das stimmt nicht.

Tom *(lächelt)*: Sie meinen, der Eisberg ist eigentlich in *meinem* Kopf? *(Wir lachen alle.)*

Die falsche Dichotomie von Abhängigkeit/Unabhängigkeit verursacht viel Leid in Partnerschaften. Eine Beziehung ist kein Null-Summen-Spiel. Wenn Ann den Eindruck hat, daß auch Tom auf die Beziehung achtet, kann sie sich selbst anderen Dingen zuwenden. Sie ist weniger angespannt, wenn sie nicht die ganze Zeit auf der Hut sein muß und nicht ständig denkt, wie sie es ausdrückt: »Sobald ich meine Aufmerksamkeit auf etwas richte, das außerhalb der Beziehung liegt – auf meine Arbeit, auf mich selbst –, werden sich Tom und die Beziehung in Luft auflösen.« Sie fühlt sich eher in der Lage, die Initiative zu ergreifen und ihr eigenes Leben zu führen. Es geht nicht darum, daß Ann lernt, »unabhängiger zu sein«;[6] es geht darum, daß beide lernen, den Kontakt zu halten und darauf zu vertrauen, daß die Verbundenheit ihre individuelle Entfaltung und Kreativität fördern und bewahren wird. Anns Anruf per Autotelefon war etwas Neues – früher hätte sie so etwas nie getan. Wie sie es ausdrückte: »Ich gebe mich nicht mehr mit weniger zufrieden – und *wir* auch nicht.«

Die Pflege des »Wir«, wenn es unter Streß und Obsessionen leidet

Einige Monate später rufen die beiden wieder an. Tom ist wie besessen von seinem hektischen Berufsalltag. Er kann von nichts anderem mehr reden und hat selbst erkannt, ebenso wie Ann, daß er so nicht sein will. Er hat das Gefühl, daß der Streß ihn völlig beherrscht und daß er keine Kontrolle darüber hat. Auch Ann, die selbst Streß bei der Arbeit erlebt und unter der Last ihrer Haushaltspflichten leidet, hat endgültig genug. Sie weigert sich, Toms »Geschichten von seinem Berufskram« weiter anzuhören.

Sie kommen herein, und diesmal macht Ann den scherzhaften Vorschlag: »Wie wär's mit ein bißchen Fluctine für Tom? Ich hab gehört, es wirkt auch ganz gut gegen Zwangsneurosen.«

Während des Gesprächs versuche ich, Toms Arbeitswut in Beziehungsbegriffe zu fassen, das heißt, ich versuche zu erklären, daß die Lösung weder in Medikamenten noch in einer Analyse der Obsession liegt, sondern eher darin, daß er sich noch stärker auf die Beziehung einläßt. Jede Obsession bedeutet eine Abwendung von einem Leben in Verbundenheit. Ich sage, daß Tom den zwanghaften Gedanken an die Arbeit loslassen könnte, wenn er die Beziehung zur obersten Priorität macht. Ann stimmt zu und meint, sie sei immer bereit zuzuhören, wenn Tom von seiner Arbeit erzähle, solange sie das Gefühl habe, mit ihm verbunden zu sein.

»Wenn *du* interessant bist, ist auch deine Arbeit interessant für mich.«

Es stellt sich heraus, daß ein besonders kritischer Moment für die Beziehung eintritt, wenn Tom und Ann von der Arbeit nach Hause kommen. Wie bei vielen anderen Paaren, mit denen wir gesprochen haben, erfolgt der Bruch entlang der Geschlechterlinien: Ann will den Übergang gemeinsam mit Tom vollziehen; Tom will ihn gemeinsam mit seiner Zeitung vollziehen. Wir sprechen über spezifische Möglichkeiten, wie man den Übergang von der Arbeit zum Privatleben bewältigen kann – wie man nach einem anstrengenden Arbeitstag die Verbundenheit wiederherstellt. (Diese und andere Beziehungsschritte werden im nächsten Kapitel ausführlich erörtert.)

Einen Monat später beschreiben Tom und Ann in einer Sitzung, die sich als die letzte erweisen wird, wie ihnen die Neu-Interpretation der Arbeitswut geholfen hat. Anschließend schauen wir noch einmal gemeinsam darauf zurück, wie es kam, daß sie sich wieder gemeinsam voranbewegen:

Tom: Ich habe meine Angst jetzt ziemlich überwunden. Ich bin offen für *ihre* Erfahrungen und frage danach. Ich fühle mich jetzt viel besser in der Lage, mich um die Beziehung zu kümmern.

Ann: Es ist erstaunlich – ich habe jetzt das Gefühl, gehört zu werden. Nicht, daß es gar keine Probleme mehr gäbe – letzte Woche haben wir uns in die Haare gekriegt – er war zur Arbeit und ließ mich stundenlang warten. Ich fing an, wütend zu werden, aber so richtig wütend war ich eigentlich nicht, denn irgendwie hab ich gedacht: *Wir* haben uns da hineinmanövriert, wie kommen *wir* da wieder raus? Das Unglaubliche ist, daß seine Empathie mich plötzlich denken läßt: »Hmm, inwiefern habe ich eigentlich dazu beigetragen, daß ich früher in der Beziehung nicht präsent war? Was war *mein* Beitrag? Vielleicht habe *ich* zu selten die Initiative ergriffen? Ich sehe mich nicht als Opfer, sondern frage mich eher, welche Rolle *ich* bei dem Ganzen gespielt habe. Ich hätte bestimmt aktiver sein und mehr Initiative zeigen können.

Tom: Wenn wir anfangen zu streiten, habe ich jetzt das Gefühl, daß ich es *kann*, daß nicht mein ganzes Ego auf dem Spiel steht. Früher nahm ich an, daß ich die richtige Antwort parat haben müßte, daß mein Handeln meinen Wert ausmacht – jetzt weiß ich, daß es, was Ann betrifft, nichts damit zu tun hat. Ich kann mein egozentrisches Denken in dieser Hinsicht aufgeben, indem ich Ann nach ihren Empfindungen frage. *(Wendet sich Ann zu und schaut sie direkt an.)* Ich hab gedacht, du wärst so verdammt überempfindlich – jetzt weiß ich, daß deine Sensibilität ungeheuer gut für mich und die Beziehung ist.

Ann: Keiner von uns muß irgendwas allein bewältigen. Es ist wie ein unglaubliches Geschenk – dieses Gefühl, daß wir jetzt anfangen können, unsere gemeinsamen Möglichkeiten zu erforschen.

Tom: *Anfangen können*?! Uh-oh. Da haben wir's wieder!

Ann: Nach oben sind keine Grenzen gesetzt.

Genau ein Jahr später, auf den Tag genau, riefen sie mich an, um mir zu sagen, daß es ihnen und der Beziehung gut gehe.

* * *

Tom und Ann erzielten mit dieser Arbeitsmethode ein überaus positives Ergebnis. Das soll nicht heißen, daß jedes Paar einen Prozeß durchlaufen kann, der zu dieser Form gegenseitiger Verbundenheit führt. Wir alle, einschließlich Tom und Ann, *nähern* uns der Gegenseitigkeit bestenfalls immer weiter an. Die Unverbundenheiten sind immer präsent; die Frage ist, wie man damit umgeht, wieviel Energie man dafür aufbringen kann, »es immer wieder zu versuchen«. Die Bereitschaft, auf diese Weise an das Leben heranzugehen, ist bei jedem Menschen unterschiedlich ausgeprägt.

Häufig ist es schwierig. Die Bewegung zu mehr Gegenseitigkeit ist kein linearer Prozeß. Fortschritte wecken die Illusion, das Paar sei gegen alle Widrigkeiten gefeit, stark und voller Vitalität. Aber Rückfälle in scheinbar gewohnheitsmäßige Begrenzungen wirken entmutigend. Die Veränderung verändert sich ständig. Man stößt immer wieder auf unerwartete Hindernisse und Herausforderungen.

Ein lebendiges »Wir« kann sich nur entfalten, wenn es gepflegt und gefördert wird. Tom und Ann hatten das Glück, über alle möglichen Ressourcen für diese Aufgabe zu verfügen – Geld, Zeit, Therapie, flexible Berufstätigkeit. Für viele Paare ist das wesentlich schwieriger. Es ist ein mühsames Unterfangen, ein »Wir« zu finden, wenn die Ressourcen begrenzt sind und wenn man unter den Belastungen des Alltags leidet – zwei Berufe, der Streß bei der Arbeit, das Tempo auf der Autobahn und der Datenautobahn, die Tatsache, daß viele Wohlhabendere ihre Kinder nicht mehr einfach »nach draußen zum Spielen« schicken können, sondern sie zu ihren »Aktivitäten« und »Stunden« chauffieren müssen. All diese Faktoren wirken zusammen und machen es schwieriger, die Beziehung zu fördern und zu pflegen, ganz gleich wie fest die Absicht sein mag. Eine der nächstliegenden, aber häufig vernachlässigten Empfehlungen für Paare lautet, den Streß so weit wie irgend möglich abzubauen. Den meisten von uns fällt das schwer. Wir brauchen dringend neue Methoden des Streßabbaus und für eine Vereinfachung des Alltags. Wenn gleichgesinnte Paare sich zusammenschließen, können sie einander dabei unterstützen, einen alternativen Lebensstil zu entwickeln und den Streß zu reduzieren.

Wir alle sind von dem Werteverfall und der Gewalt betroffen, die für unsere moderne Gesellschaft kennzeichnend sind, ebenso wie von der tiefgreifenden Isolation und dem Mangel an Gemeinschaft, unter dem so viele Beziehungen leiden. Bei Rand- oder Minderheitengruppen fordern zudem begrenzte wirtschaftliche Mittel und die Auswirkungen gesellschaftlicher Unterdrückung in Form von Rassismus, Klassenvorurteilen, Jugendwahn, Diskriminierung von nicht-heterosexuellen Menschen und ähnlichem einen ungeheuren Tribut von Paaren. So beschreiben zum Beispiel Hopson und Hopson, daß die Geschichte der Sklaverei und des Rassismus, die so entscheidend für die Erfahrungen von

Afroamerikanern ist, starken Einfluß auf die heutigen Beziehungen zwischen schwarzen Männern und Frauen hat.[7] Man kann nicht über einzelne Beziehungen sprechen, ohne diese kontextuellen Aspekte zu berücksichtigen.

Viele Männer und Frauen bleiben trotz eines abgenutzten oder angespannten »Wir« zusammen. Manchmal verfügen sie nicht über die finanziellen Mittel, um sich eine Trennung leisten zu können. Manchmal bieten sich bestimmte Teile des Paarlebens für eine Bewahrung des »Wir« an, zum Beispiel »wer wir beruflich sind« oder »wer wir im Verhältnis zu unseren Kindern sind«. Dieses partielle »Wir« kann lange Zeit so tragfähig sein, daß es den Partnern und ihren Kinder hilft, ein erfülltes Leben zu führen.

Aber wir sind keineswegs der Ansicht, daß jedes Paar zusammenbleiben sollte. Ein Paar kann durchaus zu dem Schluß gelangen, daß es kein lebensfähiges »Wir« mehr gibt. Wenn das der Fall ist, kann das Beziehungsmodell dazu beitragen, die Trennung mit weniger Scham- und Schuldgefühlen zu bewältigen. Ein junges Paar, das zu uns in die Therapie kam, überlegte, ob es heiraten sollte oder nicht. Sie kannten sich seit einigen Jahren, steckten aber in einem schmerzlichen Konflikt fest, der dazu führte, daß sie weder mit noch ohne den anderen leben konnten. Nach einigen Sitzungen, in denen wir uns auf die Frage konzentrierten, ob ein lebendiges, wachsendes Wir existierte, das beide Partner stärkte und sich auf eine größere Gegenseitigkeit zubewegte, gelangten sie - gemeinsam - zu dem Ergebnis, daß es ein solches »Wir« nicht gab. In der letzten Sitzung sagte die junge Frau:

»Wissen Sie, ich hasse nicht ihn, ich hasse die *Beziehung* zu ihm.« Es war ein trauriger Augenblick, aber eine aufrichtige und von beiden getragene Einsicht. Die Trennung bereitete beiden großen Kummer, aber kein überwältigendes Leid.

Wenn Kinder vorhanden sind, ist es besonders wichtig, daß die Partner auch nach der Scheidung eine gute Beziehung bewahren. Viele Untersuchungen belegen, daß das Ausmaß des Schadens für die Kinder zu einem Großteil von der Qualität der Beziehung zwischen den Ex-Partnern abhängt. Wenn man das Verbundenheitsmodell anwendet, eröffnet sich die Möglichkeit, daß die Partner sich aus der Paarbeziehung lösen und auseinandergehen, ohne daß es zu einem vollständigen Bruch kommt. Es ist keine leichte Aufgabe, aber einigen Paaren gelingt es, in allem, was ihre Kinder betrifft, eine mehr oder weniger gegenseitige Verbundenheit aufrechtzuerhalten, auch wenn sie vor dem Gesetz und der Form nach geschiedene Leute sind.

Belastend für Paare sind die Vorstellungen, die wir alle von einer »idealen Beziehung« haben. Manchmal scheinen andere Paare dieses Ideal erreicht zu haben und irgendwie alles richtig zu machen. Sie wirken glücklich. Vergleiche mit solchen »perfekten« Paaren erschweren die Arbeit an der eigenen Beziehung. Und doch kennen wir alle »perfekte Paare«, die sich zu unserer Überraschung plötzlich eines Tages trennen. Was sich tatsächlich in einer Paarbeziehung abspielt, wird vor Außenstehenden häufig recht gut verborgen.

Die Norm der »Kernfamilie« ist schon an sich eine Belastung. Die einzelnen Paare sind häufig voneinander isoliert und wissen nicht, was bei anderen Paaren, sogar bei guten Freunden geschieht. Es gibt kaum Gelegenheiten für einen ehrlichen Austausch von Beziehungserfahrungen, außer mit Therapeuten. Das raubt uns die Chance, in Verbundenheit mit anderen Paaren zu reifen.

Deshalb haben wir zum selben Zeitpunkt, als wir das Beziehungsmodell in die Therapie mit einzelnen Paaren einführten, auch begonnen, mit mehreren Paaren gleichzeitig, also in Gruppen, zu arbeiten.

Kapitel 5

Wie Paare reifen

Schritte zu einer gesunden Lebensweise in Verbundenheit

»Daß ihr eure Beziehung haltet, hilft uns, unsere zu halten.«
– Ein Ehemann zu einem anderen Ehemann, im Dialog

»Uns auch.«
– Die Antwort des anderen Mannes

In unserer Gesellschaft haben Paare wenige Möglichkeiten zu einem ehrlichen Erfahrungsaustausch mit anderen Paaren. Gesellige Zusammenkünfte oder öffentliche Anlässe gelten nicht als angemessener Ort für Gespräche über Beziehungsprobleme. Paare erhalten kaum Gelegenheit, das »Wir« anderer Paare – mit all seinen Stärken und Schwächen – kennenzulernen oder zu beobachten, wie andere Paare an ihren Beziehungsproblemen arbeiten.

Nicht nur Einzelpersonen, auch Paare leiden unter der Isolation. Nachdem wir die Erfahrung gemacht hatten, daß sich Einzelpersonen vom »Ich«/»Du« zum »Wir« bewegen konnten, fragten wir uns, ob nicht auch einzelne Paare diesen Schritt vollziehen und sich von einem »Wir, das Paar« zu einem »Wir Paare« bewegen könnten. Könnte ein einzelnes Paar davon profitieren, wenn es sehen würde, was ein anderes Paar im Innersten zusammenhielt? Könnte sich das »Wir« des einen Paares in den »Wirs« der anderen Paare wiederfinden? Würde es »Klick machen«, eine Art Wiedererkennungseffekt geben, und zwar nicht nur im Hinblick auf die Verbundenheit, sondern auch im Hinblick auf die Unverbundenheit? Und die wichtigste Frage: Würde die Beobachtung der *Methoden*, mit denen ein Paar seine speziellen Sackgassen durchbrach und sich gemeinsam weiterentwickelte, einem anderen Paar dabei helfen, seinen eigenen Weg zu finden?

Inzwischen leiten wir seit mehreren Jahren Workshops für Paare und haben mittlerweile Daten über mehr als zweihundert Paare gesammelt. Männer und Frauen zwischen achtzehn und achtzig haben unsere Workshops besucht – von Paaren, die sich erst ein Jahr kannten, bis hin zu Paaren, die seit fünfzig Jahren verheiratet waren. Wir haben mit dem »Wir« auf praktisch jeder Stufe seiner Entwicklung oder seines Verfalls gearbeitet, von der ersten närrischen Verliebtheit, die sich mit dem Gedanken an Heirat trägt, über das Drama der mittleren Jahre – manchmal große Oper, manchmal tragische Groteske – bis hin zu der tiefen Freude und der lächelnden Resignation des Ruhestands und hohen Alters. Wenn Vertreter diese unterschiedlichen Lebensphasen in derselben Gruppe zusammenkommen, kann es für alle eine ungemein bereichernde und belebende Erfahrung sein.

Wir wollen zunächst kurz unseren ersten Paar-Workshop beschreiben und dann aus unserer Erfahrung mit allen Paaren schöpfen, die unsere Workshops besucht haben, um aufzuzeigen, welche Schritte man unternehmen kann, um Beziehungen zu heilen und gemeinsam zu reifen. Wir haben den Paaren die Möglichkeit gegeben, ihre einzigartigen Mittel der Auseinandersetzung und Belohnung in dieses Buch miteinfließen zu lassen. Wir betrachten es als außerordentliches Privileg, ihre Stimmen hier wiedergeben zu dürfen.

Paare im Dialog

Wir gaben eine Anzeige auf, in der wir nach acht Paaren für einen Wochenend-Workshop suchten, dessen Hauptbestandteil ein ganztägiger Geschlechterdialog sein sollte. Die Paare, die sich meldeten, waren von Ende Zwanzig bis über Siebzig; die meisten waren Weiße, stammten aus der bürgerlichen Mittel- oder der Arbeiterschicht und waren unterschiedlicher ethnischer Herkunft. Alle Paare beschrieben sich selbst als heterosexuell. Die meisten lebten in New England. Einige kamen aus dem nördlichen Vermont, aus Maine und New York, und einige hatten sogar die weite Reise von Illinois und Virginia auf sich genommen, um zu unserem Workshop nach Boston zu kommen.

Wir begannen genauso wie bei den Geschlechterdialogen – eine Sitzung am Freitagabend und eine ganztägige am Samstag. Am Samstagabend entließen wir die Paare mit einigen »Hausaufgaben«, die sie dann am Sonntagmorgen gemeinsam vorbereiten und der Gruppe am Sonntagnachmittag präsentieren sollten. Einen Monat später trafen wir uns wieder, damit die Teilnehmer in der Gruppe über ihre Fortschritte sprechen konnten. Wir beabsichtigten, einen »tragfähigen« Prozeß in Gang zu setzen, so daß die Paare aus eigenem Antrieb an ihren Beziehungen arbeiten und Methoden entwickeln würden, um weiterhin in Verbundenheit mit anderen voranzukommen. Es war in gewisser Weise ein Experiment: Wir wollten herausfinden, ob Männer und Frauen, die tagein, tagaus zusammenlebten, weiterhin auf dem aufbauen konnten, was sie gemeinsam mit uns gelernt hatten.

Die meisten der acht Paare in dieser ersten Gruppe verstanden sich gut und hatten sich für die Gruppe angemeldet, um neue Erfahrungen zu sammeln. Einige steckten in Schwierigkeiten, zwei standen kurz vor der Trennung und hatten bereits verschiedene »gescheiterte« Paartherapien hinter sich. Von Anfang an herrschte in den Paargruppen eine besonders intime Atmosphäre. Da unsere Praxis nicht groß genug war, trafen sich die Teilnehmer bei uns zu Hause im Wohnzimmer. Auch das wirkte sich positiv auf das Gruppengefühl aus, weil es die »Distanz« zu Sam und Janet als den »Experten« verringerte und uns als Paar sichtbarer machte. Bei unserer gemeinsamen Arbeit versuchen wir weiterhin, insoweit offen mit unseren eigenen Differenzen und

Auseinandersetzungen umzugehen, daß es hilfreich für andere Paare sein kann.

Wir trafen uns also am Freitagabend im Wohnzimmer und fingen an, uns miteinander bekannt zu machen. In den Workshops stellt sich für gewöhnlich eine Einzelperson der Gruppe vor. Manchmal stellt ein Teilnehmer auch seinen Partner vor. Gemäß unserem Verbundenheitsmodell baten wir die Teilnehmer diesmal, »ihre Beziehung« vorzustellen. Wir gaben ihnen zehn Minuten Zeit, um vorzubereiten, was sie in der Gruppe über sich als Paar sagen wollten. Die Teilnehmer wirkten erst überrascht, fanden dann aber Gefallen an der Idee. Als die einzelnen Paare sich beratschlagten, waren einige sehr ernst bei der Sache, andere lachten. Der Übergang zum »Wir« bei den einzelnen Paaren hatte begonnen.

In diesem Kapitel wollen wir drei Paare aus dieser ersten Gruppe näher beschreiben. Sie repräsentieren unterschiedliche Lebensphasen, und ihre Beziehungen befinden sich in unterschiedlchen Stadien.

Die jungen Kreativen: Donna und Stan

Donna und Stan sind Anfang Dreißig und leben in New Haven. Seit der Geburt ihres Sohnes Sam vor zwei Jahren ist die Beziehung angespannt. Das Kind war nicht geplant, und sie haben geheiratet, weil Donna schwanger wurde. Beide sind überaus kreativ. Stan, ein stämmiger Blondschopf deutscher Herkunft, kämpft um seinen Durchbruch als Romancier und Bühnenautor. Donna möchte Dokumentarfilme drehen, arbeitet zur Zeit jedoch als freiberufliche Werbefilmerin. Sie ist groß, schlank und dunkelhaarig und stammt aus einer südamerikanischen Familie, die vor zwei Generationen in die USA auswanderte. Beide kommen aus Arbeiterfamilien. Sie sprechen ständig von Trennung.

Donna und Stan hatten beide mehrere katastrophale Beziehungen hinter sich, und keiner wollte in jenem Jahr, als sie sich kennenlernten, eine neue Beziehung eingehen. Aber dann besuchten sie eines Abends ein Konzert, jeder für sich, und kamen während der Pause zufällig ins Gespräch. Sie fanden sich auf Anhieb sympathisch – ihre gegenseitige Offenheit und Verletzlichkeit, ihre unterschiedliche ethnische Herkunft und ihr unterschiedliches Temperament (er der Fels in der Brandung, sie stürmisch und aufbrausend) und vor allem die boshaft-ironische Weltanschauung, die sie zu ihrer Überraschung teilten. Bald trafen sie sich regelmäßig und begannen eine leidenschaftliche Romanze.

Sie stellten der Gruppe ihre Beziehung folgendermaßen vor:

> Zwei Wölfe, die mit einem tolpatschigen Welpen in einer Höhle leben. Wir verhalten uns, als wäre die Beziehung wild und grimmig, sind immer super-vorsichtig, weil wir einander in Stücke reißen könnten. Aber tief im Innern wissen wir, daß sie zerbrechlich, sanft und leicht verletzlich ist. Sie ist wie ein Hurrican, der einen zerstörerischen Verlauf nimmt, völlig außer Kontrolle.

Das moderne Midlife-Paar: Suzanne und Giff

Suzanne und Giff sind Mitte Vierzig, leben in New Hampshire und erleben die Wirrungen der Geschlechter unter anderem in Gestalt von zwei halbwüchsigen Zwillingstöchtern und zwei kleinen Söhnen in der Grundschule. Sie lernten sich als Teenager durch ihre Eltern kennen, verliebten sich ineinander und heirateten mit fünfundzwanzig. Suzanne, eine zierliche Frau mit sanfter Stimme und roten Haaren, stammt aus einer katholischen Familie französisch-kanadischer Herkunft. Sie arbeitet in einem Architektenbüro und hat als erste in ihrer Familie einen College-Abschluß gemacht. Giff, schlank, drahtig, energisch, kommt aus einer alten, episkopalkirchlichen Neu-England-Familie. Als Unternehmensberater arbeitet er sich gerade mit vielen Überstunden auf der Karriereleiter seiner Firma nach oben. Giff hatte ein Alkoholproblem, das er jedoch aus eigener Kraft bewältigte; seit vier Jahren ist er trocken. Suzanne ist beruflich stetig vorangekommen, häufig befördert worden und leitet zur Zeit ein großes, erfolgreiches Büro, das sich vor Aufträgen kaum retten kann. Als Suzanne und Giff zum erstenmal vom College nach Hause zurückkehrten, um mit ihren Familien Thanksgiving zu feiern, erkannten sie, daß sie einander liebten, und fingen an, sich trotz großer Entfernung regelmäßig zu treffen. Ihre Beziehung umspannt dreißig Jahre, davon zwanzig Ehejahre. Sie beschrieben ihre Beziehung so:

> Sie ist verläßlich und immer *da,* wie der Himmel oder der Mond. Aber sie ist bewölkt, schwer zu erkennen. Zu viele widersprüchliche Verpflichtungen - Kinder, Arbeit. Keine Zeit für uns. Wir haben nebeneinander hergelebt, auf verschiedenen Bühnen gespielt. Irgendwas rumpelt - so als würde ein Erdbeben bevorstehen. Oder vielleicht auch nur eine Midlife-Krise.

Die unschuldigen Älteren: Esther und Irv

Irv und Esther, beide Ende Sechzig, mit rundlichen Formen und grauen Haaren - »großelterlich« nennen sie sich selbst -, stehen kurz vor ihrer Pensionierung. Esther arbeitet im sozialen Bereich,

Irv als Gynäkologe. Ihre drei Kinder sind erwachsen, und sie erwarten ihr erstes Enkelkind. Beide sind jüdischen Glaubens, die zweite in Amerika geborene Generation und die erste, die einen akademischen Abschluß machte. Sie sind in New York City aufgewachsen, zogen später in die Vororte und verbringen jetzt immer mehr Zeit in einem zweiten Haus in Vermont, wo sie ihren Lebensabend verbringen möchten. Sie sind zu der Paargruppe gestoßen, weil es ihnen nicht gelang, mit einem schmerzlichen Ereignis fertig zu werden: Bei Irv wurde vor einiger Zeit eine schwere Herzkrankheit festgestellt. Esther fand es erschreckend, wie sich Irv während des Heilungsprozesses von ihr abschottete. Irv hatte den Eindruck, daß sie ihn nicht in Ruhe genesen ließ. Sie hatten sich in den fünfziger Jahren in New York City kennengelernt, als sie im selben Krankenhaus arbeiteten. Für beide war es die erste ernsthafte Beziehung. Sie gedieh langsam, aber sicher auf der Grundlage gemeinsamer Wertvorstellungen und Ideale. Das Paar ist seit über vierzig Jahren verheiratet. Ihre Beziehung?

> Sehr alt und robust – wie ein tiefer Fluß oder wie ein Stachelschwein. Eine lange Geschichte von festen Gewohnheiten und Verhaltensweisen; deshalb ist es jetzt so schwer, irgend etwas zu verändern.

Alle erkannten sich in gewisser Weise in den Schilderungen der anderen Paare wieder und hörten mit großem Interesse zu.

Im Anschluß an diese Übung erklärten wir das Verbundenheitsmodell und benutzten die Beschreibungen der Teilnehmer als Beispiele dafür, wie Paare aus dem »Ich«/»Du« zum »Wir« der Beziehung vordringen können. Nachdem wir diesen Wandel erörtert hatten, baten wir die Teilnehmer, ein letzte Paarübung zu machen, bevor wir sie für diesen Abend entließen – eine Übung, die wir »Die Eigenschaften der Beziehung« nennen. Jeder sollte zunächst für sich allein überlegen und aufschreiben, was ihm zu den von uns gestellten Fragen einfiel: »Wie würden Sie Ihre Beziehung beschreiben, wenn sie ein Stoff wäre? Eine Farbe? Ein Klima? Ein Klang? Ein Film? Mit welchem Tier würden Sie Ihre Beziehung vergleichen?« Nachdem jeder für sich die Antworten notiert hatte, konnten die Paare ihre Antworten austauschen und miteinander über die Metaphern diskutieren.

	DONNA	STAN
Stoff:	rauh, stoppelig	glänzender, gezackter Stahl
Farbe:	orange und schwarz	flammendes Rot
Klima:	regnerisch	stürmisch
Klang:	Beethoven-Messe	Schweigen – kann Abgeschiedenheit sein, kann Einzelhaft in einer Gefängniszelle sein
Film:	*Shock Corridor*	Citizen Cane
Tier:	Gürteltier	ein Taubenschwarm – freundlich, kann aber auch wild drauflοshacken

	SUZANNE	GIFF
Stoff:	brauner Pelz, aber teilweise stachlig	eine Holzplanke im Wasser, glatt, aber gefährlich, wenn man sich darauf bewegt
Farbe:	tropisches Blaugrün	schiefergrau
Klang:	laut, dann so lautlos wie frischer Schnee	kicherndes Gelächter, wie auf einer Cocktail-Party – menschliches Stimmengewirr
Klima:	Golf von Mexiko – warm, aber mit Hurricans	Nantucket – wundervolle Sommer, harte Winter
Film:	*Baghdad Café*	Doktor Schiwago

Tier:	Pferd - Kraft und Stärke	zwei Hunde - übermütig, aber zu groß, um sie zu halten, wie unsere beiden Retriever

	ESTHER	IRV
Stoff:	viel Samt, aber mit Knötchen	rauher Stoff
Farbe:	purpur	schwarz
Klang:	Wagner - erhebende Momente, schreckliche halbstündige Passagen	leises, beharrliches Geplapper
Klima:	wolkig - wechselhaft	immer ein Gefühl von Ruhe vor dem Sturm
Film:	*Fiddler on the Roof*	Fiddler on the Roof
Tier:	Fisch - eine Flunder	Hai

Als die einzelnen Paare ihre Ergebnisse der Gruppe vorstellten, lösten die Antworten zum Teil Heiterkeit, zum Teil aber auch betroffenes Schweigen aus, weil die Gefährlichkeit einiger Metaphern offenkundig war. Wir wiesen bei jedem Paar auf die deutlichen Gemeinsamkeiten hin, die sich vor allem bei Paaren zeigten, die schon länger zusammenlebten. Es gab auch bemerkenswerte Unterschiede, häufig zur Überraschung des Partners. Es war ermutigend, wie schnell alle Männer und alle Frauen in der Lage gewesen waren, diese Eigenschaften ihrer Beziehung zu beschreiben. Das bedeutete, daß jede Person eine lebendige Vorstellung vom »Wir« hatte.

Wir beendeten die Sitzung. Einige Paare gingen Hand in Hand weg. Alle außer Donna und Stan unterhielten sich miteinander.

Am nächsten Morgen waren alle wieder pünktlich da und schienen begierig darauf, sich an die Arbeit zu machen. Wir erklärten die Bedeutung des Geschlechterdialogs als Grundlage für die weitere Beziehungsarbeit der Paare. Gleich anschließend teilten wir uns in die bekannten Gruppen – die Männer gingen mit Sam in die Küche, die Frauen blieben mit Janet im Wohnzimmer. (Es ist interessant, daß es fast immer die Männer sind, die den Raum verlassen, wenn wir die Gruppe teilen. Wir müssen darauf achten, dieses Muster zu variieren.) Dann unterteilten wir die beiden Geschlechtergruppen nochmals und bildeten jeweils zwei Vierergruppen. Jede Kleingruppe sollte sich eine halbe Stunde lang zusammensetzen und einen Berichterstatter ernennen, der die Konsens-Antworten der Gruppe auf unsere drei Fragen schriftlich festhielt. Männer und Frauen empfanden es als Erleichterung, unter sich zu sein, und waren sofort in eine angeregte Unterhaltung vertieft. Es folgten ernste und produktive Gespräche; die Männer unterhielten sich darüber, wie wohl es ihnen tat, über sich selbst und die Beziehungen zu ihren Frauen, Vätern und Kindern reden zu können; die Frauen sprachen davon, daß sie viel zu selten Gelegenheit hatten, sich in solchen Frauengruppen auszutauschen. Nachdem die Minigruppen ihre Antworten erstellt hatten, setzten sich die Männer wieder alle mit Sam und die Frauen mit Janet zusammen, um die Antworten zu besprechen und sich auf den Dialog vorzubereiten.

Als nächstes brachten wir alle Teilnehmer wieder im Wohnzimmer zusammen und baten die Männer und die Frauen, sich einander als Gruppen gegenüberzusetzen. Janet setzte sich zu den Frauen, Sam zu den Männern.

Nun war es also soweit: Acht Ehemänner saßen acht Ehefrauen gegenüber. Es stand viel auf dem Spiel.

Viel von dem, was in diesem Geschlechterdialog mit Paaren geschah, ähnelte dem, was wir im Laufe der Jahre mit größtenteils alleinstehenden Männern und Frauen erlebt hatten. Aber es gab auch einige Unterschiede.

Da jedes Paar ein bestehendes »Wir« mit einer Geschichte, einer Gegenwart und wahrscheinlich einer Zukunft hatte, verhielten sich Männer und Frauen vorsichtiger. Keiner wollte das Risiko eingehen, das »Wir« vor den anderen bloßzustellen. Das öffentliche Image des Paares mußte geschützt werden. So sagte zum Beispiel Donna über Stan: »Ich hasse dieses Gefühl, aber ich muß wachsam sein und darauf aufpassen, daß er weder sich selbst noch anderen weh tut. Ich versuche, damit aufzuhören, Stan. Es macht mich wahnsinnig!«

»Mich auch«, entgegnete Stan.

In gewisser Weise waren sich alle Paare sehr bewußt, daß die Beziehung mit im Raum stand, und versuchten, »nicht aus dem Rahmen zu fallen«. Obwohl die Paare beschlossen hatten, daß sie an der Beziehung arbeiten wollten, folgten sie dem Motto: »Laß uns verhindern, daß wir vor fremden Leuten allzusehr verletzt werden«. Das bedeutete, daß anfangs die flammende Wut und die hitzigen Streitigkeiten fehlten, die wir in anderen Dialogen beobachtet hatten. Es bedeutete auch, daß tiefere Gefühle der Zusammengehörigkeit, Enttäuschung, Mutlosigkeit und Trauer bestanden – aber auch mehr gemeinsamer Humor und mehr Loyalität.

Die Männer machten wieder den Anfang, lasen die Antworten auf Frage eins vor und nannten »drei Stärken, die Frauen in Beziehungen einbringen«. Die Antworten klangen recht ähnlich wie in den anderen Dialogen:

> Mutterschaft; das Bedürfnis nach Beziehungen und das Interesse daran; Intuition; sie halten die Verbundenheit zwischen zwei Menschen aufrecht; haben einen besseren Draht zu ihren Gefühlen und mehr Geschick in Gesprächen; die Fähigkeit, mehr als eine Sache auf einmal zu erledigen.

Die Frauen fühlten sich beachtet und für ihre Stärken anerkannt, wollten sich aber davon überzeugen, daß die Männer auch wußten, wie entmutigend und kräftezehrend es war, diese Aktivitäten allein »tragen« zu müssen. Sie wollten außerdem hören, daß die Männer auch die Kompetenz der Frauen in Lebensbereichen anerkannten, die nicht von jeher als Domäne der Frauen betrachtet werden.

Das Gespräch der Paare konzentrierte sich dann auf eine der genannten Stärken: die Fähigkeit, mehr als eine Sache auf einmal zu erledigen – »Sie kann sich einer Aufgabe widmen und gleichzeitig die Verbundenheit aufrechterhalten. Wenn ich an etwas arbeite und sie hereinkommt, empfinde ich das als Störung.«

Giff: Der Übergang von der Arbeit zur Beziehung ist so, als würde man mit dem Auto eine Vollbremsung bei 180 machen oder als müßte man einen neuen Motor einbauen. Sie will über uns reden, und ich krieg das Gefühl, daß irgendwas mit mir nicht in Ordnung ist, daß ich inkompetent bin und Suzanne die Oberhand hat. Ich will aber nicht »verkehrt« sein. Ich will mich zurückziehen, mich wieder in Ordnung und in mir zu Hause fühlen. Wenn sie mich dann nochmal auffordert, mit ihr zu reden, möchte ich sagen: »Hey, wart mal einen Moment. Ich hab einfach nicht die Gefühlsfähigkeiten, um mich jetzt in diesem Moment auf dieses Gespräch einzulassen.«

Suzanne: Es macht mir nichts aus, auf den richtigen Moment zu warten, aber dieser Moment kommt bei dir nie. Du kommst nie von selbst darauf zurück, für dich ist die Sache erledigt. Also mühe ich mich ab, die Beziehung in Gang zu halten, vertraue darauf, daß sie sich weiterbewegen wird, aber ich hab dieses Minenfeldgefühl – ich beweg mich zu Hause wie auf einem Minenfeld. Ich probiere immer wieder, mit ihm zu reden, aber er hat auch das Gefühl, sich auf einem Minenfeld zu bewegen. Es geht einfach nicht ohne Explosion. In Beziehungen zu Frauen habe ich nie dieses Gefühl.

Irv: Aber mir kommt es so vor, daß es nie zu irgendwas führt – ihr kommt nie zu einem Ergebnis, findet einfach kein Ende!

Suzanne: Wenn wir uns wirklich verbunden fühlen, können wir es gemeinsam durchgehen und uns dann wieder anderen Dingen zuwenden.

Esther: Ich glaube nicht, daß es eine richtige oder falsche Antwort gibt. Es ist keine Wiederholung, es ist eine Überarbeitung, man sucht nach Konsens oder Verständnis. Für euch ist es eine Sache der richtigen oder falschen Antwort. Für mich - ich glaube, für Frauen im allgemeinen - ist »richtig« gleichbedeutend mit »echt«. Bleib mit mir verbunden, und wenn es »richtig« ist, dann ist es im Fluß und läuft von allein.

Donna: Genau. Kreativität hat nichts mit einer richtigen oder falschen Antwort zu tun. Es bedeutet, laß dich *mit mir* auf die Fragen ein, *sei einfach bei mir.*

Im Laufe dieses Gesprächs wurde deutlich, daß die Paare in der Lage waren, viel von ihrer Geschichte und Erfahrung in den Dialog einzubringen, und daß die Teilnehmer anfingen, der Gruppe zu vertrauen. Die Themen - der Übergang von der Arbeit zur Beziehung, Angst und Sehnsucht, der kreative Prozeß im Gegensatz zum »konkreten Ergebnis« - waren vertraut. Aber das Gespräch hatte von vornherein mehr Tiefe, weil die Paare schon jahrelang an diesen Problemen gearbeitet hatten.

In den Antworten der Frauen auf die erste Frage kam viel Anerkennung für die Stärken zum Ausdruck, die Männer in Beziehungen einbringen: Abenteuerlust und Leidenschaft; die Fähigkeit, konzentriert zu bleiben; konsequentes Handeln und Zuverlässigkeit. Das Gespräch konzentrierte sich auf eine widersprüchliche Forderung, die Frauen an Männer stellen - Verwundbarkeit in Beziehungen, Unverwundbarkeit gegenüber der Welt:

Stan: Wenn ich sanft und verletzlich bin, rastet Donna aus. Ihr Frauen müßt euch mal entscheiden, was ihr wollt.

Esther: Das stimmt. Wir vermitteln Männern eine widersprüchliche Botschaft: Seid stark und seid empfindsam – aber macht mir keine Angst. Es macht mir tatsächlich Angst, wenn Irv verletzlich ist, aber ich will es trotzdem.

Suzanne: Uns Frauen hilft die Verletzlichkeit, miteinander in Kontakt zu kommen. Ich betrachte seine Verletzlichkeit nie als Schwäche. Ich *liebe* ihn wegen seiner Verletzlichkeit.

Donna: Mutterschaft ist eine unserer Stärken, und das ist die größte Verletzlichkeit. Mein Liebe für Stan ist am größten, wenn er besonders verwundbar ist, wenn ich erkenne, daß er seine Zuneigung für andere Menschen und unseren Sohn wirklich offen zeigt.

Bei der zweiten Frage interessierten sich die Frauen für zwei Hauptbereiche:

Was ist die wahre Bedeutung eures Schweigens?
Wie können wir zu euch vordringen und erfahren, was in euch vorgeht?

Die Männer erklärten, das Schweigen sei ein Zeichen ihrer Angst, ein Schutzwall, wenn sie nicht wüßten, was sie antworten sollten, und manchmal auch eine Machtstrategie:

Giff: Keine Antwort ist besser als das, was passiert, wenn ich antworten würde.

Stan: Genau. Wenn wir nicht streiten und unser Sohn zufrieden ist – besser kann es gar nicht werden. Ich will nicht riskieren, etwas zu sagen.

Donna: Stan unterscheidet zwischen drei Zuständen: schrecklich, schweigsam und nett. Das ist unser größtes Problem: Er will es »nett«, ich will es »echt«.

Esther: Ich denke immer, daß es Irv nicht das Geringste ausmachen würde, wenn er sich ein Jahr lang überhaupt nicht unterhalten würde.

Irv: Fünf kommt eher hin.

Stan: Könnten wir uns vielleicht auf einen Monat einigen?

Alles lachte. Die Männer und Frauen fingen an, sich zu entspannen und Spaß an der Sache zu finden.

Donna: Es wurde so schlimm, daß ich Stan ganz gezielt fragte: »Gibt's *irgendwas*, das du mir erzählen möchtest? Meinetwegen, daß du deinen Job verloren hast? Eine Affäre hast? Für das FBI arbeitest? Ich bin für alles offen – du kannst mir *alles* sagen, okay?«

Stan: Mein schlimmster Alptraum.

Esther: Vor vier Jahren wurde Irv stiller, immer schweigsamer. Als er fünfundsechzig war, hat man die Herzkrankheit bei ihm festgestellt. Ich hätte es so sehr gebraucht, mehr darüber zu reden, und gerade da wurde er immer stiller.

Plötzlich mußten alle Teilnehmer daran denken, was es bedeuten würde, den Partner zu verlieren – eine Frage, die jeden in der Gruppe bewegte. Alle beschäftigten sich oft mit diesem Gedanken – und gestanden es dem anderen selten ein. Die Teilnehmer sprachen über ihre Verlustängste. Die Verbundenheit vertiefte sich. Wieder beobachteten wir einige der bekannten Unterschiede und unsichtbaren Beziehungsaspekte wie Panik, Beziehungskontext, Beziehungsneugier oder unterschiedliches Beziehungstiming.

Aber der Austausch über diese Unterschiede verband die Paare; sie kamen schneller auf tiefe Gefühle zu sprechen, und die Diskussion war ernsthafter, intensiver und leichter als in einer Gruppe mit alleinstehenden Männern und Frauen. Jede Antwort, jede Äußerung bezog sich auf Männer und Frauen im allgemeinen, erhielt aber zusätzliches Gewicht durch den speziellen Mann oder die spezielle Frau - und ihre spezielle Paarbeziehung. Der Dialog bewegte sich stetig zwischen dem Verhalten von »Männern« und »Frauen« und dem Verhalten von »Donna«, »Stan«, »Irv«, »Esther«, »Suzanne« oder »Giff« hin und her. Die Gruppenunterschiede bereicherten den einzelnen, und die individuellen Unterschiede bereicherten die Gruppe. Individuelle Stimmen, die Abweichungen von den erörterten Gruppenunterschieden zum Ausdruck brachten, machten die Diskussion nicht schwieriger, sondern komplexer und spannender. Daraus erwuchs das Gefühl, daß das »Wir«, die »Beziehung«, ein ungemein wichtiger, lebendiger Prozeß war, der jedes miteinander ringende Paar im Innersten bewegte und zugleich bei allen Paaren ähnliche Züge aufwies.

Die Männer lasen den Frauen ihre Antworten auf die zweite Frage vor:

Warum könnt ihr nicht mehr Geduld mit uns haben, wenn wir allein sein müssen?
Wonach sucht ihr, und wieso fühlt ihr euch in Beziehungen in Einklang mit euch selbst?
Warum ist euch Verbundenheit so wichtig?

Donna: Genausogut könntet ihr fragen, warum es mir so wichtig ist zu atmen.

Suzanne: Wenn ich mich nicht verbunden fühle, ersticke ich.

Esther: Für uns ist die Verbundenheit mit anderen nicht so eine Riesensache wie für euch. Männer halten das immer für eine schrecklich verwickelte Aktivität, die sie irgendwie bewältigen müssen. Es ist aber kein *Tun*, es ist ein *Sein*.

Donna: Manchmal ist die Ehe die schlimmste aller Möglichkeiten - du bist mit jemandem zusammen und trotzdem allein. Dann möchte ich am liebsten sagen: Also, wenn du eine anspruchslose, pflegeleichte Freundin willst, geh los und such dir eine. Ich überlege immer wieder, ob es mir nicht besser ginge, wenn ich allein wäre.

Suzanne: Es gibt nichts Schlimmeres, als zu zweit und dennoch einsam zu sein.

Esther: Irv will seine Sorgen nicht mit mir teilen. In fast vierzig Jahren Ehe habe ich Irv nur ein einziges Mal weinen sehen.

Donna: Stans Tränen sind wichtig für mich - ein wirkliches Geschenk. Sie helfen mir, ihn zu fühlen, und dann fühle ich mich mit ihm verbunden.

Als die Gruppe weitersprach, vollzog sich der Übergang zur Gegenseitigkeit, den wir auch in anderen Dialoggruppen erlebt hatten. Bei den Paaren erfolgte dieser Umschwung sehr schnell und ermöglichte den Austausch über wichtige Fragen, die viel Aufmerksamkeit erforderten. Irgendwann sagte Donna:

Es tut so gut, Stan dort inmitten der anderen Männer zu sehen, die ihn unterstützen! Ich wünschte, es gäbe mehr Männer in seinem Leben, die ihm wirklich zur Seite stehen. Ich bin so froh, daß er in diesem Bemühen bestärkt wird, in dieser alternativen Sichtweise, daß wir tatsächlich Verbundenheit herstellen *können*.

Stan: Als wir uns hinsetzten, habt ihr Frauen zuerst alle so grimmig geschaut. Jetzt seht ihr freundlich aus.

Suzanne: Und was meinst du, wer sich verändert hat?

Am Ende der Dialogzeit baten wir die Männer und Frauen, ihre Antworten auf die dritte Frage vorzulesen: »Was sollte das andere Geschlecht auf jeden Fall über Sie wissen?« Die Antworten der Frauen lauteten:

Wie sehr wir es brauchen, von euch gehört zu werden.
Wir wünschen uns eine wechselseitige, echte Partner-

schaft. Wir brauchen eure Anteilnahme – für uns ist sie die Voraussetzung emotionaler und sexueller Intimität. Es liegt nicht in unserer Absicht, euch auszufragen oder zu verhören; wir wünschen uns, daß ihr unsere Aufmerksamkeit als Einladung, nicht als Kritik auffaßt. Wir wollen Verbundenheit in der gesamten Beziehung, nicht nur emotionale Verbundenheit. Daß Gefühle uns wichtig sind, bedeutet nicht, daß wir keine vernünftigen Argumente haben.

Die Antworten der Männer:

Daß Frauen den »ganzen Mann« sehen und anerkennen, was es bedeutet, als Mann zu leben. Wir sind leidenschaftlich, wir haben Gefühle, und wir reden über Dinge, die Gefühle *auslösen*. Uns liegt sehr viel an Beziehungen – genausoviel wie euch. Wenn wir schweigen, heißt das nicht, daß wir gleichgültig sind.

Einen Moment lang saßen wir alle ganz still da. Niemand wollte das Schweigen brechen, den Zauber jenes Augenblicks, in dem man nach einer großen gemeinsamen Anstrengung erstaunt feststellt, wozu man in der Lage ist: Gemeinsam hatten wir uns auf schwierige Fragen eingelassen, uns mit Gesundheit, Tod, Schmerz und Zorn auseinandergesetzt, und waren daraus nicht in erster Linie mit Antworten hervorgegangen, sondern mit einem ganz neuen Vertrauen in den Prozeß gemeinsamen Fragens, Antwortens und Wahrnehmens.

»Ich danke euch«, sagte Janet.

Die Teilnehmer gaben den Dank zurück.

Wir alle wußten, daß der Geschlechterdialog jedem Paar dabei geholfen hatte, das »Wir« der anderen Paare deutlich zu erkennen und im respektvollen Dialog darauf einzugehen. Wir wandten uns dem letzten Programmteil des Wochenendes zu und entließen die Teilnehmer mit einigen »Hausaufgaben«. Jedes Paar sollte drei Dinge tun:

1. Schreiben Sie eine Absichtserklärung für ihre Beziehung. Wir sind überzeugt, daß Beziehungen bestimmte Zielsetzungen haben, und es ist hilfreich, diese Zielsetzung einmal schriftlich auszuformulieren. Halten Sie zu zweit auf *einem* Blatt Papier fest, was Sie für den Zweck Ihrer Beziehung halten. Das können bestimmte Ziele, Visionen, Werte, Beziehungsfragen und ähnliches sein.
2. Beschreiben Sie ein Beispiel für eine spezifische Sackgasse, die charakteristisch für ihre Paarbeziehung ist. (Wir erklärten den Begriff »Beziehungssackgasse« und wiesen auf einige Sackgassen hin, in die wir als Gruppe geraten waren.) Nehmen Sie ein Blatt Papier und unterteilen Sie es in vier Spalten. Halten Sie zunächst in der linken Spalte den Wortlaut eines typischen Sackgassengesprächs fest. Beschreiben Sie in der zweiten Spalte, was bei den einzelnen Dialogzeilen im Mann vorgeht, in der dritten, was in der Frau vorgeht, und in der vierten Spalte, was in der Beziehung, im »Wir« vorgeht. (Siehe die Tabellen weiter unten in diesem Kapitel.)
3. Wählen Sie ein Projekt, das Sie gern gemeinsam verwirklichen möchten, und fangen Sie damit an.

Die Teilnehmer verabschiedeten sich und versicherten einander, daß sie in den folgenden vier Wochen Kontakt halten würden.

Wir blieben zurück, räumten die leeren Kaffeetassen und übriggebliebenen Snacks ab, unterhielten uns aber dabei so lebhaft und angeregt, daß wir kaum registrierten, was wir taten. Wir waren begeistert, wie gut es gelaufen war. Aber war es von Dauer? Konnten die Paare den Schwung der Gruppe beibehalten? Wir wußten, wie schwierig es für Paare ist, inmitten der chaotischen, fragmentierten Welt von Beruf, Kindern und sonstigen Verpflichtungen Zeit füreinander zu finden. Würden sie die Zeit und Kraft für dieses Unternehmen aufbringen? Falls das gelang, in welche Richtung würde all das steuern?

Einen Monat später bekamen wir die Antworten, was uns zunächst einmal in Verlegenheit brachte, weil mehrere Paare eine halbe Stunde vor dem vereinbarten Termin vor unserer Tür standen und wir noch nicht fertig waren – noch damit beschäftigt, das Haus zu putzen, die Spielsachen unserer Tochter wegzuräumen und auf den letzten Drücker eine Partie Bagels zu backen. Die übrigen Paare trafen pünktlich ein, und alle freuten sich, einander wiederzusehen. Wie sich herausstellte, hatten einige Paare den Kontakt über die vier Wochen gehalten. Suzanne und Giff (aus New Hampshire) hatten sich zum Beispiel zusammen mit Esther und Irv (aus New York) ein telefonisches Kontaktsystem ausgedacht: Sie baten einander gegenseitig von Zeit zu Zeit auf einem Extra-Telefon oder Lautsprechertelefon um ein »Check-in«, vor allem wenn das eine oder andere Paar in eine Sackgasse geriet.

Die Paare begrüßten einander wie alte Freunde, die eine wichtige Erfahrung miteinander geteilt haben. Ohne Ausnahme schienen sie gelöster, lebendiger. Wir machten reihum ein Check-in über den Zustand des »Wir«. Alle Paare hatten sich wacker geschlagen. Sie hatten ihre Absichtserklärungen verfaßt, ihre speziellen Sackgassen beschrieben und ein gemeinsames Projekt geplant. Als sie anfingen, von ihrer Arbeit zu berichten, spürte man, wie begeistert sie von den Ergebnissen waren. Es war bewegend, ihnen zuzuhören. Die Paare waren dankbar und zuversichtlich. Warum? Ganz einfach ausgedrückt, mit den Worten, die Giff an Irv und Esther richtete:

»Daß ihr eure Beziehung haltet, hilft uns, unsere zu halten.«

»Uns auch«, entgegnete Irv.

Wir hatten einfach blind darauf vertraut, daß jeder einzelne sich lebendiger, handlungsfähiger und bereichert fühlen würde, wenn es uns gelang, Paaren dabei zu helfen, ein »Wir« zu schaffen und aufrechtzuerhalten. Die sechzehn Anwesenden bestätigten, was wir immer wieder beobachtet hatten: Wenn die Verbundenheit des Paares gestärkt wird, fühlen sich Mann und Frau auch in ihrer Individualität bestärkt, nicht geschwächt.

Den Sonntagnachmittag verbrachten wir damit, die »Hausaufgaben« durchzusprechen. Am Ende sagten alle acht Paare, daß sie sich weiterhin treffen wollten. Wir kündigten monatliche Sitzungen an, die noch fast zwei Jahre lang weiterliefen. Mit Ausnahme eines Paares entwickelten sich alle Beziehungen überaus erfolgreich weiter.

Vier Schritte zur Verbundenheit

Aus diesem Workshop und aus vielen anderen Dialogen mit einzelnen Paaren, Gruppen von Paaren und Singles haben wir vier allgemeine Schritte abgeleitet, um zu beschreiben, wie Männer und Frauen zu echter Verbundenheit gelangen können:

Aufbau der »Wir«-Bewußtheit
Aufbau der Bewußtheit für »Mann« und »Frau«
Das Erlernen einer »Verbundenheits-« und »Unverbundenheitssprache«.
Pflege und Ermächtigung des »Wir«.

Die vier Schritte gehen ineinander über. Im Grunde lassen sie sich nicht wirklich voneinander trennen. Auf einige Punkte, die im Zusammenhang mit diesen Schritten stehen, haben wir bereits hingewiesen. Im folgenden wollen wir sie etwas genauer beschreiben und zusammenfassen.

Die empfohlenen Schritte erweisen sich für viele Paare als hilfreich, obwohl nicht immer klar ist, wie und warum. Nach unserer Erfahrung werden Veränderungen möglich, wenn ein Paar diese Vorschläge befolgt, »es immer wieder versucht« und darauf vertraut, daß eine wechselseitige Verbundenheit möglich ist. Häufig ist das ein subtiler Prozeß, der sich einer bewußten Steuerung entzieht: Wir können zwar unsere Schritte steuern, aber die angestrebte Verbundenheit ist etwas, das uns *passiert, während* wir diese Schritte machen.

Alkohol und andere Drogen behindern im allgemeinen eine authentische Verbundenheit - auch wenn sie häufig die Illusion von Nähe wecken. Unter Alkohol- oder Drogeneinfluß kann man den Erfolg der Schritte nicht richtig einschätzen. Wenn einer oder beide Partner unter einem Suchtproblem leiden, muß die Heilung der Krankheit oberste Priorität haben, damit es zu einem gesunden Wachstum kommen kann.

Wir haben hier einige Paare beschrieben, bei denen jeweils beide Partner überaus positive Ergebnisse erzielten, weil sie *gemeinsam* an diesen Prozessen gearbeitet haben. Viele Paare gelangen vielleicht nicht so schnell zu positiven Resultaten, und wir empfehlen, daß man sich in solchen Fällen *gemeinsam* um Hilfe bemüht - ob in einer Therapie, in Paargruppen oder durch die selbst organisierte Zusammenarbeit mit anderen Paaren. Schon kleine Veränderungen können im Laufe der Zeit große Wirkungen haben. Beharrlichkeit und die Unterstützung durch andere sind von wesentlicher Bedeutung. Es ist sehr wichtig, daß die Arbeit nicht *von einer Person allein getragen wird.* Vielleicht zweifeln einige Partner an der Gegenseitigkeit des Bemühens oder fühlen sich ausgenutzt. In diesen Fällen kann die Erkenntnis, wie wichtig es ist, im »Wir« zu arbeiten, dazu beitragen, daß man Schritte unternimmt, um eine solche Beziehung zu verändern oder sich daraus zu lösen.

Aufbau der »Wir«-Bewußtheit

Das ist der entscheidende Schritt für jedes Paar. Da die Spaltung in »Selbst/andere« das vorherrschende Denkformat in unserer Gesellschaft ist, erfordert es mitunter sehr viel konzentrierte Aufmerksamkeit, eine alternative Sichtweise zu entwickeln und das

»Wir« in den Mittelpunkt der Weltwahrnehmung zu rücken. Wie können Paare das »Wir« fördern?

1. Beschreibung der Eigenschaften, durch die sich die Beziehung bei ihrer »Geburt« und in ihrer »frühen Kindheit« auszeichnete, sowie die Meilensteine ihrer Entwicklung

Jede Beziehung hat ein Geburtsdatum, Kindertage, bestimmte Entwicklungsphasen, Meilensteine und eine Gegenwart. Das »Wir« hat ein Eigenleben. Sogar das unglücklichste Paar erinnert sich mit einem gewissen Grad an Freude und Aufregung daran, wie alles anfing. Hier einige Beispiele aus unserer ersten Paargruppe:

> *Donna und Stan, die jungen Kreativen*
> Als wir uns kennenlernten und in der ersten Zeit war die Beziehung leidenschaftlich, risikofreudig, lustig, offen, ehrlich und setzte sich furchtlos mit Gefühlen auseinander. Wir haben ständig verrückte Feuerwerke künstlerischer Ideen veranstaltet. Ein Meilenstein für unsere jetzige Beziehung war die ungeplante Schwangerschaft und die Geburt von Sam. Alles veränderte sich. Das »Wir« wurde durchtrennt, zur Seite geschoben, verletzt und vernachlässigt.

> *Suzanne und Giff, das moderne Midlife-Paar*
> Die Beziehung war von Vertrauen erfüllt – von grenzenlosem Vertrauen zum anderen – und von der tiefen Gewißheit, den anderen zu kennen. Sie war ehrlich und authentisch, mit einer gemeinsamen Entwicklungsgeschichte und tiefem Interesse an der Familie des anderen. Sie war durchdrungen von dem festen Wunsch, dem anderen bei der Verwirklichung seiner Träume zu helfen und gemeinsam

für unsere Kinder zu sorgen. Als die Kinder größer wurden und der Beruf größere Anforderungen stellte, hat sich das »Wir« allmählich abgenutzt. Der große Meilenstein für das »Wir« war, als Suzanne erkannte, daß sich Giff für eine andere Frau interessierte. Es ist nichts passiert, aber wir haben uns nicht wirklich damit auseinandergesetzt, und jetzt sind wir in Gefahr.

Irv und Esther, die unschuldigen Älteren
Anfangs war die Beziehung sicher und ruhig – vor allem verglichen mit dem Gebrüll und Geschrei in unseren Herkunftsfamilien – humorvoll, heiter, vertrauensvoll, zärtlich und verläßlich. Es war wundervoll, einen Menschen zu haben, dem man vertraute und mit dem man zu den herrlichen kulturellen Ereignissen im damaligen New York gehen konnte. Meilensteine? Der normale Fortgang des Lebens, eben all das, was die meisten durchschnittlichen Männer und Frauen unserer Generation taten. Der große Einbruch war Irvs Herzkrankheit und daß unser »Wir« nicht in der Lage war, damit umzugehen, wenigstens nicht richtig. Es ist wie ein ständiges störendes, mißtönendes Geräusch im Hintergrund. Wir finden keinen Weg, es gemeinsam abzustellen und wieder zur Ruhe zu kommen.

2. Beschreibung der derzeitigen Beziehung

Schreiben Sie gemeinsam auf, wodurch sich das jetzige »Wir« auszeichnet. Die Beschreibungen, die diese drei Paare unserer Gruppe gaben, sind typisch. Häufig wird die Beziehung mit Bildern aus der Pflanzen- und Tierwelt beschrieben, so als wäre sie in der menschlichen Phantasie ein lebendes Wesen aus dem Reich der Natur. Das zeigte sich auch bei mehreren anderen Paaren in der Gruppe:

Ein Paar Mitte Zwanzig mit einem Baby schrieb:

> Sie ist wie Riedgras: Wenn man in die eine Richtung darüberstreicht, ist es glatt und weich, aber wenn man in die andere Richtung streicht, schneidet man sich. Du weißt nie, welche Richtung du gerade erwischt hast. Sie ist im Grunde noch sehr jung, wie ein Rehkitz, sehr viel Unschuld, viele Chancen. Wir sind erschöpft und angespannt, und die Hauptaufmerksamkeit gilt dem Baby, nicht uns.

Ein Paar in den Dreißigern mit drei halbwüchsigen Kindern:

> Früher war sie wie der Adler, den wir einmal während eines Urlaubs in Dakota gesehen haben – fähig, sich in wundervolle Höhen aufzuschwingen, majestätisch durch die Lüfte zu gleiten, aber auch mit scharfen Krallen, jederzeit bereit, zuzustoßen. Jetzt ist sie wie ein verdächtiges EKG – lauter unberechenbare Ausschläge nach oben und unten, kaum etwas in der Mitte. Sie reagiert auf die Kinder, deren Einfluß durch den ganzen Pubertätskram verstärkt wird.

Ein Paar in den Siebzigern:

> Sie ist ein Fels, äußerlich glatt, das heißt auf einer Seite, während die andere rauh und scharf ist. Oder wie ein Haus, das viele Stürme erlebt hat – ein halbes Jahrhundert voller Stürme –, erfüllt mit großen Momenten und mit traurigen Momenten wie dem Verlust von Eltern und Freunden und der Angst, einander zu verlieren. Ein »Wir«, das im Moment große Angst, aber auch eine gewisse Würde hat.

Diese Beschreibungen sagen eine Menge aus. Wenn ein Paar aufgefordert wird, nach dem »Wir« zu suchen und es zu beschreiben, finden die Partner schnell heraus, ob ein »Wir« existiert oder nicht. Wenn dieses »Wir« da ist, können sie die empfohlenen Schritte vollziehen, um sich gemeinsam auf einen gesünderen Ort größerer Wechselseitigkeit zuzubewegen, und die Prognose für das Paar ist gut. Wenn nicht, können sie sich in einem gemeinsamen Prozeß voneinander lösen und einander schreckliches Leid ersparen. Manche Paare bewegen sich weder in die eine noch in die andere Richtung, sondern sind in der unergiebigen Einseitigkeit ihrer Beziehung gefangen. Eines der Paare konnte zum Beispiel keine gemeinsame Metapher für seine Beziehung finden.

Die Frau sagte: »Wir sind wie zwei Äste an einem Baum, die getrennt voneinander wachsen. Ich sehe den anderen Ast, aber den gemeinsamen Stamm sehe ich überhaupt nicht.«

Der Ehemann sagte: »Unsere Beziehung ist wie ein elektrischer Rasierapparat, den man an einen Akku anschließt, um ihn wieder aufzuladen. Dann geht man weg und kommt zurück, wenn er wieder einsatzbereit ist. Manchmal springt er aber auch nicht mehr an.«

Die Beschreibung macht deutlich, wie tief die schmerzliche Unverbundenheit dieses Paares reichte.

3. Welche Eigenschaften hat die Beziehung jetzt?

Wenn es uns einmal gelungen ist, die Spaltung zwischen »Selbst/der andere« zu überwinden und die zwischen uns bestehende Verbundenheit wahrzunehmen, wird es möglich, über die *Eigenschaften* dieser Verbundenheiten zu sprechen, nicht nur über die Einzelperson, sondern über die Beziehung zu dieser Person. Bei der Übung, die wir »Eigenschaften der Beziehung« nennen, beschreibt zunächst jeder für sich allein die Eigenschaften des »Wir« – Farbe, Stoff, Klima, Klang, Tier usw. – und tauscht dann die Ergebnisse mit dem Partner aus; dabei zeigt sich, wie ähnlich und wie unterschiedlich die Partner ihre Beziehung wahrnehmen. Diese Übung ist auch hilfreich für Paare, die am Anfang oder an wichtigen Wendepunkten ihrer Beziehung stehen oder sich mehr Klarheit über die Zukunft ihres »Wir« verschaffen möchten.

4. Ein Beziehungsinventar erstellen: Unterschiede erkunden

Zu den hilfreichsten Schritten für Paare gehört, daß sie einen Weg finden, das *Wir gemeinsam zu betrachten*. Sie können dies erreichen, wenn sie eine Bestandsaufnahme von der Beziehung machen.

Teilen Sie ein Blatt Papier in zwei Spalten, eine für die Stärken und Ressourcen der Beziehung, eine für die Verletzlichkeiten und Schwachstellen. Eine unvoreingenommene Erörterung der Stärken und Schwächen kann dazu beitragen, die Bewußtheit für das Wir zu stärken. Ein Paar sah seine Stärken in der gemeinsamen Elternschaft und der partnerschaftlichen Bewältigung des Alltags. Ihre gemeinsamen Schwächen sahen sie darin, daß es ihnen schwerfiel, sich ehrlich über Wut und Ärger auszutauschen, spielerisch miteinander umzugehen und gemeinsame Interessen im Urlaub zu finden. Wenn man dieses Inventar erstellt, wird es leichter, gegenseitige Verantwortung für eine wachsende Verbundenheit zu übernehmen und den Schwerpunkt der Aufmerksamkeit auf die Beziehung zu verlagern, so daß nicht mehr die Einzelperson als Ursache aller Probleme erscheint.

Das Beziehungsinventar regt die Paare auch dazu an, gemeinsam auf ihre Unterschiede zu schauen. Wir haben darauf hingewiesen, daß die Frage, wie Unterschiede Beziehungen beeinflussen, sehr wichtig ist. Das Paar kann zunächst festhalten, welche objektiven Unterschiede bestehen, und dann untersuchen, wie und wann diese Differenzen ein »Plus ergeben« – das heißt ihre

Beziehung fördern. Schließlich kann das Paar ermitteln, wie und wann die Unterschiede die Verbundenheit behindern oder sogar in Sackgassen führen. Wichtige Unterschiede lassen sich leicht ermitteln, zum Beispiel Unterschiede auf kulturellem oder religiösem Gebiet, divergierende Biorhythmen, widersprüchliche Vorstellungen von Ordnung, andere Prioritäten usw. Die Fähigkeit, Unterschiede auf eine Weise zu nutzen, die das Wir unterstützt und die individuelle Entfaltung fördert, spielt eine große Rolle in der Entwicklung wachstumsfördernder Verbundenheiten.

5. Das künftige Wir – die Abfassung einer gemeinsamen Absichtserklärung

Was immer zwei Menschen ursprünglich zusammengeführt hat, ob scheinbarer Zufall, Schicksal oder planvolle Absicht - die meisten Paare entwickeln den Glauben oder die Überzeugung, daß ihr weiteres Zusammensein einen tieferen Sinn hat. Was uns zusammenhält, ist mehr als bloßer Instinkt, reine Gewohnheit oder einfach persönliche Befriedigung. Tief in unseren Herzen und häufig unausgesprochen bewahren wir eine Vision vom »Wir«. Irgendeine Form von Engagement oder gemeinsamen Wertvorstellungen bildet die Grundlage der Beziehung.

Eine schriftliche Absichtserklärung für die Beziehung ist eine Methode, um diese Vision in Worte zu fassen. Wir bitten die Paare, sich ein Blatt Papier zu nehmen und auf irgendeine Weise gemeinsam aufzuschreiben, was sie für den Zweck ihrer Beziehung halten: *Wozu* sind wir zusammen?

Das ist keine leichte Aufgabe, aber nach unserer Erfahrung in Therapien und Paargruppen ist es ein schlechtes Zeichen für die Partnerschaft, wenn ein Paar keine Zeit für diese Aufgabe erübrigen kann oder sie für zu unbedeutend hält, um sie in der einen oder anderen Form in Angriff zu nehmen. Bei Paaren, die diese Erklärung verfassen, ist die Prognose im allgemeinen gut.

Wenn die Absichtserklärung schriftlich niedergelegt ist, kann sie als künftige Orientierungshilfe dienen oder das Paar daran erinnern, warum es zusammen ist, vor allem in Zeiten, wenn die Antwort nicht selbstverständlich scheint. Das Gegenteil von »Bewußtheit« ist ja letztlich nicht Unwissenheit, sondern »Vergeßlichkeit«. Im Sturm des Lebens und der Beziehung vergißt man leicht den höheren Zweck, und dann ist es sehr hilfreich, wenn man ihn schriftlich festgehalten hat.

Hier die Absichtserklärungen, die unsere drei Paare vorlegten, als unsere erste Gruppe sich nach vier Wochen wiedertraf:

Donna und Stan
Kreativität in dem Sinne, daß jeder den anderen dabei unterstützt, seinen ganz eigenen künstlerischen Stil zu entwickeln, und daß wir beide gemeinsam unser »Wir« gestalten, das jetzt ein »dreifaltiges Wir« ist und Sam miteinschließt. Dem höheren Zweck verbunden bleiben, der uns zusammenbrachte – jener unglaublichen Leidenschaft, so intensiv *zu leben*, daß man später nichts bedauert oder bereut.

Suzanne und Giff
Wir wollen eine sichere, fördernde Umwelt schaffen, in der unsere Kinder und wir gedeihen und unser Potential entfalten können. Wir möchten unseren Kinder durch unser Vorbild bestimmte Werte wie Verständnis, Einfühlung, Großzügigkeit und Friedfertigkeit vermitteln. Als Paar wollen wir den anderen dabei unterstützen, daß er seine Interessen, im privaten und beruflichen Bereich, verwirklichen kann, und wir wollen lernen, spielerischer miteinander umzugehen. Wir möchten dem anderen helfen, emotional zu wachsen. Als Paar wollen wir Freunde sein. Wir wollen die Freude an unseren Interessen, an der Liebe, am Leben und an unseren Kindern miteinander teilen

und gemeinsam durchs Leben gehen. Wir lieben die Natur und genießen gemeinsame Aktivitäten im Freien; diese Naturverbundenheit und unsere Freude daran wollen wir bewahren.

Esther und Irv
Wir wollen uns in diesem Trauerprozeß – um unsere Eltern, um Irvs Krankheit – gegenseitig behüten und begleiten; von nun an zusammenhalten und gemeinsam durchstehen, was immer geschehen mag; so gut wie irgend möglich auf den anderen aufpassen – und auf die Beziehung; für unsere Kinder und Enkel da sein; das Potential unserer echten und tiefen Liebe ausleben, die immer weiter gewachsen ist, seit wir uns vor all diesen Jahren in der chirurgischen Abteilung des Lenox-Krankenhauses kennenlernten und zum erstenmal miteinander sprachen.

6. »Wo ist das ›Wir‹?« Gemeinsame Verantwortung für die Beziehung übernehmen

Hier geht es darum, die Fürsorge und Pflege des »Wir«, die häufig von einem allein – meist der Frau – oder von keinem der Partner wahrgenommen wird, auf beide Mitglieder des Paares zu übertragen. Der Wechsel von Schuldgefühlen zur gemeinsamen Verantwortung ist ungemein befreiend und besonders wichtig für Frauen, weil sie häufig diejenigen sind, denen man die Pflege des »Wir« aufbürdet. Wenn man gemeinsam auf das »Wir« achtgibt, fühlen sich beide Partner unterstützt und eher in der Lage, sich auf neue Weise in der Beziehung zu bewegen und zu entfalten. Die Sprache des »Wir« ist in diesem Zusammenhang hilfreich. Wieder gilt, wie ein Mann sagte: »Wir helfen einander in dieser Unverbundenheit, um gemeinsam einen Weg zurück in die Verbundenheit zu finden.«

Ein Paar beschrieb, wie es gemeinsam seine Geldsorgen bewältigte. Der Mann leugnete ständig ihre prekäre finanzielle Lage; die Frau fand jeden Monat neue Rechnungen und geriet jedesmal in Panik. Er lernte, in diesen Situationen die Geistesgegenwart aufzubringen, um zu sagen: »Wir machen das zusammen.« Sowohl sein Drang, die Situation zu leugnen, als auch ihre Angst wurden verringert, als sie sich zusammensetzten und gemeinsam durchgingen, was zu tun war.

Jeder trägt die Verantwortung für seine eigenen Worte und Taten, ist aber auch verantwortlich gegenüber dem anderen und *der Beziehung*. Wenn man wütend ist und seinem Zorn durch harsche Worte Luft macht, ist es wichtig, daß man sich nicht nur darüber im klaren ist, welche Wirkung diese Worte auf einen selbst und den Partner haben, sondern daß man auch berücksichtigt, welche Wirkung sie *auf die Beziehung* haben. Zorn kann ein einschränkender und eingeschränkter Zustand sein, der weder dem Wütenden noch dem Partner viel Spielraum läßt. Bei einem Wutausbruch springt einen das Wort »Sackgasse« förmlich an – in gewisser Weise ist Wut ein integraler Bestandteil jeder Sackgasse. Der beziehungsorientierte Ansatz zielt darauf, der Beziehung – und beiden, die daran teilhaben – mehr Raum und Bewegungsfreiheit zu verschaffen; deshalb ist es hilfreich, wenn man den Zorn, wie an früherer Stelle erörtert, in Beziehungsbegriffe faßt und ihn als ein Symptom dafür betrachtet, daß ein Partner verletzt wurde oder die Beziehung unter einem Problem leidet.[1] Damit erweitert man den gemeinsamen Bewegungs- und Handlungsspielraum.

Dasselbe gilt für andere Gefühlszustände wie Traurigkeit, Schuld oder Scham. Paare müssen sich der Beziehung bewußt sein und sich und den anderen fragen: »Welche Wirkung haben meine Gefühle, Worte oder Taten auf den anderen und auf das ›Wir‹?«

Die gemeinsame Verantwortung ist besonders wichtig, damit man eine Sackgasse durchbrechen kann. Wenn ein Paar (oder eine Gruppe) um Verständnis ringt und sich gemeinsam durch eine Sackgasse bewegt, trägt dies zur Beweglichkeit der Beziehung (der gemeinsamen Veränderungskraft) und zur Ermächtigung der Beziehung bei (der gemeinsamen Handlungsfähigkeit). Diese Eigenschaften liegen nicht in erster Linie im Individuum, sondern im »Wir«. Sie entstehen nicht im »Ich« oder »Du«, sondern *im Prozeß der Verbundenheit.*

Außerdem muß bestimmt werden, welches Mitglied des Paares die Verantwortung dafür übernimmt, diese Schritte zu initiieren. (Wer übernimmt tatsächlich die Verantwortung für die Übernahme der Verantwortung?) Meistens sagt die Frau: »In Ordnung, wir sollen unsere Absichtserklärung schreiben« oder »Was stellst du dir unter dem ›Wir‹ vor?« Diese einseitige Übernahme von Verantwortung verursacht viele Ressentiments und Aggressionen in Partnerschaften. Um diese Einseitigkeit zu vermeiden, kann es hilfreich sein, eine Bestandsaufnahme davon zu machen, wer für welche Aufgaben in der Beziehung verantwortlich ist, und dann die Bereiche gemeinsamer Verantwortung zu ermitteln: Wofür übernehmen wir – zusammen – die Verantwortung? Wie entscheiden wir gemeinsam, wofür jeder verantwortlich ist?

Schließlich kann es auch ungeheuer hilfreich sein, bestimmte, nach Geschlechtsrollen aufgeteilte Pflichten für eine Weile zu tauschen (sie bringt den Müll raus, er sorgt für die Kinderbetreuung) und einmal »in die Haut des anderen zu schlüpfen«. Das kann dazu beitragen, daß sich als belastend empfundene Aufgaben, die unbewußt von der Geschlechtsrolle »diktiert« werden, in Aufgaben verwandeln, die beide als persönliche Bereicherung empfinden, weil sie von einem wechselseitig verantwortlichen »Wir« getragen werden.

Zusammenfassend kann man sagen, daß die wichtigsten Fragen, die sich ein Paar während einer Unverbundenheit oder in einer Sackgasse stellen sollte, lauten:

»Wo ist das Wir in diesem Augenblick? Und was braucht es?«

Es geht um *die Lokalisierung des »Wir«*. Entscheidend ist immer der Moment, in dem das Gefühl der Unverbundenheit einsetzt, denn in diesem Moment fangen die Partner an, sich in das »Ich« und »Du« - vor allem in das tödliche »Du« - zurückzuziehen. Nur wenn einer oder beide Partner in diesen Anfangsmomenten die Geistesgegenwart aufbringen und fragen: »Wo ist das Wir in diesem Augenblick?«, können sie die Situation noch umkehren und das Trennende in etwas Verbindendes verwandeln. Wenn das nicht gelingt, wird der Knoten immer fester, und die Beziehung driftet unaufhaltsam in eine Sackgasse.

Wenn Stan zum Beispiel das Gefühl hatte, daß die Beziehung ihn daran hinderte, kreativ zu arbeiten, explodierte er mitunter: »Du machst mich wahnsinnig! Ich muß hier raus, um irgendwas Vernünftiges zuwege zu bringen.«

Donna befürchtete, daß er für immer gehen könnte, und sagte dann jedesmal: »Deine Arbeit ist dir wichtiger als Sam und ich.«

Das Gespräch setzte sich noch eine Weile in diesem Anklagemodus des »Ich« und »Du« fort, bis Stan schließlich aus der Wohnung stürmte.

Wenn die beiden vorher eine Übereinkunft über solche Momente getroffen oder mehr Übung darin gehabt hätten, dann hätte einer von ihnen sagen können: »Moment mal - wo ist das Wir in diesem Augenblick? Was braucht es?« Stan hätte sagen können: »Ich glaube, dem ›Wir‹ würde es jetzt guttun, wenn ich mal eine Weile weggehe - ich komm nachher wieder und helf dir, das Abendessen vorzubereiten, okay?« Donna hätte entgegnen können: »Einverstanden, wenn wir nach dem Essen miteinander reden können.« Stan hätte vermutlich zugestimmt. Wenn sie ihre individuellen Bedürfnisse im Rahmen der Beziehung betrachtet und erörtert hätten, wären sie in der Lage gewesen, eine *gemeinsame* Entscheidung zu treffen. In diesem Fall hätten sie sich voneinander lösen, einen zeitlichen und räumlichen Abstand herstellen können, ohne deshalb das Gefühl innerer Verbundenheit zu verlieren.

Ein weiteres Beispiel: Wenn Giff nach einer einwöchigen Geschäftsreise nach Hause kam, freute er sich auf Suzanne und hoffte auf ein romantisches Wiedersehen. Aber wenn er dann bei ihr war, richtete er seine Aufmerksamkeit auf andere Dinge und verhielt sich ihr gegenüber aus irgendeinem Grund kühl und distanziert. Suzanne freute sich auch auf das Wiedersehen, aber wenn Giff dann kam, passierte irgend etwas (vielleicht das Aufeinandertreffen von Angst und Sehnsucht). Sie spürte seine Distanz und fand es auch selbst schwierig, den Kontakt herzustellen. Jeder hielt sich zurück, und jeder gab insgeheim dem anderen die Schuld daran. Das Gespräch, das dann folgte, bewegte sich hauptsächlich im »Du« und »Ich«, während das »Wir« mit keinem Wort erwähnt wurde. Wenn einer von ihnen in dieser schwierigen Übergangssituation in der Lage gewesen wäre, die Präsenz der Beziehung anzusprechen und zu sagen: »Moment. Erstmal das Wichtigste. Wo sind *wir* in diesem Augenblick?«, hätten sie die Beziehung möglicherweise in Bewegung setzen und sich viel Kummer ersparen können. Das erfordert Aufmerksamkeit. Wie Giff es formulierte, indem er eine »Regel« zitierte, die er im Geschäftsleben gelernt hatte: »Ohne Anstrengung kann man sich nur in eine Richtung bewegen - bergab.« Beziehung heißt Bewegung. Wenn man sich nicht aufeinander zubewegt, bewegt man sich auseinander.

7. Gegenseitige Beeinflussung des »Wir«

Zwang ist in jeder Beziehung tödlich, Einfluß belebend. Männer fühlen sich in Partnerschaften häufig kontrolliert; Frauen haben häufig das Gefühl, keinerlei Kontrolle zu haben. Oft werden Beziehungssackgassen als Kontroll- oder Machtkämpfe aufgefaßt und dargestellt.

Die Alternative ist Einfluß oder wechselseitiger Einfluß. Dadurch kann man die Bewegungsenergie aus den Macht- oder Kontrollkämpfen herausnehmen und in eine andere Richtung lenken. Wenn jede Person den Eindruck hat, daß sie Einfluß auf die Beziehung hat, bewegt man sich von einer hierarchischen zu einer geteilten Macht. Geschlechtsspezifische Erfahrungen im

Umgang mit der Macht müssen gemeinsam erforscht werden. Männer müssen den Gegensatz zwischen ihrer enormen Macht in der Welt und ihrem Gefühl der Machtlosigkeit in Beziehungen erkennen. Frauen müssen häufig ihre Machtlosigkeit in der Welt damit in Einklang bringen, daß sie in Beziehungen sehr wohl über eine Macht verfügen, die vielen Männern angst macht. Wenn Männer erkennen können, daß es nicht darum geht, daß eine Person *Macht über die andere* hat, sondern um eine gegenseitige und für beide vorteilhafte Beeinflussung, um eine *geteilte Macht*, ist das sehr hilfreich. Es beugt Machtkämpfen vor. Zu den Fragen, mit denen man die Machtthematik aufgreifen kann, gehören zum Beispiel: »Welchen positiven (oder negativen) Einfluß übe ich auf das ›Wir‹ aus? Inwieweit lasse ich mich vom ›Wir‹ beeinflussen? Wann lasse ich es nicht zu?«

Gegenseitige Macht besteht darin, daß man die andere Person bewegt und sich von ihr bewegen läßt. Diese Kraft wirkt nicht wie eine kleine Batterie in jeder Einzelperson – *Macht entsteht im Prozeß der Verbundenheit.* Wir bezeichnen das als »gegenseitige Ermächtigung«. Eine entwicklungsfördernde Verbundenheit erweitert nicht nur die Macht und Handlungsfähigkeit des *einzelnen*, sondern auch die der Beziehung. Das große Potential in der Beziehung zwischen Mann und Frau liegt darin, daß sie sich durch ihre Unterschiede ergänzen und bereichern können, wenn der Wechsel zum »Wir« gelingt. Diese Verknüpfung zu einem Ganzen, das größer ist als die Summe der Teile, ist ein Beispiel für die Macht der Gegenseitigkeit.

8. Wo liegt der kritische Wachstumspunkt des »Wir«?

Alles, was wächst, hat einen kritischen Wachstumspunkt. Beziehungen sind immer in Bewegung, und man sollte im Auge behalten, wo die derzeitige Grenze dieser Wachstumsbewegung liegt.

Es ist überaus hilfreich, wenn Paare sich diesen Wachstumspunkt bewußtmachen und ihn in Worte fassen:

Donna und Stan: Unser Wachstumspunkt ist wie ein gefährlicher Drahtseilakt: Wir balancieren zwischen den Gefühlen, gehört oder fallengelassen zu werden.

Suzanne und Giff: Unser kritischer Wachstumspunkt ist zu lernen, die Hülle der Vergangenheit abzustreifen, alte Vorstellungen vom »Wir« aufzugeben.

Esther und Irv: Unser kritischer Wachstumspunkt ist, daß wir nach neuen Rollen und Aufgaben für die Zeit nach unserer Pensionierung suchen.

Aufbau der Bewußtheit für »Mann« und »Frau«

Dieser Verbindungsschritt ist darauf ausgerichtet, daß man sich den Einfluß des Geschlechts auf Beziehungen bewußtmacht. Wie können Paare diese Bewußtheit fördern?

1. Stellen Sie Ihre persönliche Vision vom »Ich«, »Du« und »Wir« graphisch dar

Im Laufe der Zeit haben wir festgestellt, daß Männer und Frauen ganz unterschiedliche Vorstellungen vom »Wir« haben. Das heißt, das »Wir« wird durch eine geschlechtsspezifische Brille betrachtet.

Jedes Mitglied des Paares zeichnet ein Diagramm vom »Ich«, »Du« und »Wir«. Unsere drei Paare erstellten folgende Diagramme:

DONNA & STAN

Stan:

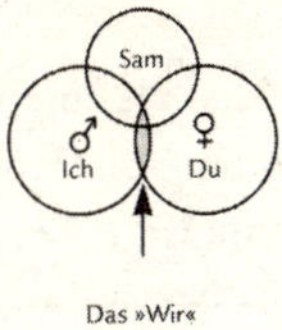

Donna:

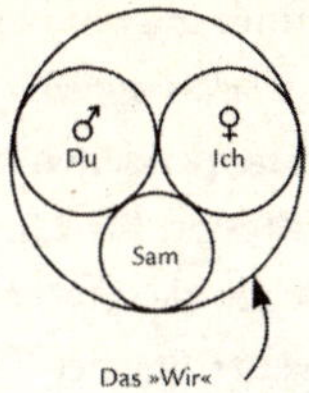

SUZANNE & GIFF

Giff:

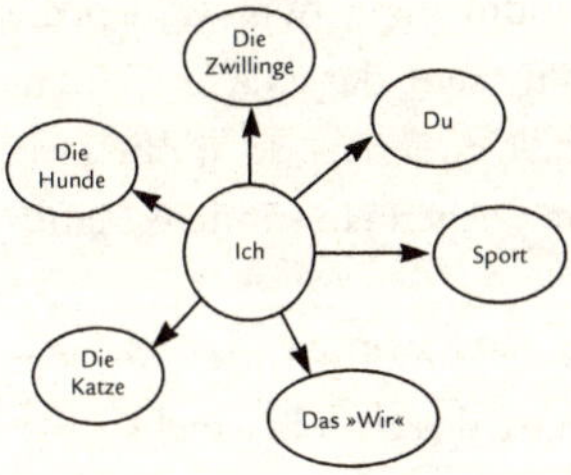

Suzanne:

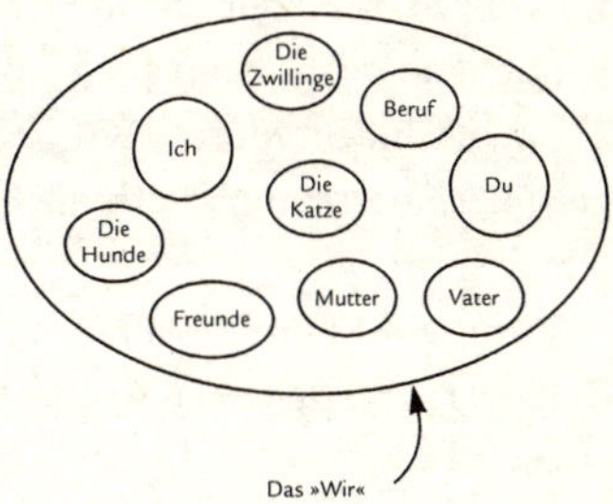

IRV & ESTHER

Irv:

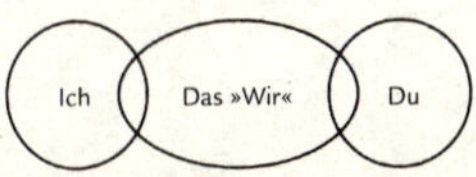

Esther:

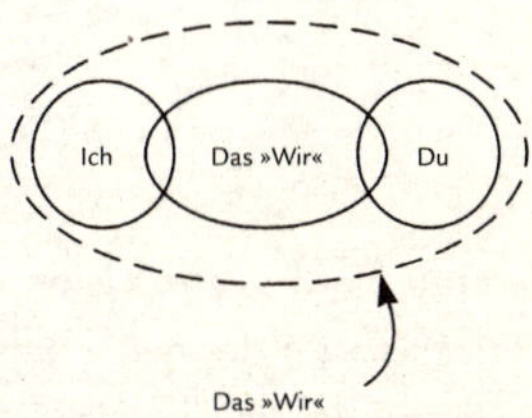

(Als Esther sah, was Irv zeichnete, malte sie einfach die gestrichelte Linie des »Wir« drumherum.)

Für viele Frauen hängt das »Wir« von einer wechselseitigen Beziehungsbewegung ab – von dem Zusammenwirken der beiden Stimmen im Dialog und dem Gefühl, daß das »Wir« größer ist als die Summe seiner Teile. Inklusivität ist das zentrale Thema. Das »Wir« ist weder eine simple Erweiterung des Selbst noch die Schnittsumme zwischen zwei Einzelpersönlichkeiten, sondern *schließt das Selbst mit ein*.

Viele Männer sehen das »Wir« offenbar eher als eine Art »Sache«, mit festen Merkmalen und Eigenschaften, sogar mit Grenzen zwischen dem, was »innen« und »außen« ist. Es kann auch eine Erweiterung der männlichen »Selbst«-Grenze sein, so daß das »Wir« am »Ich« ausgerichtet und darüber definiert wird. Mitunter nimmt das die Form einer Fusion oder eines Machttrips an: Die Auffassung des Mannes dominiert die der Frau, zum Beispiel wenn eine Frau zu ihrer Freundin sagt: »Wir wählen die Republikaner«. Es kann auch ein »Wir« sein, das eine feste Grenze hat, nach dem Motto »Wir gegen die anderen«, so ähnlich wie bei einer Sportmannschaft, die immer gegen eine andere Mannschaft spielt.

Wenn ein Mann die alte, traditionelle »Wir«-Auffassung der fünfziger Jahre zeichnen würde, könnte das zum Beispiel so aussehen:

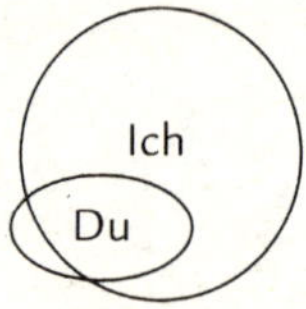

Das »Wir«

Die Frau würde seine Vision vermutlich bestätigen.

Für das »Wir des neuen Jahrtausends«, dessen Hauptmerkmal die Gegenseitigkeit ist, paßt dieses Bild nicht mehr. Ganz gleich, ob von Männern oder Frauen gezeichnet, würde es wohl eher den oben abgebildeten Diagrammen unserer drei Paare ähneln.

2. *Leiten Sie Ihren eigenen Geschlechterdialog und untersuchen Sie die unsichtbaren geschlechtsspezifischen Ansätze*

Schreiben Sie zunächst jeder für sich die Antworten auf die drei Fragen auf, die wir in den Geschlechterdialogen angewendet haben. Setzen Sie sich einander gegenüber, um sich die Antworten vorzulesen und sie dann gemeinsam zu besprechen.

Versuchen Sie festzustellen, ob die geschlechtsspezifischen Perspektiven, die jeder von ihnen in das »Wir« einbringt, für den Partner zu erkennen sind. Gehen Sie die Liste durch – männliche Beziehungsangst und weibliche Beziehungssehnsucht, Beziehungsneugier, Beziehungskontext, Beziehungstiming, Ansichten über Macht, Aufmerksamkeit für die Kontinuität der Verbundenheit und die verborgene Gefühlswelt der Männer. Sind diese Aspekte in Ihrer Beziehung präsent? Gehen Sie die einzelnen Punkte bei *jedem* Partner durch. Suchen Sie zum Beispiel auch nach der Panik im Erleben der Frau oder nach der Sehnsucht im Erleben des Mannes.

Gibt es weitere Unterschiede zwischen Ihnen, die unsichtbar für den einen oder anderen Partner sind?

Wenn beispielsweise die Unterschiede in der Beziehungsneugier oder im Beziehungstiming deutlicher hervortreten, sollten Sie sich gemeinsam darum bemühen, daß die Bewußtheit für diese Unterschiede bei Ihrem weiteren Vorgehen erhalten bleibt. Wir haben die Erfahrung gemacht, daß es hilfreich ist, wenn man den Unterschieden einen Namen gibt. Die Benennung fördert die Zusammenarbeit der Partner und erleichtert es dem Paar, die Unterschiede in die Beziehung einzubringen. Jeder von Ihnen könnte zum Beispiel den Vorschlag machen, daß der Mann nach den Erfahrungen der Frau *fragt*, oder darauf hinweisen, daß der Mann vielleicht mehr Zeit braucht als die Frau, um auf eine Frage oder Äußerung zu reagieren, und daß es hilfreich sein könnte, wenn die Frau ihre Fragen einen Moment lang *zurückhält*. Es ist weder die alleinige Aufgabe des Mannes, *Fragen zu stellen*, noch die alleinige Aufgabe der Frau, ihre Fragen einen Moment *zurückzustellen*. Viele Frauen sind es leid, »auf die Reaktion der Männer zu warten«, und viele Männer sind es leid, die Initiative beim »Reden« oder »Fragen« ergreifen zu müssen. Die Verantwortung muß beim »Wir« liegen. Beide, der Mann und die Frau, sind dafür verantwortlich, auf unsichtbare Unterschiede zu achten, gegenseitige Vorschläge zu machen und umzusetzen.

3. Zeichnen Sie Ihre Beziehungssackgassen auf

Wie wir gesehen haben, geraten alle Paare in gewohnheitsmäßige Beziehungssackgassen, die zu gravierenden Unverbundenheiten führen können. Wir haben festgestellt, daß es hilfreich ist, wenn wir Paare auffordern, ihre Sackgasse in der unten dargestellten Form aufzuzeichnen. Wählen Sie einen wiederkehrenden Dialog in ihrer Partnerschaft, der regelmäßig in einer Sackgasse endet, und beschreiben Sie ihn in der linken Spalte. Halten Sie dann in einer weiteren Spalte fest, was während dieses Gesprächs in der Frau vorgeht, in einer weiteren Spalte, was im Mann vorgeht. Schreiben Sie schließlich in einer vierten Spalte gemeinsam auf, was in der Beziehung vor sich geht.

Es kann nützlich sein, wenn Sie Ihrer Sackgasse einen »Namen« geben oder mit den von uns beschriebenen Begriffspaaren arbeiten, also Angst/Sehnsucht, Ergebnis/Prozeß und geteilte Macht/hierarchische Macht.

Diese Übung wirkt auf drei Ebenen: Jeder Partner kann seine eigene Erfahrung zum Ausdruck bringen; er kann erkennen, was tatsächlich im anderen vorgeht, und dann können beide gemeinsam an der Erkenntnis arbeiten, was im »Wir« geschieht. Auch diese Übung fördert also die »Wir«-Bewußtheit. Beide Partner lernen, die Perspektive des »Wir« einzunehmen.

In einem weiteren Schritt der Zusammenarbeit nimmt man dann später denselben Dialog nochmals auf, überlegt sich gemeinsam einen »Durchbruch« für diese Sackgasse und hält die Lösung schriftlich fest.

Die unten abgebildeten Diagramme zeigen, wie unsere drei Paare die drei typischen Beziehungssackgassen graphisch darstellten.

Suzanne und Giff, das moderne Midlife-Paar, legten ein Diagramm der Angst/Sehnsucht-Sackgasse vor. Zu dieser Blockadesituation war es gekommen, als sie von unserem Paar-Workshop nach Hause fuhren. (Siehe S. 234)

Irv und Esther, die unschuldigen Älteren, präsentierten der Gruppe ein Diagramm von der Ergebnis/Prozeß-Sackgasse. Sie hatten diesen toten Punkt erreicht, als sie beim Frühstück saßen und darüber diskutierten, ob sie für immer in ihr Vermonter Sommerhaus ziehen sollten oder nicht. (Siehe S. 235)

Donna und Stan, die jungen Kreativen, kamen mit einem Diagramm in die Gruppe zurück, das alle drei Beziehungssackgassen umfaßte. Sie nannten es: »Die Armtrak-Sackgasse: Macht, Furcht, Sehnsucht und Eisenbahnzüge.« Nach einem Familienurlaub fuhren sie mit dem Zug nach Hause. An der Armtrak-Station wurden sie von Stans Eltern in Empfang genommen, einem Paar mit einer kühlen, ziemlich schweigsamen und unterdrückten Beziehung. Stan und Donna steigen aus dem Zug und versuchen, ihre zahlreichen Koffer und Taschen zusammenzusammeln, müssen aber gleichzeitig Stans Eltern begrüßen und auf ihren Sohn Sam aufpassen. Es ist Weihnachtszeit. Auf dem Bahnhof herrscht dichtes, chaotisches Menschengewühl. (Siehe S. 236).

Die Angst-/Sehnsucht-Sackgasse

Die übliche Interaktion	*Die Frau*	*Der Mann*	*Die Beziehung*
Schweigen. Auf dem Heimweg vom Workshop. Im Auto.	Gute Stimmung.	Körperliche Nähe.	Eine gewisse Verbundenheit. Ein zerbrechliches »Wir«.
Frau: Ich bin froh, daß wir hingegangen sind. Wie fandst du es? Ich muß unbedingt drüber reden.	Möchte ein Gefühl der Verbundenheit fördern (Nähe herstellen, indem sie Gefühle teilt). Besorgt über seine Reaktion.	Alarmglocken klingeln. Oh Gott! – Ich sitz in der Falle. Anspannung wächst.	Tremor.
Mann: Es war gut. Aber ich brauch jetzt ein bißchen Ruhe.	Aufkeimende Hoffnung, dann abrupt eskalierende Hoffnungslosigkeit.	Hofft, das wird sie für eine Weile zufriedenstellen.	Bruch.
Schweigen.	Angst. Was hat er? Warum hab ich ihn bloß gezwungen, zu diesem Workshop zu gehen?	Wachsendes Panikgefühl im Bauch.	Einsetzende Distanzierung, Auseinanderbewegung.
Frau: Ich weiß, du möchtest dich nicht unterhalten. Aber ich fühle mich wie geknebelt, gewaltsam abgeblockt.	Frustriert, wütend, aber versucht nochmals, eine Verbindung herzustellen. Es ist gefährlich, wieder Hoffnung zu schöpfen.	Schuld – ich sollte in der Lage sein, das besser hinzukriegen. Geht auf emotionale Distanz.	Polarisierte Gefühle.
Mann: Und ich hab das Gefühl, daß du mit Gewalt was aus mir rausquetschen willst! (Pause)	Energie verpufft. Tiefe Verzweiflung.	Wut: Was ich auch tue, sie ist nie zufrieden. Ich kann das nicht schon wieder ertragen. Wütendes Getrenntsein.	
Mann: Tut mir leid, du kannst ruhig reden, wenn du willst.	Ich werd mich bestimmt nicht benehmen wie deine Mutter und gegen eine Wand reden.	Scham und Schuld. Los, bring das wieder in Ordnung, sonst ist tagelang dicke Luft.	Bemühen um Waffenstillstand.
Frau: Nein, ich hab keine Lust, ein einseitiges Gespräch zu führen.	Verzweiflung, Wunsch nach Nähe. Er weiß nicht das Geringste von mir. Das mit dem Workshop hat doch alles keinen Sinn.	Verzweiflung, aber auch ein bißchen Erleichterung. Sie ist nicht glücklich, aber wenigstens hab ich meine Ruhe.	Eine Art Verzweiflung.
Sie fahren schweigend weiter nach Hause.	Hoffnungslosigkeit. Die Zukunft ist grau und trostlos. Wir werden es nicht schaffen. Immer bin ich am Ende allein. Was ist falsch an mir?	Uns ist nicht mehr zu helfen. Ich bin einfach unfähig, eine Beziehung zu führen. Vielleicht bin ich allein besser dran.	Getrenntsein. Sackgasse.

Die Ergebnis-/Prozeß-Sackgasse

Die übliche Interaktion	*Die Frau*	*Der Mann*	*Die Beziehung*
Schweigen am Früstückstisch.	Fühlt sich unbehaglich, weil ein wichtiges Thema im Raum steht und nicht angesprochen wird. »Es ist ein Elefant im Zimmer«.	Denkt an nichts Bestimmtes.	Eine gewisse Verbundenheit. Ein zerbrechliches »Wir«.
Frau: Laß uns nochmal über den Umzug nach Vermont reden.	Will den Prozeß einleiten, ist aber besorgt.	Ein Ruck. Nicht *das* schon wieder!	Aufruhr.
Mann: Mir gefällt es, wo wir sind, aber wenn du wirklich gern umziehen willst, mach ich mit. In Ordnung.	Moment mal – wälz es nicht einfach auf mich ab. Laß uns darüber sprechen.	Ist das Thema leid. Will endlich Nägel mit Köpfen machen. Wenn ich mich raushalte, werd ich vielleicht wegen Abwesenheit zu dem verurteilt, was ich will – was immer *das* sein mag!	Einführung von Unterschieden.
Frau: Ich will nicht, daß du es einfach *tust*, ich möchte mit dir darüber *reden*.	Wieso kann er es nicht einfach *mit mir* durchsprechen?	Hilfe! Jetzt macht sie wieder ein endloses Drama daraus. Ich werd bei dem ganzen Theater wieder den Kürzeren ziehen	Bewegung in entgegengesetzte Richtungen.
Mann: Ich *rede* gerade darüber!	Fühlt sich zurückgestoßen, ausgeschlossen, isoliert.	Wut über diese ewigen Diskussionen, die zu keinen Entscheidungen oder konkreten Maßnahmen führen.	Gefühle sprengen die Verbundenheit.
Frau: Aber mit *Gefühl*. Ich möchte, daß du so redest, als wärst du *innerlich beteiligt*.	Sehnt sich nach Verbundenheit; versucht, sich über ihre Bedürfnisse klar zu werden.	Aufsteigende Panik. Für wen hältst du dich eigentlich? Sie ist schon genauso wie ihre Mutter.	Spaltung in »Ich« und »Du«. Klischees.
Mann: Wenn ich auf meine Gefühle eingehe, wirst du doch sowieso bloß wütend, und wir kommen *nie* zu einer Entscheidung.	Hoffnungslosigkeit – er wird sich nie ändern. Er wird immer mehr wie sein Vater.	Erschöpfung. Wehrt sich mit bissiger Wut und mit Zynismus.	Isolation.
Frau: Ich kann nicht über etwas so Wichtiges entscheiden, ohne meine Gefühle zu beachten.	Wütend. Gibt auf. Versucht, bei dem zu bleiben, wovon sie überzeugt ist – allein.	Wütend. Gibt auf. Vielleicht sollte ich *allein* umziehen, nach Boca Raton.	Unverbundenheit und Sackgasse.
Mann: Du machst mich wahnsinnig! Das bringt doch alles nichts!	Hat das Gefühl, nicht »ganz normal« zu sein – ist wütend.	Du hast sie nicht alle!	Anklage und Wut. Absolute Sackgasse.

Die Sackgasse von hierarchischer und geteilter Macht *(mit Elementen von Angst/ Sehnsucht u. Ergebnis/Prozeß)*

Die übliche Interaktion	*Die Frau*	*Der Mann*	*Die Beziehung*
Auf einem Bahnhof. Eltern des Mannes holen das Paar ab. Der Mann besorgt einen Gepäckträger.	Entspannt.	Kompetent.	Bambi.
Frau: Stan, paß bitte auf die Taschen auf. (Geht zu den Eltern)	Angespannt.	Ich muß mich um ihre Anspannung *und* um die Taschen kümmern.	Bambi trifft Godzilla.
Mann: (Schweigend) (winkt ihr zu)	Wütend.	Ich denke: „Mein Vater schaut rüber." Reiß mich zusammen. Versuche, einen guten Eindruck vor meinen Eltern zu machen.	Kontakt bricht ab.
Frau: Wo ist Sams Rucksack? Eine Tasche fehlt.	Stinksauer, enttäuscht, wider Willen selbstgerecht.	Will nicht sein *wie meine Eltern*. Finde das alles peinlich und frage mich: „Wieso sind wir eigentlich zusammen?"	Gefahr.
Mann: Wieso ist das *meine* Schuld? (der fünfjährige Sam fängt an zu weinen)	Immer weiter in der Defensive.	Defensiv – wütend.	Spaltung in „Ich" versus „Du"
Frau: Ich hab dir gesagt, du sollst drauf aufpassen.	Fuchsteufelswild. Er nimmt überhaupt keinen Anteil an dem Verlust und der Sorge. Er gibt einfach dem Gepäckträger die Schuld.	Sauer auf sie und auf mich.	Gegeneinander.
Mann: Ach so – du hast also wieder mal recht! Wie immer!?	Wütend über mich selbst, weil ich überhaupt mit diesem Mann zusammen bin.	Denke daran, sie endgültig zu verlassen.	Einsetzende Psychose.
Frau: Genau – wie immer! (verfällt in Schweigen) *Mann*: (Schweigen. Sam weint)	Ich überlege, wie ich mich und Sam allein durchbringen könnte und wie ich außerdem den ganzen Kram von seinem Bruder aus dem Haus bekomme. Wie kann ich ihn verletzen?	Wer kriegt das Haus, das Auto, die Katzen?	Totale Getrenntheit. Totaler Verlust für beide.

4. *Verwenden Sie »Beziehungsgrundsätze«, um Ihre Sackgasse zu durchbrechen und die Lösung graphisch darzustellen*

Wir haben festgestellt, daß es hilfreich für Paare ist, wenn sie sich bei dem Versuch, eine Sackgasse zu durchbrechen, an einige Beziehungsprinzipien halten. Um eine konstruktive Lösung zu entwickeln, nimmt man sich noch einmal die »übliche Interaktion« vor, beginnt aber diesmal bei der rechten Spalte mit den »Beziehungsgrundsätzen«. Halten Sie sich an die folgenden Grundsätze, um den Dialog zu überdenken und dann so umzuformulieren, daß er zur Verbundenheit führt. Wenn die Beziehung in eine Sackgasse steuert, wird eine negative Spirale in Gang gesetzt, und es geht immer schneller bergab. Es gibt unendlich viele Möglichkeiten, diese Dynamik zu durchbrechen und die Energie in neue, kreativere Bahnen zu lenken.

Einige Beziehungsgrundsätze

Übergang zur Beziehung: Das bedeutet, daß man die Aufmerksamkeit vom »Ich« oder »Du« ablenkt und auf das »Wir« richtet, darauf, was in der Beziehung geschieht und in welche Richtung sie sich bewegt. Wenn man die Situation Seite an Seite, von einer gemeinsamen Warte aus betrachtet, kann man anerkennen, daß »wir in einem Boot sitzen« (mein Partner und ich haben mehr Anteil an diesem Schmerz als alle anderen Menschen auf der Welt), und sich dann gemeinsam fragen: »Was wollen wir gemeinsam unternehmen?« Es ist die Erkenntnis, daß ein Zusammenlegen der beiden Standpunkte wertvoller ist als jeder Standpunkt für sich - wertvoller, als wenn man »die Sache ausficht« oder »sich auf unterschiedliche Standpunkte einigt«.

Anerkennung und Benennung: Man muß die Interaktion mehrfach durchlaufen haben, um sie als Sackgasse zu erkennen. Wenn Paare darauf achten, können sie in aller Regel schnell erkennen, wann ihre eigene Variante dieser verbreiteten destruktiven Spiralen einsetzt. Oft ist schon ein wichtiger erster Schritt getan, wenn man diese Sackgassen bemerkt und sie beim Namen nennt: »Aha! Wir bewegen uns grad wieder in unseren Lieblingsschlamassel, in unsere ›Vermont‹-Sackgasse.«

Frühe Intervention. Sobald der eine oder andere Partner erkennt oder ahnt, daß etwas schiefläuft, ist es wichtig, daß man diese Entwicklung sofort anspricht und etwas anderes ausprobiert, damit die Dynamik der üblichen Interaktion, des gewohnten, destruktiven Weges oder Kreislaufs durchbrochen wird.

Verbindende Elemente: Dazu gehört zum Beispiel, daß man miteinander spricht; daß man »Ich«-Aussagen macht und sich der Wirkung auf das »Du« und »Wir« bewußt ist; daß man Gefühle in Worte faßt; ferner respektvolles Zuhören sowie direkte Fragen und direkte Antworten. Verbindungselemente ermöglichen es den Teilnehmern, im Fluß der Beziehung zu bleiben und ein Gefühl von Gegenseitigkeit zu bewahren.

An den Unterschieden und am Konflikt festhalten. Betonen Sie immer wieder, wie unabdingbar es ist, daß die Verbundenheit aufrechterhalten wird.

Kreativität in Aktion: Dazu gehören die Suche nach und die Aufgeschlossenheit für neue Lösungen, außerdem Risikobereitschaft, Sensibilität, Aushalten von Widersprüchen und Geduld; ferner, daß man sich auf den Prozeß einläßt, neue Ansätze ausprobiert, über das reine Eigeninteresse hinausdenkt und trotz allem seinen Sinn für Humor behält.

Loslassen und zurückkommen. Wenn die Beziehung wieder in Bewegung gekommen ist oder die Richtung gewechselt hat, sollte man anerkennen, daß eine Pause hilfreich sein und vielleicht sogar dazu beitragen kann, den Prozeß weiter voranzubringen.

Anerkennung kleiner Veränderungen. Kleine Veränderungen entfalten eine Dynamik, die zu großen Durchbrüchen im Hinblick auf mehr Gegenseitigkeit führen kann. Ein grundlegender Wandel vollzieht sich vielleicht in Gestalt vieler kleiner Schritte über einen langen Zeitraum.

Hier die Diagramme, die unsere drei Paare über die Durchbrüche ihrer oben beschriebenen Sackgassen erstellt haben.

Durchbruch bei der Angst-/Sehnsucht-Sackgasse

Die übliche Interaktion	*Die Frau*	*Der Mann*	*Die Beziehung*
Schweigen. Auf dem Heimweg vom Workshop. Im Auto.	Gute Stimmung.	Körperliche Nähe.	Eine gewisse Verbundenheit. Ein zerbrechliches »Wir«.
Frau: Ich bin froh, daß wir hingegangen sind. Wie fandst du es? Ich muß unbedingt drüber reden.	»Ich fühl mich dir nah. Können wir reden?«		»Ich«-Aussage. Direkte Frage. Wechsel zum »Wir«.
Mann: Es war gut. Aber ich brauch jetzt ein bißchen Ruhe.		»Öhm. Ich fühl mich auch gut. Aber ich hab Angst, daß wir es kaputt machen, wenn wir drüber reden. Laß uns nicht weiter darauf eingehen.«	Anerkennung/Benennung. Wechsel zum »Wir«. Frühe Intervention. Verbindendes Element: Gefühle in Worte fassen.
Schweigen.			
Frau: Ich weiß, du möchtest dich nicht unterhalten. Aber ich fühle mich wie geknebelt, gewaltsam abgeblockt.	»Bist du bereit, es zu versuchen? Ich würd es wirklich toll finden. Mir wär es unheimlich wichtig.«		Die Verschiedenheit und den Konflikt aushalten. Kreativität in Aktion: Risikobereitschaft, Verletzlichkeit.
Mann: Und ich hab das Gefühl, daß du mit Gewalt was aus mir rausquetschen willst! (Pause)		»Gib mir ein bißchen Zeit, um eine Entscheidung zu treffen. Mein Gott, wir sind *so* verschieden.«	Kreativität – Suche nach neuen Lösungen. Die Verschiedenheit und den Konflikt aushalten.
Mann: Tut mir leid, du kannst ruhig reden, wenn du willst.			
Frau: Nein, ich hab keine Lust, ein einseitiges Gespräch zu führen.	(humorvoll) »Panik, was? Okay. Sei einfach *bei* mir. Geh nicht fort von mir.		Die Verschiedenheit aushalten. Verbindendes Element: Gefühle in Worte fassen. Kreativität: Geduld.
Sie fahren schweigend weiter nach Hause.		(humorvoll) »Ich bin hier – direkt neben dir. Es ist irgendwie so friedlich, wenn ich nicht reden muß. Aber es *ist* einsam.« (Pause)	Risikobereitschaft. Spiel, Humor. Unterschiede anerkennen und aushalten.
		»Okay, auf geht's! Was hältst du von der Gruppe?«	Beziehungsneugier.

Durchbruch bei der Ergebnis-/Prozeß-Sackgasse

Die übliche Interaktion	*Die Frau*	*Der Mann*	*Die Beziehung*
Schweigen am Frühstückstisch.	Fühlt sich unbehaglich, weil ein wichtiges Thema im Raum steht und nicht angesprochen wird. „Es ist ein Elefant im Zimmer".	Denkt an nichts Bestimmtes.	Eine gewisse Verbundenheit. Ein zerbrechliches „Wir".
Frau: Laß uns nochmal über den Umzug nach Vermont reden.	„Okay, ich weiß, es ist ein heikles Thema, aber könnten wir vielleicht über Geld reden?"		„Ich"-Aussage und Wechsel zum „Wir". Frühe Intervention. Unterschiede anerkennen.
Mann: Mir gefällt es, wo wir sind, aber wenn du wirklich gern umziehen willst, mach ich mit. In Ordnung.		„Ja, das ist wirklich schwer für mich. Wart noch 'ne Minute. Dann versuchen wir es."	Gefühle in Worte fassen. Wechsel zum „Wir". Anerkennung von unterschiedlichem Timing.
Frau: Ich will nicht, daß du es einfach *tust*, ich möchte mit dir darüber *reden*.	„Wenn wir innerlich miteinander verbunden sind, kannst du dir so viel Zeit lassen, wie du willst. Oder jedenfalls eine Minute."		Anerkennung der Schwierigkeit – geschlechtsspezifischer Unterschied. Im „Wir". Humor.
Mann: Ich *rede* gerade darüber!		„Und wenn ich anfange, mich zu entfernen – emotional, meine ich –, können wir dann trotzdem weitermachen?	Kreativität. Authentizität. Im „Wir"
Frau: Aber mit *Gefühl*. Ich möchte, daß du so redest, als wärst du *innerlich beteiligt*.	„Okay. Und du gehst auch nicht weg, wenn ich wütend werde?"		Authentizität. Verbundenheit herstellen, „mit Gefühl". Die Verschiedenheit aushalten.
Mann: Wenn ich auf meine Gefühle eingehe, wirst du doch sowieso bloß wütend, und wir kommen *nie* zu einer Entscheidung.		Ich bin hier.	Verbundenheit herstellen, „mit Gefühl". Das „Wir" halten.
Frau: Ich kann nicht über etwas so Wichtiges entscheiden, ohne meine Gefühle zu beachten.			
Mann: Du machst mich wahnsinnig! Das bringt doch alles nichts!			

Durchbruch bei der Sackgasse von hierarchischer/geteilter Macht

Die übliche Interaktion	*Die Frau*	*Der Mann*	*Die Beziehung*
Auf einem Bahnhof. Eltern des Mannes holen das Paar ab. Der Mann besorgt einen Gepäckträger.	Entspannt.	Kompetent.	Bambi.
Frau: Stan, paß bitte auf die Taschen auf. (Geht zu den Eltern)	»Okay, wir sind erschöpft, gereizt – und da stehen deine Eltern. Das wird ein hartes Stück Arbeit. Laß uns zusammenhalten.«		Anerkennung/Benennung. Wechsel zum »Wir«. Frühe Intervention.
Mann: (Schweigend) (winkt ihr zu)	(Geht zu den Eltern; kommt zurück)	(winkt seinen Eltern zu) »Es kann nur tödlich enden, aber laß uns gemeinsam sterben.«	Im »Wir«. Gefühle anerkennen.
Frau: (Kommt zurück) Wo ist Sams Rucksack? Eine Tasche fehlt.	»Wir haben Sams Rucksack verloren.«		Bleibt im »Wir «.
Mann: Wieso ist das *meine* Schuld? (der fünfjährige Sam fängt an zu weinen)		»Scheiße. Tut mir leid, war mein Fehler.«	»Ich«-Aussage, mit Rücksicht auf das »Wir«.
Frau: Ich hab dir gesagt, du sollst drauf aufpassen.	»*Unser* Fehler. Das ist ein Irrenhaus hier. Komm, laß uns suchen.«		
Mann: Ach so – du hast also wieder mal recht! Wie immer!?		»Ich liebe dich!«	»Bambi« ist verknallt!
Frau: Genau – wie immer! (verfällt in Schweigen)	(umarmt ihn) »Laß uns den Rucksack suchen und dann ›Auf in den Kampf!‹«		Tiefere Verbundenheit.
Mann: (Schweigen. Sam weint)			

Das Erlernen einer »Verbundenheits-« und »Unverbundenheitssprache«

Sich durch das Trennende zu mehr Verbundenheit bewegen

Bei den folgenden Empfehlungen geht es um das Erlernen einer neuen Sprache und eines neuen Prozesses. Es kann sehr hilfreich für Paare sein, eine Sprache der »Unverbundenheit« und der »Verbundenheit« zu lernen, in deren Mittelpunkt nicht man selbst oder der andere, sondern die Beziehung steht. Es führt dazu, daß Männer und Frauen ihre Empfindungen mit Sätzen beschreiben wie: »Heute hatten wir ein starkes Gefühl von Verbundenheit«, oder »In diesem Moment fühle ich mich von dir getrennt.« Dieser Übergang kann dazu beitragen, daß sich Unverbundenheiten auf bessere Verbundenheiten zubewegen, wie sich zum Beispiel in der Paartherapie mit Tom und Ann nach einigen wenigen Sitzungen zeigte.

1. *Anerkennen, daß »die Verbundenheit an erster Stelle steht«*

Wenn ein konkretes Problem auftaucht, neigt man unwillkürlich dazu, sich auf dieses Problem und auf die einzelnen Personen zu konzentrieren. Wir haben jedoch festgestellt, daß man die Hauptaufmerksamkeit auf die Verbundenheit richten muß.

Wenn sich ein Paar verbunden fühlt, kann es über alles mögliche gut reden; wenn es sich unverbunden fühlt, über nichts. Miteinander zu reden, wenn die innere Verbindung abgerissen ist, führt genauso in eine Sackgasse wie ein frostiges Schweigen.

Der Wechsel von einer Sprache des Selbst zu einer Verbundenheitssprache führt zu Aussagen, die auf den ersten Blick vielleicht paradox und unlogisch erscheinen. Wie ein Paar es ausdrückte: »Wir haben die Erfahrung gemacht, daß es uns verbindet, wenn einer von uns sagt: ›Wir sind nicht verbunden‹.«

Ein weiteres Paar erklärte: »Es ist viel leichter, wenn einer von uns sagt: ›Wir stecken in einer Unverbundenheit fest.‹ Früher haben wir in solchen Momenten gesagt: ›Du bist gemein‹ oder ›Ich fühle mich vernachlässigt‹. Der bloße Begriff der ›Unverbundenheit‹ hat alles verändert! Wir können über ›sie‹ reden anstatt über das ›Ich‹ und ›Du‹.«

2. Ermitteln Sie schwierige Übergänge, die das »Wir« gefährden

Einfach ausgedrückt, haben Beziehungen drei Übergangsphasen: das Hineingehen in die Verbundenheit (sich einlassen), das Halten der Verbundenheit und das Sich-Lösen aus der Verbundenheit (was nicht notwendigerweise trennend wirken muß). Alle Paare erleben Situationen, in denen das Gefühl der Verbundenheit in Gefahr gerät. Bei einigen Paaren ist es der Übergang zwischen dem Ende des Arbeitstages und dem Beginn der gemeinsamen Zeit zu Hause. Für Männer ist dieser Übergang häufig schwerer zu bewältigen als für Frauen, weil Frauen Beruf und Privatleben oft nicht so strikt voneinander trennen wie Männer. Bei anderen Paaren taucht dieses Übergangsproblem eher am Sonntagabend auf, wenn man sich auf eine neue Arbeitswoche vorbereitet. Urlaub, Geburtstage, große Familientreffen in kleinen Provinznestern – all diese Situationen können die Beziehung verletzlicher machen. Wie ein Paar es formulierte:

»In solchen Situationen müssen wir die Beziehung mit Samthandschuhen anfassen, damit sie nicht ernsthaft verletzt wird.«

Sie haben gelernt, ganz bewußt zu sagen, daß »sie« (»die Beziehung«) oder »wir« verletzt werden, nicht nur »Ich« oder »Du«.

Auch Übergänge im Bereich der Sexualität können Momente erhöhter Verletzlichkeit sein. Auf dieses Thema werden wir ausführlich im nächsten Kapitel eingehen.

3. Das »Wir« durch die Unverbundenheit halten

In den kritischen Phasen, wenn Unverbundenheiten auftreten und allmählich jene monströsen Ausmaße annehmen, die zu Sackgassen und Schlimmerem führen, ist das Potential für ein echtes Wachstum am größten. Um dieses Potential zu maximieren und nicht in alte Muster zurückzufallen, müssen Paare das »›Wir‹ durch die Unverbundenheit ›halten‹«. In diesen entscheidenden Momenten möglicher Entfaltung können sich die Partner aus der Einsamkeit ihrer Unterschiede herausbewegen und *in ihrer Unterschiedlichkeit zusammensein*. Wenn beide darauf achten, daß sie auf diese Weise zusammen sind, fangen die Unterschiede an, sich zu addieren, und erzeugen ein Gefühl echter Gegenseitigkeit.

Das »Wir« während einer Unverbundenheit zu halten bedeutet nicht, daß man das »Ich« oder »Du« aufgibt. Jede Person kann im Gegenteil *mehr sie selbst sein*, wenn sie auf diese Weise von der Beziehung gehalten wird. Es kann zu ganz erstaunlichen Veränderungen kommen, wenn die Partner die Beziehung nicht aus den Augen verlieren, obwohl gesellschaftliche Einflüsse und die geschlechtsspezifische Konditionierung den einzelnen mit aller Macht dazu drängen, das »Wir« für das »Ich« oder »Du« aufzugeben. Wieder kommt es nicht nur darauf an, was man tut, wichtig ist auch, was man *als nächstes tut*, während man die Kontinuität der Verbundenheit aufrechthält. Die fortbestehende Verbundenheit gibt jeder Person die Freiheit, Risiken einzugehen, Fehler zu machen, Fehler zu korrigieren und sich weiterzuentwickeln. Wenn man sich einfach nur auf die Gefühle einläßt und sie gemeinsam durchlebt – sie nicht »in Ordnung bringt«, sie nicht »analysiert«, sie nicht mit Psychopharmaka ruhigstellt und betäubt –, wird eine bestimmte Art von gemeinsamer Wahrnehmung gefördert. Wenn vielleicht sogar ein Gefühl gemeinsamen Schmerzes auftaucht, können das geteilte Leid, die Empathie füreinander und für die Beziehung dazu führen, daß die Verletzungen des Paares heilen. Sobald sich die gegenseitige Empathie voll entfaltet, geschieht etwas, das jenseits von Strategie und Intellekt liegt.

Das Paar bewegt sich durch die Unverbundenheit auf eine tiefere Verbundenheit zu.

Die Erfahrung eines Paares, das sein »Wir« während einer Unverbundenheit hält, kann hilfreich für andere Paare sein. Das zeigte sich in unserer Paargruppe, als Suzanne und Giff den »Paar-Kontakt« mit Irv und Esther herstellten und sich beieinander »einhakten«.

Wir haben festgestellt, daß sich Paare leicht mit anderen Paaren identifizieren können. Immer wieder haben wir die eine oder andere Variante des folgenden Kommentars gehört: »Daß ihr eure Verbundenheit bewahrt, hilft uns, unsere zu bewahren.«

Das Potential dieser gegenseitigen Verbundenheit zwischen Paaren ist enorm. Ausschlaggebend sind das Prinzip von »Nachempfinden statt vergleichen« und der Prozeß des *gemeinsamen* Lernens. Eine Paargruppe ist eine ideale Möglichkeit für Paare, um dieses Potential zu nutzen.

4. Check-in

Durch das »Einchecken« kann man die Kontinuität der Verbundenheit bewahren. Im allgemeinen stellen Männer im Laufe des Tages seltener Kontakt zur Beziehung her als Frauen. Das »Einchecken« ist ein Mittel, mit dem man jederzeit »den Puls der Beziehung fühlen kann«. Jedes Mitglied des Paares kann um ein Check-in bitten. Die erste Person gibt eine kurze »Standortbeschreibung«, was ihr Denken und Fühlen im Hinblick auf die andere Person und die Beziehung betrifft. Die andere Person sagt nichts weiter als: »Ich höre dich« und erklärt dann, wo sie selbst gerade steht. Die erste Person entgegnet wiederum nur: »Ich höre dich.« Das ist alles. Ein kurzes Telefonat während des Arbeitstages kann sehr hilfreich sein. Und schon eine Äußerung wie: »Ich weiß gar nicht, wo ich im Moment gerade stehe oder was ich über die Beziehung denke oder fühle« trägt dazu bei, die Verbundenheit aufrechtzuerhalten.

5. Check-out

Mit dem »Auschecken« kann man eine zerstörerische Unverbundenheit verhindern. Wenn ein Gespräch sich gefährlich zuspitzt oder unproduktiv wird, kann jeder Partner um ein Check-out bitten. »Ich steige aus« heißt, daß ich dieses Gespräch, diese Interaktion beende und gehe. Aber wenn ich auschecke, bin ich dafür verantwortlich, nach einer angemessenen Zeit auf das Thema zurückzukommen – das kann nach ein paar Minuten oder erst am nächsten Morgen sein, sollte aber nicht länger als 24 Stunden hinausgezögert werden.

Das Auschecken deckt die Beziehungsgrundsätze der »frühen Intervention« und des »Loslassens und Zurückkommens« ab. Es ist wichtig, wie ein Paar es ausdrückte, daß man »die Sackgasse nicht zu lange sacken läßt«. Es entspricht der traditionellen Auffassung, daß »man nie den Tag im Zorn beenden sollte«. Wenn es möglich ist, das Auschecken sofort zu diskutieren, kann das Paar lernen, gemeinsam loszulassen. Wenn nur ein Partner das Gefühl hat, daß das »Wir« in Gefahr ist, muß er vielleicht erst ein bißchen darüber reden – sich ein paarmal entfernen und wieder annähern –, um zu entscheiden, wie er sich am besten aus der Verbundenheit löst und wann er sich wieder darauf einläßt. Die Methode ermöglicht, daß man sich aus der Verbundenheit löst, ohne sich zu trennen.

6. *Die Zwanzig-Minuten-Regel*

Wenn ein Paar mit einem schwierigen Dauerproblem ringt – zum Beispiel Kinderlosigkeit –, hat die Frau häufig den Eindruck, daß »wir nie darüber reden«, während der Mann häufig der Ansicht ist, »daß wir über nichts anderes reden«. In solchen Situationen kann es hilfreich sein, die Zwanzig-Minuten-Regel einzuführen:[2] Das Paar setzt jeden Tag zwanzig Minuten dafür an, über das Thema zu reden, nicht mehr, nicht weniger. So weiß die Frau, daß sie jeden Tag über ihre Sorgen sprechen kann und die ungeteilte Aufmerksamkeit ihres Partners erhält; und der Mann weiß, daß die Zeit für das Gespräch begrenzt ist und wann es vorbei ist. Wenn ein Paar immer wieder in Streit über ein bestimmtes Thema gerät, kann es nützlich sein, die Zeit in zwei Zehn-Minuten-Phasen zu unterteilen: Jeder redet jeweils zehn Minuten, ohne daß der andere ihn unterbricht. In solchen Situationen ist ein interaktiver Dialog mitunter zu gefährlich, während ein aufmerksames Zuhören hilfreich sein kann.

7. *Bekannte Probleme in den neuen Rahmen des »Wir« stellen*

Das Konzept der Neu-Interpretation haben wir am Beispiel der Therapie von Ann und Tom beschrieben. Depressionen, Zwang, Autonomie, Abhängigkeit, Trauer, Vertrauen, Kontrolle, Beziehungen zu Kindern und Eltern – wann immer solche Gefühle oder Fragen auftauchen, sollte man versuchen, sie im Rahmen des »Wir« zu erörtern, anstatt sie als individuelle Schwächen und Unzulänglichkeiten zu deuten.

Depressionen sind ein wiederkehrendes und häufiges Problem bei Paaren. Manche Menschen leiden zwar unter einer organisch bedingten Depression, die medikamentös behandelt werden muß, aber häufig sind Depressionen und andere psychische »Störungen« im Grunde Anzeichen dafür, daß etwas mit der Beziehung nicht in Ordnung ist. Sogar wenn jemand unter stoffwechselbedingten Depressionen leidet und Medikamente braucht, kann es hilfreich sein, wenn man die Aufmerksamkeit auf die Beziehung richtet und nicht *alle* Probleme bei der depressiven Person ansiedelt. Diese Erfahrung machten wir zum Beispiel bei einem älteren Ehepaar aus Arizona. Der Mann war Geistlicher, die Frau Lehrerin. Seit vielen Jahren litt die Frau unter wiederkehrenden Depressionen, und ihr Mann stand ihr immer auf bewundernswerte Weise zur Seite. Aber als die Kinder zu Hause auszogen, wurde die Belastung zu groß, und die Partner entfernten sich immer weiter voneinander. Die Frau fing an, teure Katzen zu kaufen, sehr zum Verdruß ihres Mannes. Er hatte nicht nur eine ausgesprochene Abneigung gegen Katzen, er konnte es sich auch nicht leisten, viele tausend Dollar für exotische Perser- und Siamkatzen auszugeben.

Als sie schließlich bei sechzehn Katzen angelangt waren, begannen sie eine Therapie. Unter Anwendung des Beziehungsmodells waren sie in der Lage, die Aufmerksamkeit vom »Ich« und »Du« auf das »Wir« umzulenken. Die Depression der Frau, »ihr Problem«, wurde in den neuen Rahmen gestellt, daß »*wir* lernen müssen, über den Verlust der Kinder, die jetzt nicht mehr bei uns leben, hinwegzukommen«. Noch wichtiger war, daß das Ziel nicht mehr »*ihre*« Heilung, sondern »*unsere* neue Verbundenheit« war. Bald darauf reduzierte sich die Zahl der Katzen auf zwölf und schließlich auf zwei. Es war ein Therapieerfolg von vierzehn Katzen.

8. Bringen Sie Ihre »äußere« Kreativität in die Beziehung ein

Kreativität wird herkömmlicherweise als etwas definiert, das man außerhalb von Beziehungen entwickelt – in der Malerei, in der Literatur oder Wissenschaft. Eine kreative Beschäftigung mit diesen Bereichen wird häufig als einsame und individuelle Unternehmung betrachtet. Aber auch eine Beziehung ist ein kreativer Prozeß. In der Erforschung menschlicher Beziehungen hat man der Kreativität bislang zu wenig Beachtung geschenkt. Man hebt in erster Linie ihre Bedeutung für die Künste und Wissenschaften hervor - traditionelle Männerdomänen -, während die Kreativität im Alltag und in Beziehungen - traditionelle Frauendomänen - häufig unbemerkt bleibt.

Die Prozesse, die eine wachstumsfördernde Verbundenheit begünstigen, haben große Ähnlichkeiten mit sogenannten »kreativen« Prozessen: Wißbegierde, Flexibilität, Spontaneität, Bewegungsfreiheit, Geduld, Ausdauer, Demut, eine Neigung zum Spielerischen, Humor, Intuition, Risikofreude, Experimentieren mit neuen Perspektiven und Konfigurationen, die intellektuelle Auseinandersetzung mit Paradoxen, das Zusammenführen von Gegensätzen, die Erkenntnis, wann man eine Idee loslassen und wann man daran festhalten muß, und die Aufgeschlossenheit gegenüber Veränderungen und Korrekturen. Es kann sich als fruchtbarer Ansatz für Paare erweisen, wenn sie diese Eigenschaften, die jeder einzelne vielleicht außerhalb der Partnerschaft entwickelt hat, in die Beziehung einbringen, um *kreativ am »Wir« zu arbeiten*.

Donna und Stan, die Filmemacherin und der Schriftsteller aus unserer Paargruppe, waren außerhalb ihrer Beziehung ungewöhnlich kreativ. Was ihnen als Paar wirklich half, war die Vorstellung, daß sie lernen könnten, ihre individuelle Kreativität in den Dienst der Beziehung, des »Wir«, zu stellen. Donna fühlte sich mehrere Wochen lang deprimiert. Stan wußte nicht, was er tun sollte. Schließlich kam er eines Tages nach Hause, wedelte mit zwei Flugtickets in ihre Richtung und sagte: »Ich hab mir einen phantastischen Abenteuerroman für uns ausgedacht - eine Reise nach Rom.«

Donna lachte: »Ich weiß es wirklich zu schätzen, daß du dir so viel Mühe gibst. Aber das können wir uns nicht leisten, und ich brauch das auch gar nicht. Ich brauche keine Abenteuerromane – alles was ich brauche, ist, daß du hier mit mir, mit uns zusammen bist.«

Sie entwickelten eine neue Sichtweise: Anstatt die Depression als »ihr« Problem zu betrachten, das die Beziehung zerstörte, sahen sie das »Wir« als »unseren« Ausweg aus der individuellen Depression. Sie erkannten schließlich, daß sie sich unter besonders ungünstigen Umständen mit ihren individuellen künstlerischen Ambitionen gegenseitig im Weg standen, während unter besonders günstigen Umständen ihre Kreativität die Beziehung förderte, was wiederum beide in persönlicher und beruflicher Hinsicht weiterbrachte.

Bei einem anderen Paar, beide Maler, machten wir den Vorschlag, daß sie ihre Beziehung als Gemälde betrachten könnten, das sie in einem kreativen Prozeß gemeinsam erschaffen: Jeder wirft sozusagen ein wenig Farbe auf die Leinwand, läßt seiner Kreativität freien Lauf, und zwar mit der Vorstellung, daß es nicht in erster Linie darum geht, was jeder einzelne gerade tut, sondern um das, was jeder – und beide zusammen – *als nächstes* tun werden. Das brachte den kreativen Prozeß des künstlerischen »Überarbeitens« oder »Umschreibens« in den Bereich der Beziehung.

9. Humor

Das gemeinsame Lachen ist sowohl ein Ausdruck als auch ein Mittel der Verbundenheit. Humor kann trennend oder verbindend wirken, je nachdem wie er in einer Beziehung eingesetzt wird.

Bei einem Mann, der eine enge Beziehung zu einer Frau hat, kann Humor ein Zeichen wachsender Panik sein. Zu den Hauptfragen, die Frauen an Männer stellen, gehört: »Wozu all die Witze?« Männer reißen häufig Witze, wenn sie auf Distanz gehen wollen, als eine Art unbewußtes Ablenkungsmanöver.

Aber wenn der Humor eingesetzt wird, ohne daß man »die Misere« des Paares, das in einer Unverbundenheit oder Sackgasse feststeckt, außer acht läßt, kann er verbindend wirken. Er kann sowohl ein Mittel als auch ein Anzeichen dafür sein, daß man anfängt, sich aus einer festgefahrenen Situation herauszubewegen, und auf mehr gegenseitige Verbundenheit zusteuert. Humor ist in den schlimmsten Sackgassen möglich. Der Halt des »Wir« kann dem Mann oder der Frau die Möglichkeit geben, einen Schritt zurückzutreten und über sich zu lachen und dadurch den destruktiven, immer enger werdenden, hyperernsten Teufelskreis zu durchbrechen. So wie sich Männer und Frauen bestimmte trennende Gesprächsmuster angewöhnen können, die regelmäßig in eine Sackgasse führen, können sie sich auch bestimmte Gesprächsmuster angewöhnen, die einen humorvollen Ausweg eröffnen und die möglich machen, zwischendurch auch mal das Absurde an der ganzen Situation zu erkennen. Ein Paar in unseren Workshops fand zum Beispiel seinen gemeinsamen Weg, indem es die Verbundenheit auf spielerische Weise aufrechterhielt:

Mann *(der etwas getan hatte, was die Beziehung verletzte)*: Es tut mir leid.

Frau *(schweigend, zornig)*

Mann: Ich sagte, es tut mir leid. Es tut mir leid. Es tut mir leid. Es tut mir leid.

Frau *(immer noch schweigend, aber nicht mehr ganz so wütend)*

Mann *(frustriert, wird selbst wütend)*: Wie oft muß ich noch sagen, daß es mir leid tut?

Frau *(spielerisch)*: Noch einmal.

Mann: Tut mir leid.

Frau *(lacht)*: »In Ordnung!« *(Beide lachen.)*

Hier drei ironische Allzweck-Wendungen, die Männer gegenüber Frauen verwenden könnten, um der Beziehung auf humorvolle Weise voranzuhelfen:

1. Ich weiß, wie du dich fühlst: Es ist *grauenvoll*!
2. Ich hab grad drüber nachgedacht, worüber wir gestern geredet haben.
3. Ich wollt dich nur mal anrufen, um dir zu sagen, daß ich die ganze Nacht mit dir reden möchte!

Und drei scherzhafte Sätze, die Frauen an Männer richten könnten:

1. Ich weiß, wie du dich fühlst: Du bist *wundervoll*!
2. Ich hab den ganzen Tag daran gedacht, wie toll du bist.
3. Ich wollt dich nur mal anrufen, um dir zu sagen, daß ich die ganze Nacht heißen Sex mit dir machen möchte!

Lassen Sie Ihre Phantasie spielen, um sich Ihre ganz eigenen störungssicheren Standardsätze für eine humorvolle Annäherung auszudenken.

10. Bleiben Sie in der Gegenwart und lassen Sie die Vergangenheit aus dem Spiel

Zu den größten Stolpersteinen auf dem Weg zu einer gegenseitigen Verbundenheit gehört, wie wir ausgeführt haben, das Ego. Es ist die Gesamtsumme unserer jahrtausendelangen Geschichte und unserer Kindheitskonditionierung. Das Ego ist die Vergangenheit.

Wenn der Mann oder die Frau durch ihre traditionellen, ichbezogenen Selbsttherapien darauf konditioniert sind, daß man in die Vergangenheit eintauchen muß, um ein derzeitiges Problem lösen zu können, und wenn sie auch in ihrer Partnerschaft eisern an diesem Ansatz festhalten, ist die Beziehung sehr wahrscheinlich zum Scheitern verurteilt. Die Reduzierung der Gegenwart auf die Vergangenheit – die Reduzierung der Gegenwart auf *irgend etwas anderes* (Drogen, Theorien, das Unbewußte, Instinkte, frühere Leben, Planeten, religiöse Doktrin usw.) – führt unweigerlich zu einer Schwächung der lebenden, atmenden Verbundenheit, ohne die ein Reifen in gesunder Wechselseitigkeit unmöglich ist. Die Konzentration auf die Vergangenheit ist häufig eine Flucht vor dem Beziehungsprozeß, denn eine innere Verbundenheit kann man immer nur im gegenwärtigen Augenblick herstellen.

Was ist mit früheren Verletzungen, alten Ressentiments und heimlichem Groll?

Solche Gefühle müssen aufgearbeitet werden, aber das ist nur möglich, wenn der Mann und die Frau im Hier und Jetzt eine echte Verbundenheit herstellen. Susan und Fred kamen in die Therapie, als Susan herausfand, daß Sam eine Affäre gehabt hatte. Sie waren zornig und gedemütigt. Aber obwohl die Affäre besprochen werden mußte, hatte die Verbundenheit Priorität. Susan berichtete voll Zorn, wie sie die Affäre entdeckt hatte. Weinend erzählte sie, wie sehr es sie verletzt habe, daß der Mann, den sie kannte, seit sie beide unschuldige Teenager waren, und dem sie seit Jahrzehnten vertraute, sie angelogen hatte. Sie konnte Fred nicht einmal anschauen. Auch er sah sie nicht an, als er von seinen Schuldgefühlen berichtete. Ihr Gespräch über den Zorn, die Ressentiments und die Scham verlief ergebnislos – bis es den beiden gelang, einander kurz anzuschauen und einen Kontakt im Hier und Jetzt herzustellen, weil sie sich durch das, was sie (in der Vergangenheit) miteinander geteilt hatten, in der Gegenwart verbunden fühlten. Als sich ihre Verbundenheit im Jetzt verstärkte, konnten sie gemeinsam zu den früheren Ereignissen zurückkehren und sie zusammen untersuchen. Zu der Beziehungsarbeit gehörte, daß sie »unserem« Aufenthalt in der Vergangenheit eine Grenze setzten. Nach mehreren Monaten intensiver Gespräche und Therapiesitzungen stellten die beiden schließlich fest, daß die Affäre ein Weckruf für eine abgestumpfte Ehe gewesen war. Da sie das »Wir« in einer gravierenden Unverbundenheit »hielten«, konnten sie ihre Verletzungen heilen und wieder in einem lebendigeren »Wir« zusammenleben. Sie arbeiteten beide sehr hart über eine lange Zeit, um dieses neue »Wir« zu erschaffen.

Liebevolle Pflege und Ermächtigung des »Wir«

Bei diesem Schritt geht es um die »Hege und Pflege« des »Wir«. Wenn Paare sich wiederholt durch Unverbundenheiten zu größerer Verbundenheit bewegen, entsteht etwas Neues. Wenn ein neues »Wir« zu wachsen beginnt, muß man dafür sorgen, daß es sein Potential voll entfalten kann. Durch unsere Erfahrung mit Paaren sind wir gewissermaßen zu einer Fundgrube für viele kreative Vorschläge geworden, wie man das Wachstum des »Wir« fördern und ihm die nötige Aufmerksamkeit, Fürsorge und Anteilnahme geben kann. Es mag auf der Hand liegen, daß Beziehungen Pflege brauchen, aber häufig gleitet einem diese Selbstverständlichkeit durch die Finger. Viele Empfehlungen sind offensichtlich und trotzdem schwer in die Tat umzusetzen.

1. Zeit für das »Wir«

Da die emotionalen Uhren von Männern und Frauen häufig anders gehen, kann es schwierig sein, die Zeit für das »Wir« produktiv zu nutzen. Die »Zwanzig-Minuten-Regel« und einige Methoden, mit denen man die Verbundenheit im Alltag aufrechterhalten kann, sind bereits erörtert worden. Hier einige weitere Ideen, die von Paaren entwickelt wurden:

Nehmen Sie sich jede Woche eine Stunde Zeit dafür, um über das »Wir« und den Zustand der Beziehung zu sprechen. Das ist von unschätzbarem Wert. Beginnen Sie mit einem Check-in und machen Sie von da aus weiter. In Familien mit Kindern ist das unglaublich schwierig, aber es ist ganz entscheidend für die Pflege und Förderung des »Wir«.

Nehmen Sie sich »Zeit für uns«: Gönnen Sie sich Verschnaufpausen von den Kindern und der Familie. Ein Paar, das seit vierzig Jahren verheiratet war und acht Kinder hatte, verbrachte immer eine Nacht im Monat allein im Hotel oder an einem anderen Ort. Diese Regel hatten sie in all den Jahren selten gebrochen.

Ein anderes Paar pendelte immer gemeinsam zur Arbeit, dreißig Minuten jeden Tag. Sie machten das seit vierzehn Jahren. Die Frau wußte, daß sie in dieser Zeit die volle Aufmerksamkeit ihres Mannes hatte; er konnte etwas tun (Autofahren); außerdem fand er es angenehmer, sich mit ihr zu unterhalten, wenn sie nebeneinander saßen und nicht einander gegenüber. Sie nutzten die Zeit, um miteinander zu reden und gemeinsam zu lernen: Sie hörten sich Buch- und Sprachkassetten an. Im Laufe der Jahre lernten sie auf diese Weise fließend Italienisch!

2. Ein Ort für das »Wir«

Es ist hilfreich, einen Platz zu suchen, an dem sich das »Wir« besonders gut entfalten kann. An welchem Ort fällt es Ihnen am leichtesten, ein Gefühl von Verbundenheit herzustellen? Hier einige Beispiele für bestimmte Orte, die verschiedene Paare für ihr »Wir« fanden:

> Die oberste Stufe der Kellertreppe. Immer wenn ein bestimmtes Paar das Bedürfnis hatte, miteinander zu reden, setzte es sich auf die oberste Stufe der Kellertreppe und machte die Tür hinter sich zu. An diesem Ort waren die beiden vor ihren vier Kindern sicher.

Ein Meditationsraum im Haus.

Ein altes Bücherregal im Flur, wo das »Buch des ›Wir‹« stand (ein Ordner für jeden, in dem sie ihren schriftlichen Austausch und Notizen über das »Wir« sammelten).

Eine Insel in Maine ohne Telefon, Strom und Fernsehen.

»Unser Stein« oder »unser Baum« oder »unsere Straße« oder »unser Garten« oder »unser Restaurant«.

Spaziergänge in der Natur. Ein Paar fand es hilfreich, Spaziergänge zu unternehmen. Auf dem Hinweg beschrieb die Frau in allen Einzelheiten, was sie sah und fühlte; auf dem Rückweg tat der Mann das gleiche. Eine wagemutigere Variante bestand darin, daß einer die Augen schloß, während der andere ihn führte und die Umgebung beschrieb. Das ist eine wundervolle Methode, um zu erfahren, wie und was der andere »sieht«, und dadurch die Beziehung zu bereichern.

Ein Flughafen. Wir saßen im Flughafengebäude und warteten auf einen Abflug. Nach einer Tagesreise fühlten wir uns getrennt und hatten Schwierigkeiten, die Verbundenheit wiederherzustellen. Janet bat Sam, ihr zu beschreiben, was ihm bei jedem der vorbeigehenden Leute auffiel. Es war faszinierend, an seinen Wahrnehmungen teilzuhaben (die immer da sind, aber für gewöhnlich unausgesprochen bleiben). Anschließend berichtete dann Janet von ihren Wahrnehmungen.

3. »Wir«-Aktionen und Projekte

Körperliche Aktivitäten und gemeinsame Projekte können viel dazu beitragen, die Beziehung in Bewegung zu halten. Gesunde

Verbindungen werden nicht nur durch das Reden geschaffen – auch durch gemeinsames Sein und Tun und Gestalten.

Gemeinsame Unternehmungen sind sehr wichtig, und viele Paare berichten, daß sie einen »Wir«-Rhythmus finden, wenn sie gemeinsam Kanu fahren, Fahrradtouren machen, laufen, singen, schauspielern, Sport treiben, Puzzles zusammensetzen oder im Garten arbeiten.

Zusammen lernen: Sprachen, Computer – was auch immer.

Kreative Projekte: Die gemeinsame Beschäftigung mit einem Projekt, bei dem jeder seine Fähigkeiten einbringt, kann Männer und Frauen einander näher bringen. Gemeinsame Kreativität ist eine Möglichkeit, die Entwicklung des »Wir« zu fördern. Es kann unglaublich hilfreich sein, wenn man zusammenarbeitet – ob an einer Absichtserklärung, an der Beziehung selbst, ob im Gebet oder in der Meditation oder auch an zwei gemeinsam gewählten Projekten (eines aus seinem Fachgebiet, eines aus ihrem). Das hilft nicht nur, ein kreatives und spirituelles »Wir« zu entdecken, sondern trägt auch dazu bei, die Kluft zu überbrücken, die heute bei vielen Paaren zwischen »der Beziehung« und »der Arbeit« besteht.

Die Paare in unseren Workshops haben viele unterschiedliche Arten von Projekten gewählt: Ein Paar vervollständigte die Fotoalben von der Hochzeit, die vier Jahre zurücklag; eines legte einen Garten an, der dem Andenken an sein verstorbenes Kind gewidmet war; eines führte ein Abschiedsritual am Meer durch, weil eine geplante Adoption gescheitert war; eines malte und renovierte gemeinsam ein Wochenendhaus. Anfangs kann die Zusammenarbeit schwierig sein und in Sackgassen führen. Aber eine Sackgasse zu durchbrechen, damit man gemeinsam arbeiten und etwas Neues auf die Beine stellen kann, ist eine spannende und lohnende Herausforderung. Die gute Stimmung und das beiderseitige Verständnis spielen in neue Bereiche der Beziehung hinein. Die drei Paare aus unserer ersten Paargruppe wählten folgende Projekte für sich aus:

Donna und Stan wollten ein Drehbuch schreiben und einen Film über ihren Sohn Sam produzieren.

Suzanne und Giff beschlossen, einen ganz besonderen Baum zu pflanzen, der ein Symbol für das Neue in ihrem »Wir« sein sollte.

Irv und Esther wollten beide ehrenamtlich in einer Reha-Klinik für Patienten arbeiten, die eine Herzoperation hinter sich hatten.

Soziales Engagement: Viele Paare stellen fest, daß ehrenamtliche und gemeinnützige Aktivitäten ihnen helfen, wieder in Kontakt mit einem »Wir« zu kommen, das größer ist als ihr Kern-»Wir« oder ihr Familien-»Wir«. Wenn wir anderen helfen, ihre Möglichkeiten zu erweitern, erweitern wir auch unsere eigenen Möglichkeiten. Viele Paare nehmen soziale Aktivitäten in ihre Absichtserklärung auf.

4. Streß-Abbau und Entspannungsstrategien

Das »Wir« ist Belastungen ausgesetzt und braucht Entspannungsmöglichkeiten. Wöchentliche Treffen, in denen man gemeinsam erkundet, wo die Belastungen für das »Wir« ebenso wie für die Einzelpersonen liegen, können sich als produktiv erweisen. Es gibt eine Fülle nützlicher Fachbücher[3] über Entspannungstechniken und Methoden des Streßabbaus, die man gemeinsam durcharbeiten kann. Auch tägliche Check-ins sind hilfreich, ebenso wie monatliche Zielsetzungen. Das Zusammensein in einem streßfreieren Zustand macht beide Partner offener für das »Wir« und verringert den individuellen Streß. Der Weg, den wir empfehlen, führt vom »Eigeninteresse« zum »wechselseitigen Interesse« und zum »Interesse am Wir«.

5. Unseren »spirituellen Weg« finden

Der Begriff »Psychologie« leitet sich aus dem Griechischen ab und bedeutete ursprünglich »Erforschung des göttlichen Atems, des geistigen oder spirituellen Wesens«. Fast das gesamte

20. Jahrhundert hindurch hat sich die Psychologie entschieden vom Studium des Spirituellen abgewandt. In den letzten zehn oder zwanzig Jahren hat man sich von vielen Seiten bemüht, die spirituelle Kraft zu erschließen, die einem inneren Wandel und Wachstum zugrunde liegt. Es ist hilfreich, wenn man einen Zugang zu jenem größeren Ganzen findet, das jeden einzelnen – und das »Wir« einer Partnerschaft – mit anderen und mit den wohlwollenden Kräften des Universums, die außerhalb von sowohl Individuen als auch Paaren liegen, verbindet.

Häufig erkennen Paare, daß ihr »spirituelles Wir« lebendig ist, aber in dem Leben, das wir geführt haben, nicht willkommen war und keine Heimat fand. Eine Paarbeziehung ist ideal für die Entdeckung dieser spirituellen Dimension, weil das, was wir als »das dritte Element« – die Beziehung – bezeichnet haben, eine Kraft ist, die größer ist als das Selbst. Es ist mehr als die Summe seiner Teile, mehr als »Du« und »Ich«. Es hat ein Eigenleben, bestimmte Eigenschaften, eine Vergangenheit, eine Gegenwart und eine mögliche Zukunft.

Hier einige Vorschläge, wie ein Paar die spirituelle Dimension seines »Wir« erschließen kann:

Sprechen Sie die *spirituelle Geschichte des »Wir«* durch. Wie hat jeder Partner seine persönliche Spiritualität definiert, und wo lagen die Gemeinsamkeiten?

Machen Sie eine *Bestandsaufnahme vom spirituellen Wesen des »Wir«* im Hier und Jetzt. Welche spirituellen Überzeugungen vertritt jeder von Ihnen zur Zeit? Welche spirituellen Überzeugungen teilen Sie mit dem Partner?

Es ist hilfreich, wenn Sie zusammen erarbeiten, was Sie unter ihrem spirituellen »Wir« verstehen. Wir lassen Paare häufig eine *spirituelle Absichtserklärung* als Teil der allgemeinen Absichtserklärung für ihre Beziehung erstellen. Das Wachstum der Beziehungsreife – des »Wir« – findet Halt im größeren »Wir« der Gemeinschaft und ist gleichzeitig eine Ressource für dieses größere »Wir«. Hopson und Hopson[4] beschreiben die politische und spirituelle Bedeutung der schwarzamerikanischen Vision von Gemeinschaft, die zur gemeinsamen Vision für männliche und weibliche Afroamerikaner werden kann, wenn sich beide für den Kampf um Freiheit und Gerechtigkeit engagieren. Carter Heyward verweist auf einen theologischen Aspekt der Wechselseitigkeit: »Wenn wir in wechselseitigen Beziehungen wachsen und uns gegenseitig formen, werden wir im Miteinander die Gerechtigkeit Gottes tragen.«[5]

6. *Verbundenheit durch Schweigen, Meditation und Gebet*

Es gibt viele verschiedenen Formen des Schweigens. Man kann auf kreative, verbindende und befreiende Weise schweigen, und man kann auf abweisende, ausgrenzende und feindselige Weise schweigen.

Wir empfehlen Paaren, daß sie bestimmte Zeiten festsetzen, in denen sie *zusammen* beten, schweigen und meditieren. Das kann so aussehen, daß man einfach einige Minuten zu Beginn und/oder am Ende des Tages in gemeinsamem Schweigen verbringt. Wenn ein Partner eine bestimmte Gebets- oder Meditationsmethode hat, kann der andere sie vielleicht lernen und sich anschließen. Die buddhistische Übung der »Atemverfolgung« wirkt nicht nur entspannend, sondern auch verbindend.[6]

Man kann in Kontakt treten, indem man einfach still beieinander sitzt. Vor allem wenn schwierige Fragen zu besprechen sind, kann die Quaker-Praxis des »aus dem Schweigen Sprechens« sehr hilfreich sein. Setzen Sie sich fünf Minuten schweigend zusammen, bevor Sie sprechen, wenn Sie eine strittige Frage klären wollen. Sie werden feststellen, daß Sie nicht nur aufrichtiger und überzeugender reden können, sondern daß das Schweigen auch eine Methode ist, mit der man sich – wie Nelle Morton so schön sagte – »gegenseitig ins Reden hineinhört«.[7]

Ein Ehepaar setzte sich jeden Morgen zunächst fünf Minuten schweigend zusammen, dann schilderten sie einander ihre »Vision für den Tag«. Was würde dieser Tag bringen? Welche Sorgen? Was für Herausforderungen? Welche Freuden? *Wann genau* würden die Stolpersteine im Laufe des Tages auftreten? (Zu diesen Zeitpunkten konnte man dann an den anderen denken und ihm Trost und Zuspruch »schicken«.) Am Abend erzählten sie einander kurz, wie diese Situationen, die sie einander ausgemalt hatten, tatsächlich verlaufen waren. Dieses Ritual gab den beiden ein Gefühl von Verbundenheit, wie sie es selten erlebt hatten.

Dieses Paar und viele andere, die es sich zur Gewohnheit machen, das spirituelle »Wir« zu halten, stellen häufig fest, daß ein gesundes Wachstum einsetzt, und erleben ihre Verbundenheit als unerwartetes Geschenk – so wie es Menschen in allen Zeiten und Kulturen geschehen ist, wenn sie ihre Aufmerksamkeit auf die verbindende Kraft des Geistes gerichtet haben.

In einer der letzten Sitzungen unserer ersten Paargruppe berichteten Donna und Stan von der Vision, die sie für ihr spirituelles »Wir« entwickelt hatten:

> Das »Wir« gleicht zwei Eiskunstläufern, einem Paar in einem Eistanzballett. Wenn sie beieinander sind, bewegen sie sich gemeinsam, und sogar wenn sie sich in unterschiedlichen Teilen der Eisbahn befinden, ist ihre Bewegung aufeinander abgestimmt, sie wissen, wo der andere ist – und wo *ihre Beziehung* ist. Wie sich jeder einzelne bewegt und wie sich die Beziehung bewegt, wird von jedem von uns beeinflußt, und wir werden wiederum von der Bewegung beeinflußt.

Suzanne und Giff verfaßten die folgende spirituelle Absichtserklärung:

Unsere drei Fragen:
Eins: Wie finden wir eine alternative Lebensweise – eine Alternative zu der streßreichen, wettbewerbsorientierten, fragmentierten und gewalttätigen Lebensweise, die wir um uns herum beobachten?
Zwei: Wie halten wir das Mitgefühl in der Beziehung lebendig, und wie bringen wir dieses Mitgefühl gegenüber anderen zum Ausdruck?
Drei: Wie können wir dafür sorgen, daß wir nie aufhören zu lernen?

Das Gebet und die Meditation gehören von alters her zu den wichtigsten Ausdrucksformen einer kreativen Spiritualität. Ein weiterer Vorschlag, den wir Paaren unterbreiten, geht dahin, daß sie zusammen *ihr eigenes* Gebet schreiben. Donna und Stan verfaßten dieses Gebet:

Mutter, Vater, Gott, Göttin,
seid bei uns.
Helft uns, die Kraft der Liebe und der Kreativität
– in uns, mit anderen und zwischen uns –
immer wieder neu zu erschaffen

Sie berichteten der Gruppe, daß sie dieses Gebet jeden Morgen – oder fast jeden Morgen – sprechen, nachdem sie zwanzig Minuten in gemeinsamem Schweigen verbracht haben. »Na ja«, erklärte Stan, »genaugenommen sind's mal zehn, mal zwei Minuten, je nachdem, wann Sam aufwacht.«

Angeregt durch dieses Beispiel entwickelten auch Suzanne und Giff ein eigenes Morgengebet, das sie uns im darauffolgenden Monat vorstellten:

In Demut erbitten wir den Beistand des Göttlichen
wenn wir unsere Liebe leben.

Irv und Esther ließen die Tradition ihrer Immigranten-Eltern wieder aufleben, zündeten am Freitagabend Sabbat-Kerzen an und sprachen hebräische Gebete.

* * *

Im nächsten Kapitel geht es um Sex. Der Übergang von einer kreativen Spiritualität zum Sex wirkt vielleicht auf den ersten Blick abrupt oder merkwürdig, aber im Idealfall liegen - bei Männern ebenso wie bei Frauen - das Spirituelle und das Sexuelle nicht allzuweit auseinander.

Kapitel 6

Sex

Mit drei Beziehungsfallen im Bett

»Ich kann nur mit dir schlafen, wenn ich mich dir verbunden fühle.«
– Eine Ehefrau, im Dialog mit ihrem Mann

»Ich kann mich nur verbunden fühlen, wenn ich mit dir schlafe.«
– Die Antwort ihres Mannes

Wenn es überhaupt irgendeinen Bereich gibt, in dem sich Männer und Frauen gut verstehen müssen, dann ist das beim Sex. Ich-Bezogenheit allein führt in den seltensten Fällen zu einer befriedigenden sexuellen Verbundenheit, wechselseitiges Aufeinandereingehen schon eher. Die sexuelle Beziehung eines Paares ist häufig der Schauplatz, auf dem die Unverbundenheit besonders deutlich zum Ausdruck kommt. Häufig ist das auch zunächst das zentrale Thema des Mannes, wenn er sich in eine Paartherapie begibt, während für die Frau meist die emotionale Verbundenheit im Vordergrund steht.

Wir wir gesehen haben, stolpern Mann und Frau bei dem Versuch, einen Ort größerer Verbundenheit zu erreichen, häufig in Gefühle der Unverbundenheit und dann in Sackgassen hinein. Das trifft auch auf die sexuelle Beziehung zu, die ebenfalls in die drei beschriebenen Sackgassen von Angst/Sehnsucht, Ergebnis/Prozeß und hierarchischer Macht/geteilter Macht steuern kann. Das hier verwendete Material stammt aus Einzeltherapien, Paartherapien und aus Workshops mit Paaren. Wenn Männer und Frauen es wagen, vor anderen Leuten das Schweigen zu brechen, das die Sexualität eines Paares normalerweise umgibt, kann sich das als ungemein hilfreich erweisen. Einer der wichtigsten

Aspekte der Dialogtechnik ist es, deutlich den Einfluß der geschlechtsspezifischen Unterschiede auf die sexuelle Beziehung herauszustellen. Wenn die Männer und Frauen, mit denen wir zusammenarbeiten, lernen, ihre Unterschiede für den Aufbau einer gesunden Verbundenheit zu nutzen und auf das »Wir« zu achten, das die Entwicklung beider fördert, dann verändert sich auch ihr Sexualleben fast zwangsläufig zum Positiven.

Die Männer und Frauen erkennen sehr schnell, daß sie ihre sexuelle Beziehung nur verbessern können, wenn sie an der gesamten Beziehung arbeiten. Das läßt sich nicht voneinander trennen. Frauen gehen häufiger von dieser Voraussetzung aus, während Männer sie mitunter etwas widerstrebend akzeptieren. Wenn das Paar anfängt, Fortschritte in sexueller Hinsicht zu machen, kommt es fast unweigerlich dazu, daß sowohl der Mann als auch die Frau die wechselseitige Verbundenheit zur obersten Priorität machen, weil man die Sexualität nur innerhalb dieser Verbundenheit fördern, weiterentwickeln und voll entfalten kann.

Durch diese Paare haben wir gelernt, zwischen drei Beziehungsbewegungen bei der Sexualität zu unterscheiden, bei denen das Paar in den Sex hineingeht, ihn gemeinsam erlebt und sich nach dem Sex wieder voneinander löst.

Sich auf den Sex einlassen

Es kommt sehr häufig vor, daß schon der Prozeß des Sich-Einlassens oder Hineinbewegens in eine sexuelle Verbundenheit in eine Sackgasse führt. Das hängt mit physischen und emotionalen Unterschieden zwischen Mann und Frau zusammen. Männer betrachten die körperliche Vereinigung häufig als Mittel zur Herstellung einer emotionalen Verbundenheit, während Frauen die Sache genau andersherum sehen. Dieses unterschiedliche Verständnis führt mit der Zeit in eine Sackgasse – zu weniger von beiden Arten der Verbundenheit (sexueller und emotionaler Verbundenheit), zu Wut, Groll, Enttäuschung und Schuldzuweisungen oder auch zum völligen Verzicht auf Sexualität und zur Konzentration auf andere Bereiche der Beziehung. Wenn das Paar diese Sackgassen uminterpretiert und als Schwierigkeiten definiert, die sich »beim Hineinbewegen in die Verbundenheit« ergeben, kann es sich neue Perspektiven und möglicherweise neue Bewegungsmöglichkeiten eröffnen. Entscheidend ist, daß beide lernen, aufeinander einzugehen und sich gemeinsam auf die unterschiedlichen Zeitbedürfnisse, Gefühle und sexuellen Erregungen des sogenannten Vorspiels einzulassen und beieinander zu bleiben, wenn die Bewegung an Kraft gewinnt.

Da Sexualität die Möglichkeit zu einer tiefen Verbundenheit bietet, steigert sie die Sehnsucht oder das Verlangen nach Verbundenheit. Sie aktiviert aber auch all die Abwehrmechanismen, die man aufgrund früherer schmerzlicher, enttäuschender oder demütigender Erfahrungen – in dieser und in anderen Beziehungen – entwickelt hat.

Wie an anderer Stelle erwähnt, identifizieren sich viele Männer (und einige Frauen) mit der Beziehungsangst, während viele Frauen (und einige Männer) die sexuelle Annäherung als Bedrohung empfinden, was in beiden Fällen Abwehrmechanismen hervorruft. Angst bzw. Sehnsucht ist der entscheidende Punkt beim Sex. Das gesteigerte Bedürfnis der Frau nach Nähe und Verbundenheit im Vorfeld des sexuellen Kontakts kann Beziehungsangst beim Mann auslösen. Bei der Frau löst vielleicht ein intensiverer körperlicher Kontakt Angst vor der Sexualität aus. Beim Hineinbewegen in die Verbundenheit zeigen sich die Schwierigkeiten, die wir alle damit haben, zur Ruhe zu kommen, wir selbst zu sein, den Kontakt zu halten und aneinander teilzuhaben, besonders deutlich. Männer und Frauen teilen häufig die Verantwortung für bestimmte Bereiche der Beziehung untereinander auf. Frauen sind oft erbittert und fühlen sich bei der Pflege des emotionalen

Teils allein gelassen, während Männer meinen, immer für die Initiative beim Sex zuständig sein zu müssen. Auch hier ist wiederum die Entwicklung einer gemeinsamen Verantwortung wichtig.

Sich gemeinsam durch den Sex bewegen

Der unterschiedliche geschlechtsspezifische Rhythmus stellt beim gemeinsamen sexuellen Erleben hohe Anforderungen sowohl an Männer als auch an Frauen. Die zielstrebige, eher ergebnisorientierte Herangehensweise des Mannes steht dann möglicherweise im Widerspruch zum Bedürfnis der Frau nach einer mehr prozeßorientierten, partnerbezogenen Bewegung. Frauen sagen häufig, sie möchten nicht, daß einer der Partner dominiert, sondern daß sie beide die Bewegung steuern und sich im Einklang befinden. Sie vermeiden meist jegliche Form der Initiative, die mit Macht über den Partner verbunden sein könnte, also damit, von dem anderen zu verlangen, sich ihrer Führung zu unterwerfen oder sich auf ihre Bedürfnisse einzustellen. Männer haben möglicherweise mehr Probleme damit, die Macht in dem Sinne zu teilen, daß sie dem Rhythmus der Frau folgen, sich von ihr leiten lassen oder sich auf eine gemeinsame Bewegung mit ihr einlassen.

Ein Mann äußerte sich einmal folgendermaßen: »Das ist so ein gravierender Unterschied zu meinem sonstigen Leben, in dem ich Verantwortung trage, ständig aktiv bin und unter Spannung stehe. Und hier erwartet man von mir, einen Gang runterzuschalten, mich zu entspannen, auf meine Frau einzugehen und mich auf sie einzustellen. Das kann ich nicht. Ich bin ihr zu schnell, und das verletzt sie. Also gehe ich der ganzen Sache lieber aus dem Weg.«

Seine Frau erwiderte darauf: »Ich habe das Bedürfnis, mich

meiner augenblicklichen Stimmung hinzugeben, im Hier und Jetzt zu sein. Ich brauch ein Gefühl von Geborgenheit, aber auch das Gefühl, ganz ich selbst sein zu können. Alle Gefühle, die ich sonst unterdrücke, brechen sich hier plötzlich Bahn: mein Ärger über dich und Dinge, die nie zur Sprache gekommen sind, all mein Schmerz und meine Enttäuschung über dich und mich selbst. Ich fange an zu weinen. Ich fühle mich dem oft nicht gewachsen und habe auch den Eindruck, daß du das alles gar nicht hören willst. Wahrscheinlich habe ich meine eigene Panikvariante entwickelt.«

Das gemeinsame Erleben und Hindurchbewegen durch den Sex ist immer dann besonders schön und befriedigend, wenn beide Partner das »Wir« durch die sexuelle Verbundenheit und Unverbundenheit halten. Eine Frau beschrieb das einmal als einen erotischen Tanz, den man zusammen tanzt.

Sich nach dem Sex wieder voneinander lösen

Schwierig wird es noch einmal, wenn es um den Prozeß der Loslösung geht. Wie kann man sich voneinander lösen, nachdem man zur Verbundenheit gefunden hat, ohne sich zu trennen? Männer neigen zu einem abrupten Ende. Sie gehen oft gleich wieder zur Tagesordnung über, schlafen vielleicht ein oder widmen sich ihrer Arbeit. Sie reagieren oft sogar mit Ungeduld oder Unduldsamkeit, wenn die Frau die Nähe länger aufrechterhalten möchte, als ihnen lieb ist.

Frauen wünschen sich häufig einen sanften Übergangsprozeß, bei dem man sich mehrmals ein Stück voneinander entfernt und wieder aufeinander zubewegt, bevor man sich endgültig löst – das zeigt sich zum Beispiel auch bei den Verabschiedungsritualen auf Partys. Frauen haben das Bedürfnis, das sexuelle Erlebnis gemeinsam mit ihrem Partner zu beenden. Er aber wendet sich – körperlich und emotional – ab, baut wieder seine Grenzen auf. Sie bleibt zurück, fühlt sich verlassen. Sie sind voneinander gelöst und getrennt. Ein für beide Seiten befriedigendes Erlebnis wäre aber eine Loslösung ohne Trennung.

Drei Paare stellen sich vor

Wir stellen Ihnen hier drei Paare vor. Sie gehörten zu einer Langzeit-Paargruppe, die sich intensiv mit dem Bereich der Sexualität beschäftigt hat. Diese drei Paare sind Konstrukte, zusammengesetzt aus mehreren Personen, aber ihre Angaben gelten für viele Paare, mit denen wir bisher gearbeitet haben.

Paul und Liz

Liz und Paul, ein Paar aus Boston, großstädtisch geprägt, Ende Dreißig, sind seit acht Jahren zusammen und seit fünf Jahren miteinander verheiratet. Ihr Sohn Max ist dreieinhalb Jahre alt. Beide waren schon einmal verheiratet. Liz hat noch immer ein freundschaftliches Verhältnis zu ihrem Exmann, während Paul seine unglückliche erste Ehe beendete, um mit Liz zusammenzuleben. Liz kommt ursprünglich aus Seattle, eine dunkelhaarige Schönheit mit feingeschnittenen Gesichtszügen und auffallend hellblauen Augen. Paul ist groß und breit gebaut, skandinavischer Abstammung und bezeichnet sich selbst als »sehr sinnlich«. Beide strahlen eine gewisse Erdverbundenheit, Stärke und Tatkraft aus. Er ist Leiter der geologischen Abteilung am örtlichen Gemeinde-College – eine Arbeit, die er als sehr hektisch beschreibt –, sie Designerin für Schmuck, Kleidung und Kerzen.

Beide waren Anfang Dreißig, als sie sich kennenlernten, und

hatten eine leidenschaftliche Liebesbeziehung mit – wie sie beide behaupten – »sagenhaft tollem Sex in den ersten paar Jahren«. Sie kamen zur Paargruppe, weil – wie Liz es ausdrückte – »sich die Sache nach Max' Geburt fast bis auf den Nullpunkt abgekühlt hatte. Es kommt mir so vor, als ob wir uns aus dem Wege gingen, als ob wir die Intensität unserer Gefühle fürchteten – denn, *wenn* wir miteinander schlafen, ist das immer noch sehr leidenschaftlich. Allerdings vermeiden wir das seit einiger Zeit immer mehr. Und wir fragen uns, warum wir auf Sex verzichten, wenn wir doch so stark füreinander empfinden.«

Liz beschreibt sich als sehr gesellig, »mit einem Haufen Freundinnen«, und als »sehr erotische Person«. Sie sagt über sich: »Ich will mehr, ich will mich sexuell ausleben, Dinge ausprobieren, jetzt, wo ich die ersten Jahre mit Schwangerschaft und Stillen und die Zeit der sehr engen Bindung an mein Kind gerade hinter mir habe. Ich fühle mich in den meisten Bereichen meines Lebens jetzt so stark, so sicher, nur beim Sex bin ich blockiert. Es ist mir unerklärlich, warum. Ich möchte meinen Mann zum Sex animieren, ihn verführen, aber ich kann es einfach nicht.«

Paul ist ein eher introvertierter Mensch. Er sagt: »Meistens geh ich dem ganzen Sex heute aus dem Weg, aber hin und wieder schlage ich über die Stränge. Entweder ganz oder gar nicht, dazwischen gibt es für mich nichts. Ich bin immer derjenige, der beim Sex den Anfang macht.«

Und was kommt bei den »Eigenschaften der Beziehung« heraus?

Liz: Unsere Beziehung ist wie ein Tiger – sie streift durch ihr Revier, strotzend vor Kraft und Selbstbewußtsein, ist verspielt, aber auch gefährlich, hat kraftvolle, leuchtende Farben, alle Schattierungen zwischen rot und orange.

Paul: Die Jahreszeit, die Grundstimmung unserer Beziehung ist der Herbst mit der Kraft der satten Herbstfarben, die

Temperatur sinkt, leuchtendes Sonnenlicht durchflutet die Szene, Wasser fließt über Felsen, ein Hauch von Bedeutungsschwere und Erregung liegt in der Luft; unser Tier ist ein riesiger Vogel im Sturzflug.

Sarah und John

Sarah und John leben auf dem Land und haben ein fast 4 Hektar großes Grundstück in Maine. Sarah ist Ende Dreißig, John fünf Jahre älter. Sie sind seit zehn Jahren verheiratet und haben zwei Söhne im Alter von neun und sechs Jahren. Die ganze Familie liebt - laut Sarah - »Bewegung an frischer Luft, also Sportarten wie Skilaufen oder Wandern, und hat Spaß daran, die Natur zu allen Jahreszeiten kennenzulernen. In Maine bedeutet das Winter, Matsch, Sommer und einen wunderschönen Herbst.« Sarah entstammt einer alteingesessenen Familie aus Neuengland; sie ist groß, geschmeidig mit auffallend roten Haaren und grünen Augen. Sie wirkt auf den ersten Blick sanft und zart, sagt aber von sich selbst: »Ich weiß, daß ich etwas Hartes an mir habe. Es hat bei uns viel Kummer und Schmerz in den letzten beiden Jahren gegeben. Ich habe beide Eltern durch Krankheit verloren.«

Sarah arbeitet als EDV-Trainerin für Software-Unternehmen. John ist anglo-schottischer Abstammung und ebenfalls ein Rotschopf, aber das Haar ist nicht so dunkel wie bei Sarah, sondern eher feuerrot. Er arbeitet als Unternehmensberater; er hilft kleinen Firmen, auf die Beine zu kommen. Beide haben ihr Büro nicht zu Hause, und John ist außerdem ziemlich viel auf Reisen. Zur Gruppe kamen sie, weil, wie Sarah es formuliert - »wir alles mögliche versucht haben, einschließlich einiger Paartherapien. Aber bei all unserer Arbeit und unseren Kindern nehmen wir uns immer noch nicht genügend Zeit für uns selbst. Wir stellen immer öfter fest, daß wir uns gegenseitig wie Möbelstücke behandeln.«

Sie sind sich darüber einig, daß - wie John sagt - »unsere Beziehung sehr viel ungenutztes Potential aufweist. Aber es scheint, als ob wir unfähig wären, es zu erschließen. Es steht so viel zwischen uns, so viele gegenseitige Verletzungen. Wir leben uns mehr und mehr auseinander, emotional und sexuell.«

Sarah scheint zur Zeit mehr an ihrem Sexualleben interessiert zu sein als John. John hält sich zurück, weil er, wie er sagt, nicht glaubt, daß sie offen sein kann. Sie hat die Erfahrung von sexueller Gewalt gemacht, ein Thema, das sie mit einem guten Therapeuten aufarbeitete. Sarah glaubt, daß diese Wunde endlich heilt. Sie hat sich auch sehr in einer speziellen Gruppe engagiert, die ihr geholfen hat, über den Tod ihrer Eltern hinwegzukommen.

John beschreibt sich selbst als »zunehmend unabhängig und distanziert«; er bittet selten einen anderen um Unterstützung, nicht einmal Sarah.

Die »Eigenschaften der Beziehung«:

Sarah: »Die Farben unserer Beziehung sind grau und trüb wie Nebel; es kommt mir so vor, als ob wir eine Felswand hinaufkletterten, uns Zentimeter um Zentimeter voranhangelten. Wir sehen wunderschöne, farbenprächtige Blumen in den Felsspalten, aber wir kommen nicht richtig an sie heran. Das Tier? Es ist eine Gemse, die es vielleicht schafft, die Felswand bis ganz nach oben hinaufzukraxeln.

John: Unsere Beziehung ist wie eine Wüstenlandschaft, in der plötzlich ein bunter Strauß Luftballons in den Himmel steigt – voller Überraschungen, mit einer Menge verborgener Komplexität und Kraft. Das Tier: ein Eselhase.

Alma und Lou

Alma und Lou leben auf Rhode Island, beide sind Mitte Vierzig und »seit einer Ewigkeit« miteinander verheiratet. »Wir gingen gemeinsam in die Grundschule, waren ein Paar in der High School und sind in demselben kleinen Vorort aufgewachsen, in dem wir immer noch wohnen.« Beide kommen aus italo-amerikanischen Arbeiterfamilien. Alma ist sehr klein und temperamentvoll, mit dunklen Haaren, dunklen Augen und lebhafter Gestik - ein richtiges Energiebündel; außerdem hat sie ziemlich nah am Wasser gebaut.

Lou, übergewichtig, mit rötlicher Gesichtsfarbe und dünnen, dunklen Haaren, witzelt, daß er sich selbst gern als einen »richtig kernigen Typen« sieht, »unkompliziert, die einfachen Dinge liebend, wie etwa Game-Shows im Fernsehen, Dosenbier, Hotdogs und zweimal im Jahr Sex.« Er betreibt ein kleines Umzugsunternehmen, das sein Vater gegründet hat. Sie haben drei Töchter im Alter von dreizehn, fünfzehn und achtzehn Jahren.

In Almas Familie gibt es zahlreiche Fälle von Alkoholabhängigkeit. Sie selbst ist ausgebildete Suchtberaterin in einer staatlichen Einrichtung. Sie sagt: »Mir ist es wichtig, mich persönlich weiterzuentwickeln, und ich habe auch schon eine Menge erreicht, und zwar ganz allein.« Lou sagt über sich: »Ich mache nicht viel Worte, ich erwarte auch nicht viel vom Leben. Die Familie ist mir wirklich wichtig. Ich bin ein richtiger Familienmensch. Ich verbringe viel Zeit damit, die Fußballteams meiner Töchter zu trainieren. Ich bin sehr stolz auf unsere Töchter und auf ihre Mutter.«

Alma hatte auf ihrer gemeinsamen Teilnahme an der Paargruppe bestanden, denn »mit den großen Mädchen im Haus, da gibt es bei uns oft richtigen Ärger. Wir reden überhaupt kaum noch miteinander.« Lous Interesse an der Gruppe ist eher gering, »obwohl sie ja recht hat mit den Mädchen - aber eine Ehe ist nun mal kein Zuckerschlecken. Ich meine, ist nicht jede Ehe die Hölle? Ich bezweifle, daß Männer und Frauen je wirklich zusammenkommen können. Aber ich denke mal, daß wir hier sind, um zu beweisen, daß die Leute aus Rhode Island überhaupt nicht kleinkariert sind, auch wenn sie aus dem kleinsten Bundesstaat kommen. Alles klar?«

In den letzten Jahren läuft der Sex zwischen ihnen immer nach demselben Muster ab: Sie schlafen selten miteinander, und wenn sie es tun, ist die Sache genauso schnell vorüber, wie sie begonnen hat. Alma hat kürzlich geäußert, daß sie mehr wolle als das. Wenn sie sich sexuell näherkommen, fängt Alma oft zu weinen an, und das stößt Lou dann ab. Vor allem leidet Alma sehr unter seiner Angewohnheit, fast unmittelbar nach dem Geschlechtsverkehr einfach einzuschlafen.

Die »Eigenschaften der Beziehung« spiegeln ihre gemeinsame Liebe zu Tieren wider:

Alma: Sie ist eine vielbefahrene, gepflasterte Straße, aber manchmal macht man einen Schritt daneben, und schon verwandelt sie sich in einen Schotterweg, der in einen Pfad im Dschungel übergeht, mit Schlangen in den Bäumen; das Tier ist ganz sicher eine Schildkröte: schön und zuverlässig, aber langsam und ziemlich unbeweglich.

Lou: Sie ist eine Mischung verschiedener Tierarten: Hunde und Katzen, die durch einen gazeartigen Schleier getrennt sind; das Tier? Für mich ist das ein großer, alter Hund, der den ganzen Tag schläft und mit dem sich keiner anlegen sollte. Er reagiert ziemlich sauer auf jeden, der ihm zu nahe kommt.

Der Geschlechterdialog über Sexualität

In einer der ersten Sitzungen stellten wir den Männern und Frauen eine Frage:

»Was möchten Sie besonders gern über die Sexualität des anderen Geschlechts erfahren?«

Wir trennten Männer und Frauen, und sie erarbeiteten ihre

Antworten in Kleingruppen. Danach setzten wir sie - jeweils nach Geschlecht - im Plenum gegenüber, und der Dialog konnte beginnen. Die Männer fingen an.

Fragen der Männer zum Thema Sexualität

> Was macht euch an? Täuschen Frauen einen Orgasmus vor? Warum ergreift ihr nicht einmal die Initiative beim Sex und verführt uns? Wie wirkt es, von einem Mann berührt zu werden? Empfindet ihr die männliche Sexualität als bedrohlich? Was verhindert bei euch eine leidenschaftliche Beziehung, zu der auch Sex gehört? Wie wichtig ist euch der Orgasmus beim Sex? Wieviel Verantwortung trage ich als Mann für den Orgasmus der Frau? Warum brauchen Frauen das Gefühl emotionaler Verbundenheit, um sexuelle Lust zu verspüren? Möchtet ihr, daß wir alte Gewohnheiten beim Sex durchbrechen und etwas Neues ausprobieren, und wenn ja, wie gehen wir dabei vor? Wenn Frauen für die emotionale Seite der Beziehung verantwortlich sind, heißt das, daß Männer sich um den Sex kümmern müssen? Bewerten die Geschlechter die Bedeutung des Sexuellen unterschiedlich? Wenn wir uns schon nicht wie angriffslustige, lüsterne Männchen benehmen dürfen, wie bringen wir das dann in Einklang mit unserer Art des Liebesspiels? Wie vereinbaren wir Trieb und Empfindsamkeit? Was verstehen Frauen unter Leidenschaft? Warum müssen Frauen vor dem Sex unbedingt reden? Warum müssen sie nach dem Sex unbedingt reden? Warum müssen sie *beim Sex* unbedingt reden?

Dies löste schallendes Gelächter bei den Frauen aus. Das Lachen wirkte befreiend und löste einen Teil der Angst und Verlegenheit.

Am Anfang dieses Dialogs hatten wir festgestellt, wie hilfreich es für die Paare war, daß die Fragestellungen keine persönlichen Antworten erforderten, sondern daß allgemein von »Männern« und »Frauen« die Rede war. Wir wollten ja auch den Einfluß des Geschlechts auf den sexuellen Aspekt von Beziehungen untersuchen. Im weiteren Verlauf des Dialogs trugen die einzelnen Männer und Frauen dann auch in diesem Fall durch ihre speziellen Erfahrungen zur Entstehung eines vielschichtigeren, strukturierteren Bildes geschlechtsspezifischer Unterschiede bei.

Die Frauen antworteten zunächst einmal auf eine allgemeine Frage, die die Männer gestellt hatten:

»Was bedeutet Sex für euch? Was gehört alles dazu?«

Liz: Sex kann alles und jedes sein, das im Zusammenhang mit der Beziehung steht; z. B. das erste richtige Interesse, das Jungen oder Männer an dir zeigen. Das Problem ist nur, daß du zunächst oft *annimmst*, es handle sich hierbei um eine reine Liebesbeziehung. Erst später findest du heraus – vorausgesetzt eure Beziehung ist vielschichtig –, daß auch der Sex sehr vielschichtig sein kann.

Paul: Für mich ist körperliche Intimität etwas ganz Einfaches, für Liz etwas Kompliziertes.

Liz: Nicht so kompliziert, wie du meinst. Mir kommt es jedenfalls ziemlich einfach vor: Ich brauche das Gefühl der Verbundenheit, dann ist alles drin, dann kann es von mir aus auch hoch hergehen.

Paul: Seht ihr? Wenn das nicht kompliziert ist! *(Alles lacht.)*

Liz: In der Jugend hat Sex einfach nur Spaß gemacht, aber er war auch irgendwie begrenzt. Heute, in Verbindung mit dir, Paul, ist Sex ein weites Feld mit vielen Spielarten. Aber es gibt einige Voraussetzungen, die erfüllt sein müssen, damit ich in Stimmung komme.

Paul: Aber das Grundgerüst sollte doch nun langsam stehen. Du solltest nicht von mir verlangen, jedesmal wieder bei Null anzufangen. Das ist doch so, als ob man das Rad neu erfinden wollte. Ich war dir diese ganzen Jahre treu, habe ein Kind mit dir. Ist es denn wirklich notwendig, in den fünfzehn Minuten des Vorspiels ein Gefühl tiefster Verbundenheit zu reproduzieren, nur um zu bumsen?

John: Genau – was soll denn in diesen fünfzehn Minuten passieren?

Liz: Fünfzehn Minuten? Der ganze Tag ist Vorspiel für mich!

Sarah: Was nicht passieren sollte, ist, daß Sex an erster Stelle steht und Nähe erst an zweiter. Ein verbindendes Gespräch ist das beste Vorspiel der Welt.

Lou: Mir scheint, ihr schiebt uns irgendwie den schwarzen Peter zu. Es klingt, als sei in unserer Auffassung irgendwie der Wurm drin, während eure absolut in Ordnung ist.

Liz: Es klingt vielleicht so. Aber ich weiß auch nicht, wie man es anders machen könnte. Ich weiß nur, daß ich keine halben Sachen beim Sex will. Das ist mir zu wenig. Wir wollen alles.

Einige andere Frauen: Alles! Wirklich alles! *(Gelächter)*

Lou: Ihr verlangt also von uns, daß wir brav sind und ein bestimmtes Verhalten an den Tag legen?

Alma: Nein, wir kommen euch auf halbem Wege entgegen.

Lou: Na toll, einigen wir uns dann auf siebeneinhalb Minuten? *(Gelächter)*

Liz: In diesen fünfzehn Minuten werden Vertrauen und ein Gefühl von Sicherheit aufgebaut. Für Frauen ist das Schlafzimmer auch ein angstbesetzter Ort, eine unsichere Situation. Unsere Mütter und Großmütter stehen sozusagen mit im Raum. Unsere ganze Vorgeschichte des Ausgeliefertseins, der Bedrohung und Verletzung. *(Einen Moment lang bleibt es still; ein Augenblick der Ernüchterung.)*

Paul: Ich habe gerade über die Krisenpunkte, die Sackgassen, nachgedacht, über die wir hier gesprochen haben. Ich glaube, diese fünfzehn Minuten bieten genug Zeit, um in alle drei hineinzuschlittern!

Liz: Drei Krisenpunkte und der Einfluß unserer Mütter ...

Sarah: Und der Mütter unserer Mütter ...

Alma: Und unserer Väter – und die ganze Geschichte der Frauen durch die Jahrhunderte.

Lou: Kein Wunder, daß es die Hölle ist. Mir kommt es so vor, als ob ich gerade mir dir im Bett liegen würde, Alma! *(Gelächter)*

Nach diesem Austausch begann die Gruppe, sich noch mehr zu entspannen. Das gemeinsame Lachen war ein Zeichen dafür, daß die Männer und Frauen den jeweils anderen Standpunkt nachempfinden konnten. Sie hatten das Gefühl, als ob sie sich auf ein Terrain vorwagten, das ihnen bisher immer verborgen geblieben war: den Männern die weibliche und den Frauen die männliche Sexualität. Der Dialog über den »Fünfzehn-Minuten-Faktor« stellte den Beginn des gegenseitigen Verständnisses dar. Diese erste gegenseitige Annäherung befähigte die Gruppe, sich auf noch ernstere, sensiblere Themen zuzubewegen. Die Frauen beschäftigten sich jetzt mit einer weiteren Frage der Männer:

»Was genau macht euch an? Was erregt euch eigentlich?«

Alma *(flachst)*: Glaubt ihr denn wirklich, das würden wir euch verraten? *(Gelächter)* Aber ernsthaft, das hängt immer vom Augenblick ab. Ich bin ja kein Kochbuch mit speziellen Anleitungen, nach dem Motto: »Nehmen Sie eine Messerspitze hiervon und ein Löffelchen davon.«

Sarah: Es ist nichts spezifisch Sexuelles, sondern es kommt auf die Gesamtsituation an.

Liz: Wenn ihr uns mit Scham erfüllt oder uns Schuldgefühle macht – dann ist der Ofen aus.

Sarah: Was ich attraktiv finde, ist die schnelle Erregbarkeit des Mannes. Eure unglaubliche Vitalität und Lebenskraft, eure männliche Kraft. Sie macht mir auch angst.

Liz: Ja, und ich möchte wahrgenommen werden, mich anerkannt und ernst genommen fühlen

Sarah: – und geachtet und respektiert –

Alma: – und auch zärtlich umsorgt –

Einige andere Frauen: Genau. Nun wißt ihr es!

Die Männer im Chor: Wir haben verstanden!

Die Frauen: Nun tragt euer Wissen in die Welt hinaus!

(Alles lacht.)

Paul: Aber wie soll ich das anstellen?

Liz: Warum machst du das so kompliziert? Für mich ist das ganz einfach. Im Vorspiel zeigt sich die ganze Beziehung, alles ist miteinander verbunden – jedenfalls für mich, und ich denke, für uns alle, oder? *(Die anderen Frauen nicken, murmeln Zustimmung.)* Wenn es hier Konsens gäbe ...

Sarah: ... würde es mehr Sex geben.

Paul: Nun gut, und *was gibt* euch das Gefühl, ernst genommen, geachtet und respektiert zu werden?

Alma: Das! Genau das!

Paul: Was *das?*

Sarah: Die Aufmerksamkeit, die ihr uns schenkt, die Tatsache, daß ihr uns *fragt*.

Alma: Die Wahrheit ist, daß ich nicht wirklich weiß, was mich erregt. Ich muß das mit meinem Partner gemeinsam herausfinden.

Sarah: Die körperlichen Bewegungsabläufe beim Sex gleichen einer Zwiesprache, einem Gespräch mit Fragen und Antworten. Unsere Körper sprechen miteinander in Form von langsamen, gegenseitig aufeinander eingehenden Bewegungen.

Liz: Die Vorstellungen, die wir vom Sex haben, sind alle von Männern geprägt worden. Wir Frauen sind gerade erst dabei, unsere eigene Sexualität zu entdecken und zu verstehen, was sie für euch bedeutet. *(An Paul gewandt:)* Wenn du mir die Wahrheit, *deine* Wahrheit erzählst – ganz egal, wie sie aussieht –, werde ich mich nicht abwenden. *(Ihre Stimme versagt fast:)* Wenn du mir gegenüber wirklich ehrlich bist – das ist für mich ein Zeichen von Respekt und Wertschätzung. Es geht nicht um Draufgängertum, Macho-Verhalten oder Potenzgehabe. Es geht um Mut – um den Mut, du selbst und mit mir zusammenzusein. Wenn wir uns ohne Furcht begegnen könnten, du mir und ich dir, dann können wir *alles* tun!

Paul: Aber wie kann ich dir meine Leidenschaft zeigen, ohne daß du mich als bedrohlich empfindest? Wie passen Leidenschaft und Empfindsamkeit zusammen?

Liz: Ich will deine Leidenschaft, Paul, aber ich möchte, daß wir sie gemeinsam erleben – und zwar nicht nur deine, sondern unsere.

Paul *(verärgert)*: Und wie, zum Teufel, soll das vor sich gehen?

Liz *(frustriert, guckt zur Seite und sagt dann)*: Da siehst du es mal wieder. Typisch wir. Ich versuche, mich dir gegenüber wirklich zu öffnen, und du machst alle Schotten dicht. Sex ist ein tückisches Thema; es schlägt unversehens in Wutausbrüche und Schuldzuweisungen um.

John: Bei uns auch. Ich wünschte, Sarah wäre leidenschaftlicher und unverkrampfter. Ich bin immer derjenige, der beim Sex die neuen Ideen einbringt und dann darauf wartet, daß sie endlich soweit ist. Und was noch schlimmer ist: Ich fühle mich für ihren Orgasmus verantwortlich. Ich soll mich natürlich und leidenschaftlich verhalten, aber gleichzeitig soll ich auf ihre Bedürfnisse achten, also meine eigene Leidenschaft unterdrücken, um auf ihre Bedürfnisse einzugehen. Als wir heirateten, hatten wir eine Menge Sex, aber nun empfindet Sarah die Art, wie ich sie berühre, manchmal als zudringlich. Deshalb gehe ich ihr aus dem Weg. Ich werde wütend, und sie spürt das natürlich. Aber es kann doch nicht sein, daß ich die nächsten vierzig Jahre nicht mehr mit ihr schlafe. Das ist doch wie beim Tennis: Wenn jemand nicht gern Tennis spielt, dann sucht man sich halt jemanden, der gern Tennis spielt. Wenn jemand sich nicht gern berühren läßt, dann sucht man sich eben jemanden, dem das gefällt. Eine meiner früheren Freundinnen lebt jetzt in Europa, und ich stelle mir immer vor, eine wirklich leidenschaftliche Affäre mit ihr zu haben. Und dann fange ich an, mich zu fragen, ob ich sie eigentlich noch liebe.

Es wurde still in der Gruppe; ein ernüchternder Augenblick. Jeder konnte die Traurigkeit spüren, die mit einer drohenden Trennung einhergeht. Eine ganze Weile sagte niemand etwas. Sarah hatte Tränen in den Augen.

John: Entschuldigung, Sarah, es tut mir leid. Ich nehme an, ich bin wirklich frustriert und wütend. Aber ich bin hier, nicht wahr? Und nicht in Europa.

Sarah *(wischt die Tränen weg)*: Wir sind hier, das ist richtig. Und ich weiß das zu schätzen.

Diese heftigen Äußerungen führten zu einem Gefühl der Verbundenheit innerhalb der Gruppe. Die Wut und die Traurigkeit bezeichneten genau den Punkt, an dem sich die Paare in ihrer Beziehung befanden. Wir waren zu zwei wichtigen Themen vorgestoßen, die abhängig vom Geschlecht waren, also die zum einen von den Männern, zum anderen von den Frauen geteilt wurden, nämlich daß Frauen durch echtes Interesse, Neugier und

Aufmerksamkeit (den Eintritt in einen gemeinsamen Dialog) in sexuelle Erregung gebracht werden und daß Männer nicht nur körperlich, sondern auch gefühlsmäßig frustriert sind, wenn sie den Eindruck haben, sie müßten ihre Leidenschaft an der Schlafzimmertür abgeben.

Als nächstes gingen wir auf die Fragen der Frauen ein:

Die Fragen der Frauen über Sex

Was *ist* Sex? Welche Beziehung besteht zwischen Sex und Intimität, Erotik und Sexualität? Was ist eurer Meinung nach unsere Verantwortung beim Sex? Wie könnt ihr uns beim Kennenlernen und beim Ausleben unserer Sexualität unterstützen? Ist es euch bewußt, daß es uns schwerfällt, auf unsere eigene Sexualität eingestimmt zu bleiben? Wie können Männer Sex wollen, wenn sich die Beziehung in einem katastrophalen Zustand befindet? Wie kommt es, daß Sexualität so sehr an Männlichkeit und den Selbstwert eines Mannes gekoppelt wird? Warum spielt Sex eine so vordringliche Rolle? Soll heißen, warum ist er eigentlich so wahnsinnig wichtig? Mögen uns Männer gern in die Augen schauen? Welchen Einfluß hat die eigene Biographie (familiärer, religiöser und kultureller Hintergrund) auf die Sexualität? Wie wirkt sich die individuelle und kollektive Geschichte der sexuellen Gewalt auf unsere Sexualität aus? Oder auf eure? Wie wirken sich Kinder und Mutterschaft auf die Sexualität aus? Speziell auf die männliche Sexualität? Wie gehen wir mit unterschiedlichen sexuellen Bedürfnissen um, etwa mit der Frage des richtigen Zeitpunkts oder der Art, wie man aufeinander zugeht? Wißt ihr eigentlich, wie sehr unsere Sexualität davon abhängt, daß ihr unseren Körper akzeptiert? Versteht ihr, wie schwierig es für uns ist, unseren Körper so zu akzeptieren, wie er ist, und wie das unsere Sexualität beeinträchtigt? Was bedeuten euch sexuelle Phantasien? Welche Ängste haben Männer vor der weiblichen Sexualität im allgemeinen?

Die Männer und Frauen der Gruppe begannen nun erneut, über ihre persönliche, »reale« Sexualität zu sprechen:

»Was ist Sex?«

Liz: Ich erinnere mich an ein Gefühl, das ich früher bei Paul hatte, daß mein ganzer Körper lebendig war, die ganze Zeit über. Es ist kein gradlinig verlaufender Prozeß, bei dem man erst Vertrautheit herstellt und sich dann den einzelnen Techniken zuwendet. Nein, es ist der gemeinsame Rhythmus, der zählt.

Paul: Bei uns ist das anders – der Schwanz ist das Wichtigste. Bei Liz ist die Vertrautheit das Wichtigste, vielleicht die Art von Vertrautheit, die sie mit ihren Freundinnen verbindet. Wenn ihre Freundschaften mit Frauen so großartig, so wundervoll sind, warum wechselt sie dann nicht die Seite? Wenn für dich deine Freundinnen so schön wie Fotomodelle sind, warum solltest du dann nicht auch mit ihnen schlafen?

Liz: Die Vertrautheit zwischen Frauen hat etwas Erotisches, aber ich finde das nicht sexy. Sex erfordert Vertrautheit, aber ich will sie mit *dir.*

Lou: Wenn es nur auf mich ankäme, wäre Sex direkt und unkompliziert. Aber diese Alternative haben wir nicht, wenn wir uns auch noch mit dem beschäftigen, was ihr braucht. Mit euren Problemen.

Sarah: Das ist ein typisch männlicher Spruch zum Thema Sex: »Es ist das Problem der Frauen!«

John: Du kannst nicht einfach sagen: »Darum geht es nicht«. Du mußt schon sagen, *worum* es denn geht.

Sarah: Ich würde sagen, um »das Gefühl, daß wir wirklich zusammen sind, eine Einheit bilden«.

John: Das ist, was *du* willst.

Sarah: Ich versuche herauszubekommen, was wir beide wollen. Wir sprechen hier davon, daß zwei Menschen »sich lieben«, daß sie »Liebe machen«. *Wir* machen Liebe, erschaffen Liebe in *dieser Interaktion.* Wir müssen schon *zusammen* daran arbeiten, unsere Getrenntheit zu überwinden.

Paul: Gib mir mal ein Beispiel.

Liz: Nimm meine Brüste ...

Lou: Jetzt? *(Gelächter)*

Liz: Paul findet es schön, gleich zu Beginn meine Brüste zu küssen. Ich mag das nicht besonders. An diesem Punkt kommen wir nicht weiter. Ich meine zwar, daß wir nahe dran sind, aber dann ...

John: Ruf uns sofort an, wenn du die Lösung gefunden hast. Es spielt keine Rolle, zu welcher Tages- oder Nachtzeit. *(Gelächter)*

Liz: Ich würde sagen, vermeidet es, gleich so direkt zu werden. Nähert euch allmählich und behutsam, quasi spiralförmig, und nicht im Frontalangriff. Das würde mir gefallen. Ich spreche davon, die Sache von der Seite her anzugehen, und zwar sehr vorsichtig. Wie bei einer Tanzbewegung.

Sarah: Wenn wir uns - gemeinsam - näherkommen, habe ich nicht das Gefühl, daß meine Grenzen verletzt werden, sondern daß wir uns behutsam gegenseitig öffnen.

Paul: Okay, ich verstehe, was du meinst.

Sarah: Wenn du deine eigenen Grenzen und deine eigene Empfänglichkeit austesten willst und ich mir nicht bewertet vorkomme, fühle ich mich viel wohler und geborgener - und wirklich erregt.

Alma: Hast du das mitbekommen, Lou?
Lou: Schon notiert.
John: Das Problem ist doch, in dem Moment, in dem ihr Frauen das am meisten von uns verlangt, haben wir Männer nicht übel Lust, die ganze Sache abzublasen. Wir können halt nicht damit umgehen, besonders nicht in dem Augenblick. Es ist einfach unfair.

Die Frauen und Männer der Gruppe verstummten. Sie steckten fest. Wir sagten, daß sie sowohl über eine sexuelle Sackgasse als auch über eine beziehungsspezifische Sackgasse gesprochen hätten. Wenn die Männer sich in Richtung Sexualität bewegen, werden bei den Frauen häufig Ängste ausgelöst; wenn die Frauen vor und nach dem Sex nach Verbundenheit streben, werden bei den Männern häufig Ängste ausgelöst. Männer bewegen sich von der Beziehung weg, Frauen von der Sexualität. Sackgasse.

John: Männer haben also Angst vor Verbundenheit, Frauen vor Sex?
Sarah: Vielleicht sollten wir die Rollen tauschen?
Alma: Heißt das, daß ich mich eine Woche lang um den Sex kümmere und Lou sich um unsere Beziehung?
Lou: Auf keinen Fall. Das würde ich keine drei Tage überleben.
Alma: Du würdest phantastischen Sex bekommen.
Lou. Einverstanden.
Paul: Vielleicht sollten wir noch mal versuchen festzuhalten, was jeder darunter versteht, was es bedeutet, entweder »die Beziehung zwischen uns beiden und mit unserem Kind zu halten« oder »die sexuelle Beziehung zu halten«. Ich meine, sprechen wir hier darüber, daß ich – im wahrsten Sinne des Wortes – immer nur Sex im Kopf habe und sie immer nur die Beziehung im Kopf hat?
Liz. So ist es. Genau darüber sprechen wir.

Jetzt bewegte sich die Gruppe von Ärger und Anklage, von »Ich«-Aussagen und »Du«-Vorwürfen zu einem Gefühl von »Wir-sitzen-alle-im-selben-Boot«. Dieses spiegelte sich auch in der Sprache wider. Im Verlauf der Diskussion benutzten alle immer häufiger das Wort »wir«. Die Möglichkeit, miteinander zu reden, unterstützt von ihrem eigenen Geschlecht - die Männer an einem Ende des Raumes, die Frauen am anderen -, hatte dazu geführt, daß sich ihre Standpunkte veränderten, zuerst von der Grundüberzeugung, daß das alles »mein Problem« ist, zu der Einsicht, daß es »einfach damit zusammenhängt, ob man Mann oder Frau ist«. Und jetzt fingen sie an, die Kehrtwendung von einer oppositionellen zu einer wechselseitigen Haltung zu vollziehen - denselben »Übergang zu mehr Gegenseitigkeit«, den wir in allen anderen Gruppen beobachtet hatten. Wir spürten, daß die Stärkung dieser wechselseitigen Verbundenheit sie jetzt dazu befähigte, sich mit wirklich tiefgreifenden sexuellen Fragen auseinanderzusetzen.

Die Gruppe richtete ihre Aufmerksamkeit auf eine weitere Frage, die die Frauen gestellt hatten:

Wieso können Männer Gefühl und Handeln voneinander trennen, wie beim Sex?

Lou: Das ist schnell erklärt, ich *tu* es einfach.

Paul: Wenn einem Gefühle in die Quere kommen, kommt man zu nichts.

Lou: Jawohl, wir denken: »Wenn ich in diesen Sumpf hineingezogen werde, geh ich unter.«

John: Auf der Arbeit bekommen wir nichts erledigt, wenn wir uns auf unsere Gefühle konzentrieren. Zu Hause ist das dann genauso. Wenn wir uns annähern und ich mir dann schwach oder unfähig vorkomme, unfähig, die Sache - »uns« - zu managen, dann versuche ich, die Gefühle zu unterdrücken. Ich weiß sehr wohl, wenn ich ihnen irgendwie zu nahe komme, machen sie mich nieder.

Paul: Ich habe den Eindruck, daß mich Liz die ganze Zeit emotional niedermacht.

John: Das kommt von unserem Mangel an Selbstvertrauen im Gefühlsbereich. Der Pfeil auf unserer Erfolgsskala schlägt weit in Richtung Mißerfolg aus.

Alma: Ich verstehe, was ihr meint - daß ihr irgendwie total ins Schleudern kommt, wenn eine Frau tiefe Gefühle hat und sie ausspricht.

John: Wir sind uns *nicht mal bewußt*, daß wir starke Gefühle verdrängen, wir tun es einfach. Besonders beim Sex. Da gewinnt der Trieb die Oberhand.

Lou: Sex hilft uns, unsere Gefühle auszuschalten, nicht wahr? Hilft uns, über diese Angst hinwegzukommen. Dann können wir uns etwas öffnen.

Die Männer: Ja, genau. So ist es.

Paul: Ich bin mir da nicht so sicher. Mir ist das alles schon bewußt. Ich sehe, welche Folgen diese Abtrennung von Gefühlen hat, aber ich habe trotzdem Angst, mich gehenzulassen. Irgendwas löst vielleicht ganz starke Gefühle in mir aus, aber ich tu so, als ob es mir gleichgültig wäre. Das macht mir wirklich richtig zu schaffen! Es fällt mir schwer, meinen eigenen Gefühlen zu trauen, mir selbst zu vertrauen. Und Liz. Wie baut man eigentlich Vertrauen auf?

Liz: Durch Verbundenheit, mein Schatz. Gemeinsam mit mir. Ich habe keine Angst vor deiner Leidenschaftlichkeit oder deiner Verletzbarkeit. Ich liebe dich.

Ruhe kehrte in der Gruppe ein. Das einsetzende Schweigen war ein Ausdruck des gemeinsamen Begreifens. Es war wie eine Art Zusammenfassung des bisher Gesagten; wir spürten, wie die Worte nachwirkten und das Verständnis vertieften. Wir sprachen dann über den Verlust der Männer, die ihr tiefes Verlangen nach echter wechselseitiger Verbundenheit – mit Männern und mit Frauen – geopfert hatten. Und wir sprachen über die große, problembeladene, oft verschüttete und schwer greifbare Sehnsucht der Frauen nach einer wechselseitigen sexuellen Beziehung mit einem Mann. Wir alle fühlten, daß wir, in einem tieferen Sinne, diesen gewaltigen Verlust miteinander teilten. Der Schmerz war deutlich spürbar.

Lou: Ich gebe es ungern zu, aber sie hat recht. Das ist so wie in meinem Umzugsunternehmen. Du kannst die schweren Sachen nich' allein *hochheben,* du mußt 'n paar Typen zusammentrommeln, die gemeinsam anpacken, sich abstimmen und es irgendwie *leichter machen*. Sonst siehst du echt alt aus. Ihr versteht, was ich meine? *(Eine Pause, dann brechen alle in Gelächter aus.)*

Alma: Lou, ich glaube, das tun wir alle.

Wir beenden die Sitzung und entlassen die Paare mit der Aufgabe, den Rollentausch einmal auszuprobieren: Die Frauen sollen versuchen, sich um die Sexualität, die Männer, sich um die Beziehung zu kümmern. Bei unserem nächsten Treffen in vier Wochen sollen sie berichten, was dabei herausgekommen ist.

Das Ringen der Paare um ihr sexuelles »Wir«

Der Rollentausch hatte bei keinem der Paare funktioniert. Als wir das einen Monat später besprachen, wurde klar, daß die Lösung für die sexuelle Beziehungssackgasse nicht einfach darin bestehen konnte, daß die Männer die Verantwortung für den emotionalen Teil, die Frauen die für den sexuellen Teil übernahmen.

Vielmehr kam es darauf an, das »Wir« zu finden, das dann sowohl den Männern als auch den Frauen erlauben würde, ihre individuellen und kulturell geprägten Stärken *in ebendieses »Wir«* einzubringen.

Wie wir schon auf anderen Gebieten aufgezeigt haben, hängen das Problem und die Lösung auch hier weniger mit einer Veränderung der »Rolle« als vielmehr mit einer Stärkung der »Beziehung« zusammen.

Bei den Paaren, denen es nicht gelang, im »Wir« zu bleiben, führten Unterschiede dazu, daß sich die Partner noch weiter voneinander entfernten. Wenn die Unterschiede im »Wir« gehalten wurden, wirkten sie verbindend und boten sowohl dem Mann als auch der Frau die Möglichkeit, sich in ihrer Individualität bestärkt und gleichzeitig stärker verbunden zu fühlen, emotional und sexuell.

Die Gruppe traf sich weiterhin einmal im Monat. Wir konzentrierten uns wie bisher auf den sexuellen Aspekt der Beziehung, und allmählich entwickelte sich dieser Bereich - für alle spürbar - von einer verfahrenen, komplizierten und gefahrvollen Grundsituation mit langer Vorgeschichte zu einem tiefergehenden gegenseitigen Verständnis mit entsprechender Umsetzung. Jedes Paar - und die Gruppe als ganzes - bemühte sich, mehr über das sexuelle »Wir« zu lernen.

Es gab ein Schlüsselmoment, das den Wandel der Paare zur Gegenseitigkeit besonders gut kennzeichnete, und zwar bei der Beschäftigung mit einer Frage, die die Frauen gestellt hatten:

> ***»Wie können wir Frauen mit euch Männern über unsere unterschiedliche Sexualität sprechen, ohne uns gleich beurteilt zu fühlen?«***

Sarah stellte als Sprecherin diese Frage und führte weiter aus: »Unsere Art der Sexualität wird so oft als krankhaft dargestellt.«

Alma: Sex ist kein Schalter, den man an- oder ausstellt. Es ist mehr eine Bewegung im gleichen Rhythmus, mit offenen Augen, den anderen annehmend, sich küssend, sich gegenseitig wahrnehmend.

Sarah: So was kann doch in gewissem Sinne auch Sex sein – ohne daß der Mann eindringen muß. Ich kann auch ohne Geschlechtsverkehr durchaus ein erfülltes Sexualleben haben. Männer scheinen zu glauben, daß *das* Sexualität bedeutet, daß *das* das Ziel ist und alles andere nur der Weg *dahin*. Wir behaupten, daß Sexualität mehr umfaßt als das rein Genitale. Wir sind alle so darauf programmiert, nur den eigentlichen Geschlechtsakt als Sex zu betrachten.

Liz: Schon im Begriff »Vorspiel« ist enthalten, daß es dabei nur um etwas geht, das *vor* dem eigentlichen Ereignis geschieht, vor dem, was wirklich wichtig ist.

John: Ja, aber sobald ihr den Geschlechtsverkehr als ein Problem darstellt, wird er für uns Männer wirklich zu einem großen Problem.

Sarah: Aber wenn der Geschlechtsverkehr beginnt, wird die Sinnlichkeit irgendwie ausgeschaltet, so als könntet ihr nicht beides gleichzeitig aufrechterhalten.

John *(sarkastisch)*: Aber das hört sich ja so an wie »Könnt ihr Jungs nicht mal damit aufhören, euer Ding hier reinstecken zu wollen?«

Liz: Es geht darum, sich zu berühren, sich zu küssen, ohne an etwas anderes zu denken oder irgendwo anders hinzuwollen, »Stufe II« oder »Stufe III« oder so ähnlich. Euer Körper strahlt etwas ganz anderes aus.

Alma: Wie erlebt ihr Männer das? Die Verbindung von »Wollust« und Sex? Geht es dabei ausschließlich um das »Ich« und nicht um das »Wir«? Um einen dominierenden Teil davon, der den anderen zum Objekt macht? So etwas macht uns angst und wirkt trennend.

Lou: Unser ganzes Leben lang hat man uns erzählt, Sex mit Frauen funktioniere nach dem Motto: »Immer munter, rauf und runter«. Bei mir steckt das auch drin. Ich kann es nicht leugnen.

Sarah: Aber da ist kein »Wir«. Nur du und was du tust. Welche Phantasien hast du, wenn wir miteinander schlafen?

John: Warum ist das so schlimm, wenn ich einige ichbezogene Gedanken habe? Als ich jung war, war das toll. Sex war Spaß.

Sarah: Spaß für wen? Manchmal war es wahrhaftig kein Spaß für uns. Wir mußten high werden, um uns einzubilden, daß es Spaß war.

Paul: Mittlerweile denke ich mehr an Liz als an mich selbst.

Lou: Mir geht's genauso. Ich konzentriere mich auf Alma. Ansonsten könnte ich es auch allein machen.

Sarah: Es ist schön, das von euch zu hören. Erzählt uns von *euren* Erfahrungen. Wir möchten es begreifen, nachfühlen, was euch bewegt. Wir wissen einfach nicht - weder unser Kopf, noch unser Körper –, was in euch vorgeht, und wir möchten es *so gern* verstehen. Ist das in Ordnung?

(Die Frauen nicken und murmeln zustimmend.)

Liz: Ich spüre schon, daß sich Paul manchmal auf *mich* einstellt, sich selbst zurücknimmt, aber ich vermisse das »Wir«. Ich meine damit nicht nur dieses: »Was fühlen wir beide in diesem Moment?«, nicht nur das Körperliche oder Genitale, sondern all das, was sonst noch im Garten dieser sexueller Gelüste geschieht. Es geht mehr um die *Qualität* unserer Verbundenheit.

Paul: Ja, das ist wahr. Guter Sex entsteht durch ein gutes, intensives Gespräch.

Liz: Es muß nicht die ganze Zeit intensiv sein; es ist nicht immer eine intensive Verbindung, manchmal ist es auch mehr ein innerliches Prickeln, etwas Knisterndes, Leichtes, Spielerisches.

Paul: Es ist so bizarr – wenn wir beide es eigentlich genießen, warum arbeiten wir dann in heimlichem Einverständnis daran, es nicht zu tun? Ist es Trägheit? Ich stehe morgens auf und rackere mich den ganzen Tag im Beruf ab. Wenn ich dann nach Hause komme, ist es unglaublich schwierig, wieder in diese Welt hineinzufinden, ganz zu schweigen von so etwas Intimem wie Sex. Tagsüber, im Job, bin ich der zielorientierte, keine Gefühle zeigende brave Junge. Wie schaffe ich den Übergang zu einem einfühlsamen, offenen Mann?

Alma: Für uns ist das auch schwierig.

Sarah: Dieser Übergang – dieses gemeinsame Hineinbewegen ins Sexuelle – ist das Schwierigste für uns. Das ist so wahnsinnig verwirrend und macht einen hilflos. Und das ist auch der Punkt, an dem viele Probleme auftauchen, bei uns allen, nicht wahr? *(Zustimmung von anderen Paaren)*

Alma: Wenn wir also beide zu dieser Hilflosigkeit stehen würden, wären wir ein großes Stück weiter. Statt dessen wirft man mir vor, daß *ich* unsicher bin. Als ob er es nicht auch wäre oder als ob es nicht *unser* Problem – und *unsere* Lösung – wäre. Es wäre toll, wenn wir einfach in dieser Unsicherheit, in dieser Hilflosigkeit zusammensein könnten!

Paul: Einverstanden. *(Einige andere stimmen auch zu.)*

Liz: Die Frage ist also: »Was bedeutet das ›Wir‹, wenn es heißt: »›Wir‹ schlafen miteinander«? Ist das nicht der Punkt, den wir heute erreicht haben?

John: Das »sexuelle ›Wir‹« zu finden? *(Allgemeine Zustimmung; das Gefühl, daß alle zusammen an der Sache arbeiten)*

Alma: Es bedeutet *nicht*, daß das, was ihr denkt, falsch ist.

Lou: Oder das, was ihr denkt.

Damit hatte die Gruppe ein neues Stadium, das »Wir«, erreicht. Aus dem »positiven Konflikt«, aus dem gemeinsamen Festhalten an der Beziehung inmitten der Polarisierung, des Schmerzes und des Bedauerns war ein Gefühl von »Wir halten zusammen, wir sitzen im selben Boot« entstanden. Jeder verstand, ohne weiteres Wort, daß keiner – weder Mann noch Frau – den richtigen Weg kannte, daß die Unterschiede mit viel Hilflosigkeit und Isolation einhergingen und viel Kompromißbereitschaft, Kreativität und Engagement erforderten, damit sie zum »Wir« führen konnten. Wir wiesen darauf hin, daß die Gruppe nun unglaublich offen über das sexuelle Erleben zwischen Männern und Frau sprach, ohne die Erfahrung der einen oder anderen Seite zu »werten« oder zu »pathologisieren«. Man hörte sich die Ausführungen der anderen Gruppenmitglieder einfach unvoreingenommen an. Ohne das Gefühl gegenseitiger Verbundenheit prallen die unterschiedlichen Bedürfnisse aufeinander und entfalten eine zerstörerische Wirkung, die es unmöglich macht, Probleme, insbesondere sexuelle Probleme, in Angriff zu nehmen. Wenn ein Gefühl echter Verbundenheit besteht, dann können Unterschiede dazu beitragen, die Verbundenheit weiter zu stärken. Man ist dann in der Lage, allem, sogar dem Sexuellen, mit Respekt und echtem Interesse an den Unterschieden – den individuellen und den geschlechtsspezifischen – zu begegnen.

Am Ende dieser Sitzung hatten wir alle das Gefühl, daß einige Wahrheiten über die Sexualität von Männern und Frauen sichtbar geworden waren. Wir hatten ein klareres Bild von körperlichen und emotionalen Unterschieden beim Sex gewonnen, vom Übergang zur Sinnlichkeit und zum Sex, von Arbeit und Privatleben, von Vergangenheit und Gegenwart – und sogar vom Vorspiel und vom Blickkontakt. Unsere Erkenntnisse gingen weit über die Klischees hinaus, daß »Frauen nicht soviel Interesse am Sex haben wie Männer« oder daß »Männer immer nur das eine wollen«.

Am Ende der Sitzung schlug jemand vor, daß beim nächsten Mal jedes Paar der Gruppe seine eigene sexuelle Sackgasse vorstellen sollte; die Gruppe würde dann versuchen, dem Paar bei einer Lösung zu helfen. Jeder willigte ein, allerdings etwas nervös. Vier Wochen später trafen wir uns wieder.

Sarah und John

Sarah: Wir glauben, daß wir uns gegenseitig schätzen und den anderen bei seiner Entwicklung unterstützen. Persönlich geht es uns prächtig, aber nicht als Paar. Das ideale Szenario für mich wäre, wenn wir einfach miteinander lebten und Sex ein Teil davon wäre, aber das ist nicht allzuoft der Fall. Wir behaupten entweder, daß wir keine Zeit dazu haben oder daß wir es nicht geschehen lassen wollen; weniger wegen der Körperlichkeit, sondern wegen der Intimität, die mit Sex verbunden ist. Ich bat John, nicht soviel auf Reisen zu gehen, und er fragte mich: »Bist du sicher, daß du selbst zugänglicher sein möchtest?« Das war eine gute Frage. Unsere Sackgasse hat also damit zu tun, daß wir »Zeit füreinander finden« und »uns dem anderen gegenüber öffnen«, *im sexuellen Sinn.*

John: Wir sind immer irgendwie in Abwehrhaltung, nur der Grad variiert, und ganz selten kommt es mal zu einer Öffnung, meistens wenn wir nicht zu Hause sind. Zu Hause ist alles auch, ich weiß nicht, warum, überfordernd und durcheinander. Wenn wir zusammen Urlaub machen, ist es locker und entspannt. Aber in meinem Kopf schwirrt immer der Gedanke »Sie verschließt sich mir, ich weiß, sie verschließt sich mir«. Es macht mich wütend, daß sie so zu ist – wenn ich anfange, sie zu berühren, weiß ich, daß die ganze Geschichte des sexuellen Mißbrauchs und all das wieder hochkommt. Ich will Sex, ich sehne mich nach der Entspannung, nach der körperlichen Nähe. Aber wenn sie immer nur »ihr Herz ausschütten« will, immer nur darüber »reden« will, was alles in ihr hochkommt, bin ich enttäuscht. Ich gerate in Panik, werde sauer und wende mich ab.

Sarah: Das ist unsere Sackgasse. Wenn ich versuche, mich auf meine Weise hineinzutasten, ist er zu verärgert. Wir haben versucht zu verhandeln – was möchte ich, was möchtest du –, aber es geht nicht. Kompromisse bringen nichts. Ich kann deine Wut nicht ertragen.

John: Ich denk immer: »Ich laß mich wieder auf all das ein, und nichts wird passieren« – es macht mich wütend, und dann bin ich völlig blockiert. Ich habe versucht, den Sex aufzugeben, einfach all das loszulassen. So wie bei diesem Überwinde-deine-Grenzen-Seminar, diesem Quasi-Überlebenstraining, da mußte ich auch alles andere vergessen und mich entlang einer Leine über den Fluß treiben lassen. Ich hatte solche Angst. Ich konnte und konnte nicht loslassen. Aber das muß ich hier eben auch. Den Sex loslassen, denn ich will nicht, daß uns das auseinanderreißt.

Sarah: Das will ich auch nicht. Aber ich verlange auch nicht, daß du loslassen sollst. *(Pause)* Mit den Jahren sind die Intimität *und* das Problem gewachsen. Meine alten Gespenster kamen zurück, und ich konnte sie nicht aus dem Schlafzimmer verbannen. Ich habe daran in der Therapie gearbeitet. Beim Sex trete ich manchmal regelrecht geistig weg – es ist dann so schwierig, an dem festzuhalten, was ich will. Wenn es mir gelingt, ist es in Ordnung. Wenn John die Initiative ergreift, fühle ich mich manchmal überrumpelt.

John: Und jetzt, wo ich mich zurückgezogen habe und versuche, darauf zu verzichten, ist es auch wieder nicht in Ordnung?

Sie schweigen. Wir sagen, daß das sexuelle »Wir« wirklich verletzt worden ist und daß sie sich vielleicht wieder damit vertraut machen müssen, auf die gleiche Weise, wie sie es zuvor schon beim

»Beziehungs-Wir« gemacht haben. So könnte es zum Beispiel hilfreich sein, die Eigenschaften des »sexuellen Wir« einmal gemeinsam aufzuschreiben. Welche Eigenschaften hatte die Beziehung am Anfang, und welche hat sie jetzt?

Sarah: Das ist eine gute Idee. Schon daß wir darüber sprechen, gibt mir das Gefühl, daß wir die Schwierigkeiten vielleicht auch überbewerten. Wir werden's schon schaffen, John, oder?

John: Es ist schwer. Sobald ich mich damit beschäftige, kommen meine Wut und meine Verzweiflung hoch. Ich glaube, ich kann mir vorstellen, was jeder von uns beiden zum Aufbau des »Wir« beiträgt, ich meine, des »sexuellen Wir«. Auf jeden Fall hab ich ja schon gelernt, bescheiden zu sein.

Alma: Wenn ihr das »sexuelle Wir« ein wenig umhegen und pflegen könntet und nicht so hart miteinander ins Gericht gehen würdet - vielleicht wächst es dann. Ich bin zutiefst davon überzeugt, daß dieses »Wir« ein Ort der Heilung ist.

Paul: Die Wut über sexuelle Probleme überträgt sich ja auch auf andere Bereiche, und wenn es nur das schmutzige Geschirr in der Spüle ist, so nach dem Motto: »Schon wieder was, das Liz nicht tut«. Ich sorge dafür, daß sie sich schuldig fühlt - »es ist dein Problem, nicht meins«. Wie du, John, ziehe ich mich zurück und nehme eine Haltung an, die signalisiert: »Du zwingst mich ja dazu, die Verbindung zu dir und zu mir selbst abzubrechen. Du kannst warten bis du schwarz wirst, ich werd dir bestimmt nicht mehr entgegenkommen.« Aber ich möchte davon wegkommen. Ich möchte unser »sexuelles Wir« wiederfinden. Mein Problem ist nur, daß ich diese Haltung nicht aufgeben kann. Wenn sie sich mir nähert, werde ich unsicher.

John: Es ist wieder wie bei diesem Überwinde-deine-Grenzen-Seminar. Als ich den Haken an meinem Gurt festmachte, dieses Seil ansah, das dieses Kliff hinunterführte, hatte ich eine Heidenangst, aber dann mußte ich loslassen. Und ab ging's. So ist es hier auch – ich muß mich fallenlassen.

Lou: Vielleicht besteht das »sexuelle Wir« ja darin, daß man gemeinsam das Kliff hinuntergleitet?

John: Ja, das gefällt mir.

Sarah: Mir auch. Wir hängen *beide* an diesem Seil, John – wir müssen beide loslassen. Ich muß mich von meiner Vergangenheit trennen, um mehr mit dir in der Gegenwart zu leben, und du solltest dich von deiner Wut befreien und sehen, was dann geschieht.

Wir weisen darauf hin, daß der sexuelle Teil des »Wir« zerbrechlich und verletzbar ist; es versucht gerade, sich wieder seinen Weg zu bahnen, und muß daher sehr behutsam behandelt und umhegt werden. Ihr früheres Sexualleben hatte etwas Rührendes und Unschuldiges an sich. Nun können sie dem »Wir« gestatten, sich zu entfalten und alles zu umfassen, was sie heute sind und was sie durchgemacht haben. Die Gruppe schlägt vor, daß John und Sarah, um die Kontinuität der Verbundenheit zu wahren, täglich ein »sexuelles Check-in« machen.

Allen wird klar, daß sie sich von der Vorrangstellung des eigenen Selbst – oder der des anderen – trennen und gemeinsam auf das »Wir« der Beziehung vertrauen müssen. Wenn die Partner das »Wir« in der Beziehung aufrechterhalten, können sie auch das »sexuelle Wir« bewahren. Es führt zu: »Wer sind wir im sexuellen Sinne?« und »Wer wollen wir im sexuellen Sinne sein?«

Die Gruppe wandte sich dann Liz und Paul zu.

Paul *(wütend)*: Ein Mangel an körperlicher Reaktion bei Liz ist für mich wie ein Mangel an emotionaler Reaktion. Ich wünsche mir, daß sie auf mein Streicheln *reagiert*, indem sie sich öffnet.

Liz *(verletzt, verteidigt sich)*: Mein Körper ist zu enormen Reaktionen fähig. Ich fühle mich wohl mit meinem Körper. Natürlich gibt es mittlerweile Dinge, die ich nicht mehr mag. Ich ging früher gern tanzen oder an den Nacktbadestrand. Ich trug aufreizende Kleidung; das ist heute anders. Ich bin Mutter und eine starke Frau. *(Sie fängt zu weinen an.)* Ich fühle mich mitten im Leben stehend, stark und schön, und bekomme sexuell dafür nur flüchtige Aufmerksamkeit, eine oberflächliche Reaktion, die mich kalt läßt – es ist so traurig! Paul spürt das. Er berührt mich, aber es ist nicht in Ordnung. Und ich glaube, wenn ich dir ehrlich sagte, was in mir vorgeht, würdest du mich verlassen.

Paul: Aber ich bin doch hier. Ich habe doch während der letzten zehn Jahre bewiesen, daß ich nicht weggehe.

Liz: Es kommt darauf an, was man aus so einem Moment heraushört. Wenn es heikel wird, wirst du meistens wütend und wendest dich ab. Du unterbrichst den Vorgang, und ich habe das Gefühl, daß du nur noch Geschlechtsverkehr selbst willst. Es ist schwierig zu beschreiben, wie ich sexuell agieren möchte. Aber ich denke, wenn wir miteinander tanzen würden, könnte ich es dir zeigen.

Paul: Meine Aufnahmefähigkeit stößt irgendwann an Grenzen, und dann fühle ich mich eingeengt. Ich krieg das Gefühl, daß kein Raum für *mich* bleibt, und das macht mich richtig aggressiv.

Liz: Ich sehne mich nach Begegnung, nach gemeinsamem Tanz. Das weckt die Sinnlichkeit in mir und mobilisiert meine sexuelle Energie. Wenn du nur sagen oder mir zeigen würdest, daß du diese Seite an mir erleben möchtest, wäre das wunderbar. Ich würde mich angenommen fühlen und alles geben. Das ist ein Teil meiner Frustration, nicht Unzufriedenheit mit dir, sondern mit der Art, wie wir beide aufeinander zugehen.

Paul: Das bedeutet, daß ich einen Teil von dem, was geschehen muß, nicht leisten kann. Dieses gemeinsame Präsentsein im Augenblick, ohne auf Abwehr zu gehen, einfach auf sie zu warten – zu dieser Verletzlichkeit bin ich nicht fähig. Ich empfinde es als sehr schwierig, diese Bewegung *mit*zuvollziehen, mich auf diesen Tanz einzulassen. Auch wenn ich es wirklich versuche, scheine ich es zu vermasseln. Der Beruf ist anstrengend, und wenn es dort nicht klappt, ist der Übergang ins Private einfach schrecklich. Vor einigen Tagen fuhr ich auf meinem Weg von der Arbeit nach Hause an einem Blumenladen vorbei, hielt an und kaufte Liz ein paar Rosen. Je mehr ich mich aber unserem Haus näherte, desto weniger gefiel mir dieser Einfall. Als ich dann in die Tür kam, sagte ich, fast wütend: »Hier, nimm!« und gab ihr die Rosen.

Liz: Er hat mir die Blumen quasi an den Kopf geworfen. Ich fragte ihn: »Was ist denn mir dir los?«

Paul: Ich brüllte: »Ich *versuche* es!« Ich kämpfe gegen dieses Machtding – wessen Bedürfnisse im Bett erfüllt werden –, und manchmal bin ich eifersüchtig auf das Baby. Ich sag mir immer wieder: »Ich werde hart an all dem hier arbeiten, weil es wirklich wichtig für dich ist, Liz«, aber dann fühl ich mich wieder so ausgeschlossen. Und dann denk ich: »Ich geb dir erst wieder was, wenn du mir auch was gibst.«

Liz: Ich versuche, all die Dinge ins Spiel zu bringen, die mir wichtig sind. Du hältst dich zurück, und ganz plötzlich wirst du dann wütend und machst einen Mordsaufstand.

Paul: Was mir fehlt, ist das »Vertrauen«. Ich habe meine erste Frau wegen Liz verlassen und hab mich deswegen immer schuldig gefühlt, so als könnte man mir nicht vertrauen. Liz möchte, daß ich sie ansehe, Auge in Auge, aber ich kann nicht. Manchmal hasse ich mich selbst. Aber wir sind ein gutes Elternpaar; uns als Eltern zu beobachten, ist schon unglaublich! *(Er fängt an zu weinen.)* Ich brauche deine Zärtlichkeit, aber du darfst mir nicht das Gefühl geben, daß ich eine Bedrohung bin oder daß du Angst hast, ich könnte dich verlassen. So als wär ich irgendein Monster.

Sarah: Wenn du so empfindest, polterst du los und giftest mich an, und ich bekomme Angst. Warum kannst du es mir nicht einfach *sagen*?

Paul: Ich denke nicht: »Wie wirkt sich das auf sie aus?«, ich explodiere einfach.

Liz: Und ich geh in Deckung.

Paul: Was mir den Eindruck vermittelt, daß das Ganze zu nichts führt. Ich bin einfach nichts wert – und das macht mich *noch* wütender.

Sie schweigen. Wir weisen darauf hin, daß Paul durch sein Gepolter vielleicht auf seine Weise versucht, nicht auszuscheren, sondern sich in das »Wir« einzubringen.

Paul: Über Jahre hin habe ich mich, nein, haben wir uns beide, Liz, vom »Wir« zurückgezogen, um uns gegenseitig zu beschützen, aber es hat nicht funktioniert.

Liz: Die Male, bei denen ich es schaffe und mich behaupte und im Hier und Jetzt bin, machen mich richtig stark.

Paul: Und ich begrüße das.

Liz: Wir suchen ja beide nur nach einem Einstieg. Aber wenn du über das »Wir« sprichst, habe ich das Gefühl, ich muß mit *positiven* Dingen aufwarten, nicht mit dem Konflikt im »Wir« – aber vielleicht ist das falsch.

Wir erklären, daß es zu einem gesunden Konflikt, zu einer tieferen Verbundenheit und einem lebendigeren »Wir« führen kann, wenn sie ihre Unterschiede zum Ausdruck bringen und daran festhalten.

Liz: Vielleicht sollten wir den Konflikt Teil unseres »sexuellen Tanzes« sein lassen, ohne daß es zu einer gefährlichen Machtprobe kommt. Wenn wir bei diesem Konflikt zusammenhielten, müßten wir vielleicht nicht so wütend sein, oder so allein.

Paul: Das scheint mir wirklich richtig zu sein. Ich möchte es gern als *unser* Problem betrachten, Liz, all unsere Unterschiede miteinander verbinden. Mit dir zusammen.

Liz *(zärtlich)*: Ich höre dich. *(Sie seufzt.)* Es klingt ein bißchen unheimlich, aber spannend. Ich möchte ja auch, daß du beim Sex deinen Spielraum hast, aber ohne die Verbindung zu mir zu verlieren. Wir sind mit der Auffassung erzogen worden, daß Männer überall Sex hineininterpretieren; daher sei es besser, *nichts* zu tun, um sie nicht zu reizen. Aber ich möchte auch mal aufreizend sein. *(Spielerisch:)* Ob du's glaubst oder nicht, Paul, ich hab überlegt, wie es wohl wäre, wenn ich dich splitternackt an der Tür empfangen würde ...

Paul: Du hast es aber nicht gemacht, weil du dachtest, ich würde denken, daß du Sex willst? *(Gelächter)*

Lou: Wenn Alma mich nackt empfangen würde, wäre meine erste Frage: »Okay, wo steht sein Auto?«

John: Meine wäre: »Wo ist das Baby?«

Alma: Männer! Kaum klammert sich mal 'ne nackte Frau an euch, schon denkt ihr an *Sex! (Gelächter)*

Jeder im Raum spürte, daß Liz und Paul ein entscheidender Durchbruch bei ihrer Beziehungssackgasse gelungen war. Sie hatten starke Gefühle gezeigt – Wut, Traurigkeit, Scham,

Angst –, und die Gruppe hatte ihnen geholfen, dabei das »Wir«-Bewußtsein aufrechtzuerhalten. Sie hatten die Kraft des Konflikts genutzt, um das Gefühl der Verbundenheit zu stärken. Man hatte den Eindruck, daß sie neue Türen öffnen, Humor zulassen und Risiken eingehen konnten, nachdem sie bekräftigt hatten, sie wollten *gemeinsam* an ihren Problemen arbeiten.

Wir richteten dann unsere Aufmerksamkeit auf das dritte Paar, Lou und Alma:

Alma und Lou

Alma: Unsere Beziehungssackgasse besteht darin, daß wir nicht wissen, woher wir die Zeit für Sex nehmen sollen. Mit drei halbwüchsigen Mädchen im Hause hat man soviel um die Ohren, daß man kaum weiß, wie einem geschieht. Und noch viel weniger kann man sich zu ein bißchen Zweisamkeit aufraffen.

Lou: Wenn Alma einmal beim Sex die Initiative ergreift, bin ich fast immer froh darüber. Aber wir lassen uns keine Zeit. Wir gehen selten zur selben Zeit zu Bett, und wenn doch, dann zappe ich mich durch die Programme, und sie liest. Manchmal krault sie mir den Rücken, und das ist schön. Wenn wir dann miteinander schlafen, scheint es ihr gut zu gehen. Aber dann schlafe ich gleich ein, und sie wird wütend. Reden nach dem Sex ist bei mir nicht mehr drin. Ich bin am Ende des Tages zu abgespannt dazu. Ich habe mir alles angehört, was ihr Frauen zu sagen habt, aber trotzdem kommt mir das alles noch zu kompliziert vor. Sex ist etwas Unkompliziertes, wirklich Einfaches und sollte es auch sein.

Alma: Ist es so schwierig, mich zu irgendeinem späteren Zeitpunkt, wenn wir nicht so erschöpft sind, oder auch hinterher einfach ein paar Minuten im Arm zu halten –

wir müssen gar nicht reden. Es geht mir gar nicht ums Reden. Manchmal denke ich, es ist dir fast gleichgültig, mit wem du schläfst. Hauptsache, du kannst dich wieder in deine Ecke verziehen, und zwar so schnell wie möglich.

Lou: Ich denke auch manchmal, daß du mich eigentlich gar nicht willst. Du scheinst soviel glücklicher mit deiner Mutter und deinen Freundinnen zu sein. Du lebst in einer anderen Welt. Und ich bin mir eigentlich selbst genug.

Alma: Aber es *gibt* Augenblicke, in denen du deinen Arm nach mir ausstreckst, und ich fühle, daß du mit mir zusammensein willst. Als ich letztes Jahr weg war, hast du mir diesen wundervollen Liebesbrief geschrieben. Deshalb wollte ich in diese Gruppe. Ich spüre, daß du einsam bist, und trotzdem schottest du dich ab. Viele Familientermine, viel Arbeit, viel Fernsehen, viel Bier – das macht mir übrigens Sorgen –, und keinen läßt du an dich heran. Ich weiß, daß du unglücklich und unzufrieden mit deinem Leben bist, mit der Verantwortung, die du zu Hause und bei der Arbeit hast, und mit deiner Mutter. Ich glaube, du bist deprimiert. *(An die Gruppe gewandt:)* Wenn ich ihm das sage, wird er gleich wütend und redet tagelang nicht mehr mit mir. Ich glaube, wir sind auf dem besten Wege zu einer Scheidung, weniger aufgrund von ständigem Zank und Streit, sondern von Langeweile und Zerrüttung. Ich will uns aufrütteln. Ich will dich nicht verlieren.

Lou: Pflichterfüllung ist mein oberstes Gebot. Wir sind jetzt seit zwanzig Jahren zusammen. Ich kann einfach nicht glauben, daß wir immer wieder überlegen müssen, ob wir verheiratet bleiben wollen oder nicht.

Alma: Ich muß das hier vor die Gruppe bringen. Lou hatte schon einen Schlaganfall, und er ist erst 48 Jahre alt. *(Alle sind erschrocken.)* Es liegt in der Familie. Er will sich nicht einmal mir anvertrauen. Es ist wirklich sehr schwer, an ihn heranzukommen.

Lou: Warum, glaubst du, bin ich mit hierher gekommen? Ich kann nicht loslassen, und ich weiß nicht, was in mir vorgeht. Das einzige, was mich zur Zeit aufrechthält, ist Pflichterfüllung. Was geschähe, wenn ich mich zur Ruhe setzen oder nach Florida ziehen wollte? Würdest du mit mir kommen?

Alma: Wenn das das Richtige für uns wäre und wir die Entscheidung gemeinsam trügen *(zärtlich)*, würde ich überall mit dir hingehen.

Lou: Mir ist das alles peinlich. Aber ich werd's versuchen. *(Brüllt fast:)* Ich brauche dich, verdammt noch mal. *(Mit erstickter Stimme:)* Ich weiß, was du meinst, aber ich glaube irgendwie nicht, daß du mich wirklich willst.

Alma: Ich bin mir auch nicht sicher, es sei denn, du läßt mich an dich ran.

Lou: Es tut gut, einfach einmal echt sein zu dürfen. Du bist eine unglaublich schöne Frau, und ich lasse dich nicht gehen. Einige Sachen machen mich richtig wütend, aber ich hab Angst, die Wut rauszulassen, so als könnte sie dich oder mich zerstören. Aber wenn ich dich richtig verstanden habe, meinst du, daß es uns eher umbringt, wenn ich mich nicht öffne. Ist das richtig?

Alma: Ja.

Wir weisen darauf hin, daß der Vorstoß zu einem authentischen »Wir« befreiend ist und die Möglichkeit eröffnet, sich wirklich gemeinsam weiterzuentwickeln.

Lou: Wenn wir uns ganz nah sind und über dieses ganze schwere Zeugs zu reden beginnen – wie jetzt gerade –, befürchte ich, daß die Gräben noch größer werden. Aber ich muß zugeben, das ist fast nie wirklich der Fall.

Paul: Aber das genau ist meine Angst: daß sich die Dinge in eine Richtung bewegen, die *ich* nicht will, zum Beispiel daß wir plötzlich nach San Diego ziehen –

Alma: Genau, oder Lou nach Florida. *(Alle lachen.)*

Lou: Aber es ist schön, daß wir so miteinander reden können. Heutzutage sind wir umgeben von Paaren, die sich gerade scheiden lassen. Ich fühle mich stärker, wenn ich auf andere treffe, die sich bemühen, zusammenzubleiben.

Alle waren seiner Meinung. Unsere Sitzung an diesem Sonntagnachmittag ging ihrem Ende entgegen. Das Gefühl gegenseitiger Verbundenheit war fast greifbar, als wir uns verabschiedeten. Wir beschlossen, weiterhin einen Sonntag pro Monat für unsere Treffen zu reservieren.

Die Transformation dreier Paare

Nach ungefähr einem Jahr beendeten wir unsere Arbeit. Während der letzten Sitzung - wir hatten uns mehrere Monate nicht gesehen - sprachen die Paare noch einmal darüber, wieviel sich in ihren Beziehungen verändert hatte, welche Fortschritte sie in Richtung Gegenseitigkeit gemacht hatten und wieviel offener und interessanter der sexuelle Teil ihrer Beziehung geworden war. Wir hatten außerordentlich gute Ergebnisse zu verzeichnen, die aber nicht untypisch für die Entwicklung sind, die wir in anderen Paargruppen erlebt haben. Nicht allen Paaren ergeht es so gut wie diesen, und wir wissen auch nicht, wie dauerhaft dieser Erfolg war. Aber wir sind überzeugt, daß solche außergewöhnlichen Erfolge deutlich machen, wieviel man unter optimalen Bedingungen bewegen kann.

Sarah und John

Sarah: Es war so, als ob John und ich uns in einem dunklen Tunnel befunden hätten, der plötzlich wie durch ein Blitzlicht erhellt wurde. Wir leben auf, einzeln und gemeinsam. Ich weiß nicht, wie ich es erklären soll, aber wir hatten einige Male sagenhaften Sex miteinander.

John: Sarah und ich sind für ein Wochenende zum Cape gefahren, und nichts passierte. Ich fing beinahe an, mich darüber zu beklagen, aber ich habe mir auf die Zunge gebissen. Mir war klar, wenn ich so wie früher reagieren würde, wäre alles vermasselt. Deshalb versicherte ich ihr, nicht nur einmal, sondern mehrfach, vielleicht vier- oder fünfmal, daß es mir wirklich Ernst damit ist, etwas Neues zu entwickeln. Ungefähr beim fünften Mal dachte ich, hmm, jetzt wird es interessant, meine Wut verfliegt. Irgend etwas hatte sich gewandelt, und die Orgie begann. *(Er lacht.)*

Sarah: Wir sind unglaublich offen und kreativ geworden.

John: Es war genauso, wie wir es hier besprochen hatten. Ich ließ los und ging *in* die Beziehung hinein, anstatt festzuhalten oder zurückzuweichen.

Sarah: Und du hast mich *gefragt*: »Könnten wir es noch auf andere Weise versuchen, noch etwas verbessern?« Das hattest du mich noch nie gefragt. Das machte einen unglaublichen Unterschied.

Liz und Paul

Liz: *Große* Veränderungen. Unsere Gefühle waren wirklich im Einklang, unsere Körper sprachen miteinander. Eines Nachts habe ich im Schlafzimmer Musik angemacht und Kerzen angezündet. Wir haben dort Stunden verbracht, *und* es war wahrhaftig ein ekstatisches sexuelles Erlebnis.

Nichts hing davon ab, was Paul tat oder nicht tat, sondern alles davon, was *wir* taten. Er ging auf völlig andere Weise vor – nicht wie ein Gegner –, und wir bewegten uns im selben Rhythmus, manchmal sehr behutsam, manchmal auch wild. Es war erfüllt von dem, was wir beide sind. Ich konnte die halbe Nacht nicht schlafen. Es war die erfüllendste sexuelle Erfahrung, die ich je gemacht hatte. Ich spürte eine neue sexuelle Qualität in mir selbst und zwischen uns. Paul und ich waren wirklich vereint, sagten und zeigten uns gegenseitig unsere intimen Wünsche, und alles fügte sich irgendwie auf ganz wundervolle Weise ineinander. Noch am nächsten Tag spürte ich, wie die Leidenschaft immer wieder ganz heiß durch meinen Körper strömte. Unglaublich.

Paul *(schüchtern lächelnd)*: Ich bin im siebten Himmel. Es ist wirklich das, was ich wollte, aber es ist anders, als ich es mir vorgestellt hatte. Sagenhaft, wie kleine Schritte große Wirkung haben können; so, als ob sie eine Tür öffnen würden, und schon hätte sich die Welt auf dramatische Weise verändert. Seit unserer letzten Sitzung hatte ich mehrere Erkenntnisse, die nicht unbedingt mit Sexualität zu tun hatten, sondern mit unserer Beziehung. Früher war das so: Ich kam nach Hause, noch voll von dem, was tagsüber geschehen war, Liz sah mich kurz an und marschierte schnurstracks in ein anderes Zimmer. Ich sagte mir dann: Du kannst dich von diesem oder jenem überwältigen lassen, aber du kannst auch einfach aufstehen, dich für das »Wir« entscheiden und auf deine Frau zugehen. Das habe ich dann getan. Und was ich noch feststellte: Ich muß mir selbst eine Gruppe, vielleicht eine Männergruppe, suchen, um Unterstützung zu bekommen. Ich bin viel zu isoliert. Ich *bewundere* Liz mit all ihren Freundinnen, was natürlich der Grund für meinen Ärger in der Vergangenheit war.

Alma: Uns geht es sehr gut. Es gibt auch eine ganze Menge äußerer Veränderungen. Wir verkaufen das Haus. Lous Mutter ist gestorben. Das neue Haus gibt uns das Gefühl, einen Neuanfang zu machen.

Lou: Der Tod meiner Mutter hat uns sehr zu schaffen gemacht. Alma war wirklich für mich da. Eine schwere Bürde ist von uns genommen worden: Unser »Wir« scheint jetzt sehr lebendig zu sein. Ich bin endgültig bekehrt.

Alma: Nach unserer letzten Sitzung gab es einen überwältigenden Augenblick. Lou führte mich anläßlich meines Geburtstages aus und war sehr zärtlich. Ich fing an zu weinen und weinte und weinte, unseretwegen, wegen seiner Mutter, wegen meiner Familie, wegen all dem Schmerz, den wir durchlitten hatten. Ich fürchtete, er würde einfach aufstehen und weggehen, aber er umarmte mich. Ich sagte: »Ich habe solche Angst, dir zu vertrauen«, und er erwiderte: »Ich halte dich so lange in meinen Armen, bis die Angst vorbei ist.« In diesem Moment fühlte ich mich geliebt wie nie zuvor in meinem Leben! Eine lange Zeit unternahm keiner von uns irgend etwas in Richtung Sex, aber dann liebten wir uns. Sogar wenn dieses Erlebnis nie wiederholbar sein sollte, hat es alles verändert.

Auch alle übrigen Paare, die in dieser letzten Sitzung reihum ihre Erfahrungen schilderten, berichteten von positiven Veränderungen, die sie an sich selbst und am anderen bemerkt hatten. Sie klangen dankbar und glücklich. Bei allen war die Hoffnung gewachsen, daß Veränderungen möglich waren.

Sarah: Wißt ihr, ich möchte euch wirklich alle noch besser kennenlernen, Jungs, ihr kommt mir jetzt so begehrenswert vor. Mein ganzes Männerbild hat sich gewandelt.

Alma: Wenn man euch alle so anschaut, so waren wir doch alle füreinander Gold wert. Jeden von euch für die eigene Beziehung kämpfen zu sehen, das war eine immense Hilfe für Lou und mich.

Paul: Diese Gruppe ist irgendwie wie ein Gefäß, in das wir alle Teile von uns und unserer Beziehung hineingepackt haben. Und mir als Mann hat sie das Gefühl gegeben, daß ich mit meinen Fragen nicht allein stehe, daß ich nicht der einzige bin, der mit diesen Schwierigkeiten ringt. Ich bin kein schlechter Mensch, ich bin einfach ich, ein Mann, der eine Beziehung mit einer Frau hat. Das ist tröstlich und sehr beruhigend. Wenige Männer, die ich kenne, hatten bisher die Chance, sich so aufrichtig über tiefe Gefühle auszutauschen. Wir gehen hier unglaublich ehrlich miteinander um – das ist sehr selten.

John: Wir haben gelernt, daß wir uns nicht gleich in die Ecke zurückziehen dürfen, wenn es mal schwierig wird.

Sarah: Auch wenn wir in unsere eigene Welt zurückkehren, gibt es ein Gefühl der Gemeinschaft, so als ob die Gruppe immer bei uns wäre.

Liz: Wir haben damit begonnen, unser Kind frühzeitig ins Bett zu schicken, damit wir *Zeit für uns* haben. Ich hab immer dagesessen und gewartet, daß Paul sich ändert. Jetzt, wo er sich auf mich zubewegt hat, kann ich ausprobieren, wie weit ich mich selbst in diesem Tanz bewegen kann.

Paul: In dieser Gruppe kann ich nicht nur meine eigenen Gefühle erleben, sondern auch die anderer Menschen. Ich verstehe nun, wir ihr anderen Paare es macht. Ich kann jetzt über mein eigenes Gefühl, zum Beispiel Wut, hinausgehen und *mit Liz zusammen* wütend sein. Wenn ich mich wie ein Arschloch benehme, kann ich das von ihrem Vorwurf, ich benähme mich wie eines, unterscheiden. Das ist ein großer Fortschritt gegenüber meiner früheren Beziehung zu Frauen.

Wir merken an, daß die gesellschaftliche Isolation eines der größten Probleme für Paare ist. Eine solche Gruppe - als Beispiel für eine »Gemeinschaft von Paaren« - kann helfen, die Isolation zu überwinden. Ist es das, was solche tiefgreifenden Veränderungen ermöglicht?

Sarah: Vielleicht ist es das. Es ist so schön, mit John in dieser neuen Welt zu sein. Er arbeitet immer noch so viel, aber ich bin nicht mehr so einsam. Entscheidend ist nicht, wieviel Zeit man miteinander verbringt, sondern wie es um die Beziehung bestellt ist.

John: Die Qualität der Beziehung zählt, nicht die Quantität.

Sarah: Genau. Es kommt mir so vor, als ob die Einsamkeit, mit der ich schon so lange gelebt habe, einfach weggeschmolzen wäre. Es ist wirklich sagenhaft; als ob wir mit gemeinsamen Augen *sähen.*

Paul: Was mein »Ausrasten« betrifft, versuche ich jetzt, nicht mehr der Person - also Liz - die Schuld zu geben, sondern bemühe mich, die Unverbundenheit zu beschreiben, über das »Getrenntsein« zu sprechen. Wenn ich auf diese Weise darüber rede, kommt wieder Bewegung in die Sache, kommen wir aus der Sackgasse heraus. Wenn ich zu Liz sage: »Ich will Verbundenheit«, und sie antwortet: »Ich hab jetzt keine Zeit« - dann sag ich: »Nichts da, Liebling, du kannst mich nicht abwimmeln! Ich will jetzt sofort *dieses Gefühl von Verbundenheit.« (Gelächter)*

Alma: Wenn ich euch zuhöre, ist es, als ob wir selbst sprächen - die Beziehungen sind irgendwie alle beflügelt worden. Wir haben viel Ballast abgeworfen. Es ist alles viel leichter und lebendiger geworden; *wir* sind lebendiger geworden. Vieles ist mit der Zeit allmählich zum Vorschein gekommen, als ob es immer dagewesen wäre - nur zwischendurch ist es vergessen worden. Alles ist jetzt viel sanfter und freundlicher. Ich hab die alten Beurteilungsmaßstäbe, die ich bei Lou angelegt habe, aufgegeben, die alten Muster aus dem Kopf verbannt, was ihm erlaubt, nun so zu sein, wie er ist, und sein Bestes zu geben.

Lou: Was in der Tat umwerfend ist. *(Gelächter)*

John: Ich glaube, jetzt endlich können wir loslassen. Nach so vielen Jahren, in denen wir so vehement an manchen Dingen festgehalten haben, ist es toll, jetzt allem freien Lauf lassen zu können.

Sarah: Da ist jetzt so etwas wie Versöhnlichkeit und ein Gefühl unendlicher Dankbarkeit, weil man weiß, daß man genügt. *(Sie schaut jedes Paar der Reihe nach in der Runde an.)* Ich spüre, es geht hier jedem so. Ich danke euch allen.

Schritte zur sexuellen Verbundenheit

Die Entwicklung des »sexuellen Wir« umfaßt ähnliche Schritte wie die Bewegung zum »ganzen Wir« und ist Teil des grundlegenden Übergangs zur Gegenseitigkeit. Im Dialog regen sexuelle Unterschiede die Paare dazu an, gemeinsam etwas Neues zu erschaffen. Dieser Prozeß kann unvermittelt einsetzen und dramatisch verlaufen, oder langsam und differenziert. Mit dem gemeinsamen Schöpfungsprozeß wächst die Hoffnung auf sexuelle Veränderung, sexuelles Wachstum in Verbundenheit, Sinnlichkeit und echtes »Liebe-Machen«. Im folgenden beschreiben wir anhand einiger kurzer Bespiele, wie Paare versuchen können, die Beziehungsschritte aus Kapitel 5 auf den sexuellen Bereich zu übertragen.

Alle diese Vorschläge sollten vor dem Hintergrund der Bewegungen betrachtet werden, die wir am Anfang dieses Kapitels beschrieben haben: sich gemeinsam auf den Sex einlassen, ihn gemeinsam erleben und sich danach wieder voneinander lösen.

Aufbau der Bewußtheit für das »sexuelle Wir«

1. Beschreiben Sie die sexuellen Charakteristika Ihrer Beziehung, ihre Entstehung, die frühen Jahre, Meilensteine, die Gegenwart und die Zukunft (eine Absichtserklärung für Ihre sexuelle Beziehung). Diskutieren Sie und halten Sie schriftlich fest, was Sie beide unter Ihrem »sexuellen Wir« verstehen. Zum Beispiel, was seine *Eigenschaften* sind (Stoff, Farbe, Stimmung, Ton, Tier, Film usw.). Welche Eigenschaften hatte die Beziehung früher? Wir könnte sie in Zukunft aussehen?
2. Erstellen Sie ein Inventar Ihrer sexuellen Beziehung: Stärken und Schwächen.
3. Überlegen Sie in Zeiten sexueller Unverbundenheit: »Wo ist unser ›sexuelles Wir‹ in diesem Augenblick? Was braucht es?« Das bedeutet, daß Sie beide gemeinsam die Verantwortung für die sexuelle Beziehung übernehmen.
4. Welchen Einfluß üben Sie beide auf das »sexuelle Wir« aus? Es ist nicht nur wichtig, was das »Ich« sieht oder das »Du«, sondern daß Sie diese Sicht miteinander teilen. Können wir gemeinsam darüber nachdenken, was »wir« in sexueller Hinsicht sehen?
5. Wo befindet sich der kritische Wachstumspunkt bei unserem »sexuellen Wir«? Wo liegt *unsere* empathische Distanz, im Sexuellen? Welche Distanz *brauchen* wir voneinander – gefühlsmäßig und körperlich –, um die Empathie zwischen uns und in der Beziehung aufrechterhalten zu können?

Entwicklung einer sexuellen Bewußtheit für »Mann« und »Frau«

1. Unterschiede im Sexuellen: Werden Sie sich der emotionalen, physischen und spirituellen Unterschiede bewußt, und setzen

Sie sich mit ihnen auseinander. Bewerten Sie diese Unterschiede nicht. Machen Sie sich klar, daß diese Unterschiede nicht *nur* individueller Natur sind, sondern auch davon geprägt werden, daß Mann und Frau in unserer Gesellschaft unterschiedliche Entwicklungswege gehen. Kenntnisse über die physiologischen Prozesse, die bei Männern und Frauen beim Sex unterschiedlich ablaufen, sind immer von Vorteil. Darüber gibt es eine Fülle von Informationen.

2. Treten Sie in einen Geschlechterdialog über Ihre Sexualität. Stellen Sie die drei Fragen: Nennen Sie drei Stärken, die der Partner in die sexuelle Beziehung einbringt. Was möchten Sie besonders über die Sexualität der anderen Person wissen? Was sollte die andere Person auf jeden Fall über Ihre Sexualität wissen?
3. Wie wirken sich unsichtbare Geschlechtsunterschiede beim Sex aus? Zum Beispiel ist das ungleiche Beziehungstiming von Männern und Frauen auch in der sexuellen Beziehung immer vorhanden. Männer reagieren körperlich, Frauen emotional schneller. Sprechen Sie über diese Zeitbedürfnisse und andere verborgene Faktoren, die mit dem Geschlecht zusammenhängen.
4. Lernen Sie, das »sexuelle Ich« in das »sexuelle Wir« einzubringen. Von diesem Standpunkt aus hat jeder Partner die Möglichkeit und die Aufgabe, die ganze Bandbreite seiner Sexualität zu erforschen und auszuleben. Die Sexualität entwickelt sich in dem Maße, wie die Beziehung wächst. Sie gehört nicht jedem Partner allein und verändert sich auch im Laufe des Lebens. Sie ist ein sich wandelnder und entfaltender Prozeß zwischen zwei Menschen, die sich im »Wir« begegnen.
5. Sexuelle Sackgasse, sexueller Durchbruch. Nutzen Sie die Methode der graphischen Darstellung, um zu verstehen, was im »Ich«, »Du« und »Wir« geschieht. Das wird Ihnen bei Ihrem Weg aus der sexuellen Sackgasse helfen. Prüfen Sie, ob die drei Begriffspaare Angst/Sehnsucht, Ergebnis/Prozeß und hierar-

chische Macht/geteilte Macht zu Ihrem Verständnis der sexuellen Vorgänge beitragen.

Auch hier ist das Bewußtsein für die Bedeutung des »Fünfzehn-Minuten-Faktors« beim Hineingehen in das »sexuelle Wir« sehr wichtig. Beide, Männer wie Frauen, sollten ein Gespür für diesen sensiblen Zeitraum haben und gemeinsam Verantwortung für ihn tragen. Wie bei allen Dingen, die mit dem »Wir«, der »Beziehung« zu tun haben, ist es häufig schon sehr hilfreich, wenn man den Dingen einen *Namen* gibt. Das gilt für den Augenblick ebenso wie für andere Zeitpunkte, in denen man über das reflektiert, was geschehen ist, oder sich vorstellt, was in Zukunft sein wird.

Das Erlernen einer sexuellen »Verbundenheits-« und »Unverbundenheitssprache«

Sich durch das Trennende zu mehr Verbundenheit bewegen

1. Die Beziehung hat oberste Priorität. Räumen Sie bei jedem sexuellen Kontakt dem Zustand der Verbundenheit – was auch bedeutet, dem Grad der Unverbundenheit – unbedingten Vorrang ein. Wenn Sie die Begriffe »Verbundenheit« und »Unverbundenheit« verwenden, können Sie die Welt mit anderen Augen sehen: Nicht mehr im Sinne von »Ich« oder »der andere«, sondern im Sinne von »Ich« *und* »der andere« *und* »die Beziehung«. Wenn das der Fall ist, können Sie Ihre Aufmerksamkeit – abgesehen von der Beziehung im allgemeinen – ganz auf die sexuelle Beziehung konzentrieren.
2. Halten Sie Ihr »sexuelles Wir« auch während der Unverbundenheit. Der wesentliche Entwicklungsschritt in einer Bezie-

hung besteht in der Überwindung der Unverbundenheit und der Schaffung einer erneuten Verbundenheit. Das gilt auch für die sexuelle Beziehung. Es ist unvermeidlich, daß es gelegentlich zu Unverbundenheiten kommt; zur Entfaltung des »Wir« - einschließlich des »sexuellen Wir« - kommt es, wenn beide Partner an ihm festhalten und sich wieder auf die Verbundenheit zubewegen können, wenn eine Unverbundenheit auftritt.

3. Sexuelles Check-in. Benutzen Sie das Einchecken, um die Kontinuität der sexuellen Beziehung während des Tages und während des Sexualaktes aufrechtzuerhalten.
4. Sexuelles Check-out: Wenn ein destruktiver sexueller Konflikt auftritt, sollte mindestens einer der Partner die Geistesgegenwart besitzen, um auszuscheren und sich daraus zu lösen, und dann zu einem späteren Zeitpunkt über das sprechen, was vorgefallen ist.
5. Die Zwanzig-Minuten-Regel beim Sex und wöchentliche Besprechungen. Wenn Sie immer wieder in dieselbe sexuelle Sackgasse geraten, sollten Sie täglich zwanzig Minuten darüber sprechen, nicht mehr, aber auch nicht weniger.
6. Erkennen Sie schwierige Übergangsphasen, die das »sexuelle Wir« gefährden. Neben dem »Fünfzehn-Minuten-Faktor« beim Hineinbewegen in den Sex kennt jedes Paar weitere kritische Zeitpunkte, in denen jeder Übergangsversuch zum Sexuellen gefährlich ist. So kann der Übergang zwischen dem Beruf und dem Heimkommen für einige Paare tödlich sein, für andere hingegen die Zeit zwischen dem Schlafengehen der Kinder und der eigenen Bettruhe. Erkennen Sie, welche Zeiten für Sie absolut ungünstig sind, wann also die Gefahr am größten ist, sexuell keinen Zugang zueinander zu finden. Werden Sie sich Ihrer unterschiedlichen geschlechtsspezifischen Auffassungen über die Eröffnung, das Durchleben und die Beendigung des Sexuellen bewußt.
7. Stellen Sie wiederkehrende sexuelle Schwierigkeiten in den

neuen Rahmen des »sexuellen Wir«. Begriffe wie Depression, Besessenheit, Abhängigkeit und Angst können im emotionalen Bereich umgedeutet werden. Wir haben das im vorherigen Kapitel und an der Therapie von Tom und Ann demonstriert. Aber man kann sie auch im sexuellen Bereich neu belegen. Versuchen Sie, Probleme wie »sexuelle Besessenheit« oder »sexuelle Depressionen« nicht nur auf das »Ich« oder das »Du«, sondern auf das »Wir« zu beziehen.
8. Bringen Sie Ihre äußere Kreativität in den sexuellen Bereich ein.
9. Gehen Sie auch einmal humorvoll an den Sex heran.
10. Helfen Sie einander, den Augenblick zu genießen, und denken Sie nicht an gestern.

Pflege und Ermächtigung des »sexuellen Wir«

1. Suchen Sie einen speziellen Ort für das »sexuelle Wir«, und nehmen Sie sich Zeit, um seine Entfaltung zu fördern.
2. Machen Sie Übungen zur Streßverminderung und wenden Sie Entspannungstechniken an.
3. In welchem Geist findet Sex bei Ihnen statt? Entdecken Sie die spirituelle Seite ihres »sexuellen Wir«. Nehmen Sie sexuellen Kontakt durch Stille, Einkehr und Gebet auf. Versuchen Sie, den Übergang von einem Zustand gemeinsamen Meditierens zum gemeinsamen Sex zu finden. Wo gibt es Verbindungen zwischen Ihrer Spiritualität und Ihrer Sexualität?
4. Suchen Sie die Gemeinschaft mit anderen Paaren. Vielleicht finden Sie ein anderes Paar – oder eine Gruppe von Paaren –, mit dem Sie sich austauschen können. Bilden Sie mit dem Paar, mit dem Sie sich am meisten angefreundet haben, eine Arbeitsgruppe. Betrachten Sie sich als »Check-in-Quartett«,

das alle seine Beziehungsprobleme miteinander bespricht. Am Anfang ist es vielleicht sehr schwer, über Sexualität zu sprechen, aber wenn man sich besser kennenlernt, wird man zu seiner Überraschung feststellen, daß man mit Leichtigkeit Fragen wie die folgenden stellen kann: »Wie findet ihr sexuell zueinander, wenn die Kinder die ganze Zeit um euch herum sind?« »Findet ihr es nicht auch verdammt schwierig, den Übergang zum Sex zu finden, wenn man gerade von der Arbeit gekommen ist oder gerade die Kinder ins Bett gebracht hat?« »Unsere sexuelle Verbindung ist heute total abgerissen – wir brauchen jemanden, der das mit uns durchspricht.«

* * *

Von der speziellen Arbeit mit einzelnen Paaren und der Arbeit mit Paargruppen kommen wir nun zum letzten Teil unserer Untersuchung: Wie könnte diese Dialogarbeit in Zukunft dazu beitragen, die Verbundenheit zwischen allen Menschen zu stärken? Die Zukunft gehört unseren Kindern. Wie können wir den Aufbau gesunder Beziehungen zwischen Jungen und Mädchen fördern?

Kapitel 7

Jungen und Mädchen zusammen

Die Spaltung überwinden, unsere Zukunft retten

»Was soll das ganze Geseufze und Geheule?«
– Zwölfjähriger Junge im Gespräch zu den Mädchen

»Warum spielen sich Jungs in der Klasse so auf und verprügeln sich gegenseitig?«
– Zwölfjähriges Mädchen im Gespräch zu den Jungen

Unser Weg führte zu den Kindern. Ob Zufall oder Schicksal - nachdem wir etwa sieben Jahre lang Geschlechterdialoge mit Erwachsenen geleitet hatten, wurden wir immer häufiger von Schulen eingeladen. Da unsere eigene Tochter gerade die Vorschule besuchte, waren wir auf geschlechtsspezifische Themen in Schulen eingestimmt. Eine High-School-Direktorin, die eine Vorlesung von Sam über die Beziehungsentwicklung von Jungen und Männern gehört hatte, fragte ihn, ob wir ihre Schüler mit der Dialogarbeit vertraut machen würden.

Bei der Arbeit mit diesen jungen Leuten zeigte sich schnell, daß die unterschiedlichen Entwicklungswege von Jungen und Mädchen großen Einfluß auf die schulische Situation hatten - im Klassenraum und darüber hinaus. Inzwischen haben wir Geschlechterdialoge in allen Klassenstufen von der Vorschule bis zur Hochschule geführt. Schon in den ersten Dialogsitzungen mit Fünfzehn- bis Sechzehnjährigen fühlten wir uns in der Nützlichkeit unseres Vorhabens bestätigt. Wie einer der Jungen sagte: »Dies ist das Wichtigste, was ich in all diesen Jahren in der Schule gelernt habe. Jeder Schüler sollte das machen.«

Ein Mädchen erklärte: »Das sind die Dinge, die ich schon mein Leben lang mit Jungen besprechen wollte.«

Ein anderer Kommentar aus den ersten Dialogen mit High-School-Schülern lautete: »Es reicht nicht, daß *wir* das machen. Wenn wir es tun, wäre es nur gerecht, daß Sie unsere Lehrer auch dazu bringen. Schließlich sollen sie uns ein Vorbild sein.«

»Und«, sagte jemand anders, »unsere Eltern auch.«

Wann immer es möglich war, haben wir versucht, mit allen drei Gruppen zu arbeiten.

Nachdem wir Dialogsitzungen mit allen Alters- und Klassenstufen durchgeführt hatten, beschlossen wir, unsere Aufmerksamkeit auf die Klassen sechs bis acht zu konzentrieren. Für diese Altersgruppe - 10 bis 13 - entschieden wir uns, weil wir intensiver an bestimmten Entwicklungsmustern arbeiten wollten, die wir beobachtet hatten.

Von der Vorschule bis zum Alter von etwa sechs Jahren spielen Jungen und Mädchen noch relativ häufig im Klassenraum, auf dem Spielplatz und bei sonstigen Gelegenheiten zusammen. Doch unter dem starken gesellschaftlichen Einfluß, der durch Familie, Medien und Schule vermittelt wird, fangen Jungen im Laufe des ersten Schuljahres allmählich an, andere Jungen zu verspotten, wenn sie mit Mädchen spielen. Gemeinsames Spielen und Lernen wird mehr und mehr abgewertet, läßt nach und hört schließlich in vielen Fällen gänzlich auf.[1] Auf Geburtstagsfeiern setzt sich die Geschlechtertrennung immer stärker durch. In der Zeit zwischen dem sechsten und elften Lebensjahr gehen Jungen und Mädchen im allgemeinen getrennte Wege. Die Jungen bleiben für sich und machen ihre Beziehungserfahrungen mit anderen Jungen. Die Mädchen bleiben für sich und sammeln ihre Beziehungserfahrungen mit anderen Mädchen, erleben aber kaum echte geschlechtsübergreifende Beziehungen, in denen man sich mit Unterschieden auseinandersetzen muß. Sie spielen und lernen für mehrere Jahre in parallelen Welten, die sich erst wieder annähern, wenn die Adoleszenz einsetzt. Nur selten stellt man diese Trennung ernsthaft in Frage, obwohl sie unseren Kindern die Möglichkeit raubt, etwas über die Realität von Geschlechterbeziehungen zu erfahren und zu lernen, wie man über alle Unterschiede hinweg verbunden bleiben kann. Wir haben diese fünf oder sechs Jahre »die Jahre der verpaßten Chancen« genannt.

Natürlich gibt es Ausnahmen von dieser allgemeinen Regel. Wir hoffen, daß wir durch unsere Arbeit mehr über diese Ausnahmen lernen werden und auch mehr darüber in Erfahrung bringen, wie sich geschlechtsübergreifende Geschwisterbeziehungen auf die Entwicklung in diesen Jahren auswirken. Wir möchten Eltern, Lehrer und alle Erwachsenen, die mit Kindern arbeiten, dazu ermutigen, daß sie geschlechtsübergreifende Beziehungen fördern und Kindern helfen, den trennenden Botschaften der Kultur zu trotzen.

Bis zum Alter von zehn bis elf Jahren spiegeln sich in den Reaktionen der Kinder auf die drei Fragen, die wir im Geschlechterdialog stellen, gängige gesellschaftliche Klischees wider. Ein Neunjähriger fragte die Mädchen zum Beispiel: »Warum tragt ihr kurze Röcke und Make-up und hängt in Bars rum?«

Die Reaktionen von fünfzehn- bis sechzehnjährigen Schülern in den Geschlechterdialogen ähneln immer mehr denen von Erwachsenen. Sie verfügen über mehr Erfahrung in wirklichen Beziehungen mit dem anderen Geschlecht und haben schon besser gelernt, ihre Wahrnehmungen von sich selbst und von Beziehungen so auszudrücken, wie Erwachsene es tun.

Ungefähr im Alter von zehn bis dreizehn Jahren kommt es zu der Übergangsphase, in der die Jungen und Mädchen nach den Jahren der völligen Spaltung und Trennung wieder versuchen, eine Beziehung zueinander einzugehen. Unser Ziel war es, gesellschaftliche Vorstellungen vom Miteinander in Frage zu stellen, bevor sie sich verfestigt hatten. Da sich die Jungen und Mädchen in den »Jahren der verpaßten Chancen« nicht in Beziehung zueinander entwickeln konnten, erscheint ihnen die Erfahrungswelt des jeweils anderen Geschlechts in diesem Alter als großes Rätsel. Sie haben unterschiedliche Arten des In-Beziehung-Seins gelernt, hauptsächlich durch Erfahrungen in gleichgeschlechtlichen Gruppen, und übertragen diese Erwartungen auf Beziehungen zum anderen Geschlecht. Es ist sehr wichtig für ihre weitere Entwicklung, daß sie in dieser wichtigen Phase Zugang zueinander finden und Respekt und Empathie füreinander entwickeln.

Ungefähr ab dem zehnten oder elften Lebensjahr prallen die unterschiedlichen Beziehungsvorstellungen aufeinander. Bei vielen Jungen besteht immer noch der Wunsch nach Verbundenheit - mit Jungen und mit Mädchen -, der noch nicht völlig unterdrückt oder verleugnet wird, sich aber auf dem Weg der Verdrängung befindet. Bei vielen Mädchen gerät die lebendige, authentische Verbindung zu sich selbst und anderen in Konflikt mit gesellschaftlichen Vorstellungen und mit den Erfahrungen, die sie in Beziehung zu Jungen machen. Sie spüren diese Einflüsse nicht nur im Klassenraum, sondern auch in den Gängen, an den Mittagstischen, auf den Sportplätzen, in den Bussen und zu Hause. Die folgenden Äußerungen von Jungen und Mädchen aus mehreren - öffentlichen und privaten - Schulen bringen diese Erfahrungen auf kreative und schmerzliche Weise zum Ausdruck. Es ist eine Zeit mit großem Veränderungspotential.

Geschlechterdialoge der Zehn- bis Dreizehnjährigen

Erste Frage: Nennt drei Stärken, die das andere Geschlecht in Beziehungen einbringt.

Antworten der Mädchen:

Jungen bringen andere Meinungen ein.
Jungs sind witzig.
Es macht Spaß, mit ihnen zusammenzusein; sie heitern einen auf.
Bleiben nicht lange böse.
Muskelstärke.
Sie müssen nicht so sehr auf eine gepflegte Erscheinung achten wie Mädchen.
Sie nehmen die Dinge nicht so ernst.
Es macht Spaß, mit ihnen zu flirten.
Unterhaltsam.
Romantik.
Lachen.
Träume.
Mut, Waghalsigkeit.
Jungen bauen Streß ab.
Sie motivieren uns.
Jungs können Geheimnisse bewahren.

Antworten der Jungen:

Mädchen kennen die Hausaufgaben.
Mädchen sind eine andere Art von Freund.
Sie sind gute Kumpel beim Lernen.
Sie sind gefühlsbetonter.

Sie kennen sich mit dem Traurigsein aus.
Sie sind netter und friedliebender.
Man kann etwas Neues von ihnen lernen.
Sie zeigen ihre Gefühle.
Sie bringen Glück und Trost.
Sie bestreiten den größten Teil der Unterhaltung, dadurch brauchen wir nicht zu reden.
Sie sind nicht so große Egoisten.
Sie können besser Kompromisse schließen.
Sie verwickeln sich nicht in Prügeleien.
Sie machen unsere Fehler wieder gut.
Sie merken, wann man lügt – sie durchschauen uns irgendwie.
Sie akzeptieren einen, so wie man ist. Man muß sich nicht so doll verstellen.

Die Jungen freuen sich in der Regel über die Antworten der Mädchen, obwohl einigen auffällt, daß die Mädchen nicht viel darüber sagen, wie Jungen als Freunde sind.

Die Mädchen sind überrascht zu hören, wie sehr die Jungen ihre emotionalen Fähigkeiten und ihre Stärken auf dem Gebiet der Beziehungen schätzen. Ihnen fällt häufig auf, daß die Jungen nichts Anerkennendes über ihre Intelligenz, Körperkraft oder ihren Mut sagen.

Beide Gruppen beginnen zu erkennen, daß dieselben Eigenschaften, die ihnen als Stärken erscheinen, oftmals diejenigen sind, die Probleme verursachen oder durch die sie sich abgewertet fühlen.

Zweite Frage: Was möchtet ihr besonders gern über das andere Geschlecht wissen?

Fragen der Mädchen:

Warum weinen Jungs nicht?
Warum verprügeln sich die Jungs?
Wieso fangt ihr nie von euch aus ein Gespräch an?
Warum redet ihr so wenig?
Warum reden Jungs nie über irgendwas Interessantes?
Warum mögt ihr abscheuliche, blutrünstige Sachen?
Warum schauen manche Jungen auf uns herab?
Warum behandeln einige Jungs die Mädchen schlecht?
Warum glauben sie, uns so überlegen zu sein?
Warum sagt ihr so gemeine Sachen zu uns und zueinander?
Warum verstecken Jungs ihre Gefühle?
Warum gehen sie nur nach dem Äußeren?
Warum veralbert ihr kluge Mädchen?
Warum brauchen sie immer einen Anführer?
Warum verhaltet ihr euch, wenn wir mit euch allein seid, ganz anders, als wenn eure Freunde dabei sind?

Fragen der Jungen:

Was machen Mädchen eigentlich den ganzen Tag?
Warum halten sich Mädchen im Unterricht zurück?
Warum sagt ihr nicht, was ihr meint?
Warum weiß man nie, was Mädchen als nächstes tun?
Warum habt ihr so so übertriebene Stimmungsumschwünge?
Warum ist bei euch immer alles so'n Gefühlskrampf?
Wofür interessiert ihr euch?
Warum tratschen Mädchen dauernd über andere Leute?
Warum reden sie mehr als wir?

Warum flüstern und kichern sie?
Warum hocken sie öfter zusammen als Jungen?
Was soll das ganze Geseufze und Geheule?
Wie kommt es, daß Mädchen ihre Zuneigung so leicht zeigen können?
Warum wollt ihr immer alles perfekt machen?
Was wünschen sie sich wirklich von einem Jungen?
Warum fliegt ihr auf die Macho-Trottel, wenn ihr doch behauptet, ihr mögt sensible Jungs?

Die Fragen der Mädchen kreisen darum, weshalb Jungen so schweigsam sind und ihre Gefühle verbergen. Sie fragen die Jungen, warum sie Mädchen schlecht behandeln und warum sie sich überlegen fühlen oder verhalten. Schließlich stellen sie auch Fragen zu körperlicher Gewalt und dazu, welche Bedeutung sie für die Jungen hat. Die Fragen der Jungen konzentrieren sich auf die Gefühlsbetontheit der Mädchen und auf die Art, wie sie »reden« und Gefühle zeigen.

Wenn man Jungen und Mädchen die Gelegenheit gibt, einander Fragen zu stellen und Antworten zu geben, sie gemeinsam nachdenken und forschen läßt, bewegen sie sich über Klischees und Vorurteile hinaus. Der Dialog gibt Jungen und Mädchen, deren Erfahrungen nicht der »Norm« entsprechen, die Möglichkeit, ihre Sichtweisen in das Gespräch einzubringen, es nuancierter und komplexer zu machen und dadurch dazu beizutragen, die Stereotypen zu überwinden. Der Dialog verhilft ihnen außerdem zu der wichtigen Erkenntnis, daß das Geschlecht großen Einfluß auf ihr Leben hat und daß man nicht alles einfach auf individuelle Erfahrungen zurückführen kann.

Dritte Frage: Was sollte das andere Geschlecht auf jeden Fall über euch wissen?

Antworten der Mädchen:

Wir sind keine Barbiepuppen und magersüchtigen Blondinen.
Wir sind gleichwertig, wir sind genauso gut wie sie.
Wir möchten, daß man uns als Menschen betrachtet und nicht in irgendwelche Klischees preßt.
Wir sind keine Sexobjekte.
Wir sind keine feigen Jammerlappen – jedenfalls nicht immer.
Unsere Freundschaften sind uns wirklich wichtig.
Wir sind nicht irgendein Spielzeug, das ihr herumstoßen könnt.
Aussehen ist nicht alles.
Wir können auch kämpfen – wir können fast genauso brutal sein wie ihr.
Was ihr sagt, verletzt uns.
Wir sind genauso schlau und tough wie ihr – aber wir sind leicht verletzt.
Die meisten Mädchen empfinden Kommentare über ihre körperlichen Merkmale nicht als Komplimente.
Ohne die Frauen würden die Männer gar nicht existieren.
Einige Jungen denken, wir sind schwach, das sind wir aber nicht (nur manchmal).
Wir machen alles! Wir erledigen die ganze Arbeit für sie.
Alles, was ihr könnt, können wir auch – meistens.
Sie denken, daß alles, was wir machen, mit ihnen zu tun hat. Wir sind aber nicht nur auf der Welt, damit sie mit uns ausgehen und ihren Spaß haben können.
Ich jammere gar nicht die ganze Zeit.
Wenn wir mal launisch sind, liegt es nicht unbedingt am PMS.

Es ist in Ordnung, schlechte Laune zu haben. Manchmal. Manchmal möchten wir einfach nicht mit euch zusammensein.

Was in den Äußerungen der Mädchen zum Ausdruck kommt, ist das Gefühl, als minderwertig behandelt zu werden, und der Versuch, ihre Stärke und Unabhängigkeit zu proklamieren. Sie machen die Jungen - auf bestimmte und manchmal aggressive Weise - darauf aufmerksam, daß sie sich sehr wohl behaupten können. Sie protestieren gegen die Annahme, sie hätten nur Jungen im Kopf und seien nur dazu da, mit ihnen auszugehen. (Manchmal versuchen sie, sich zu verteidigen, indem sie sich mit bestimmten Aspekten des männlichen Rollenverhaltens identifizieren und zum Beispiel behaupten: »Wir können genauso brutal sein wie ihr Jungen.«) Die Mädchen sind ärgerlich und defensiv. Sie fühlen sich schlecht behandelt, beschämt und abgewertet. Sie messen sich selbst an den Wertmaßstäben der Männergesellschaft und deuten Selbstzweifel an, verteidigen sich aber im gleichen Atemzug gegen das herrschende Vorurteil. Wenn wir den Mädchen zuhören, berührt es uns, wie mißverstanden, verdinglicht, abgewertet und wenig wertgeschätzt sie sich fühlen. Sie möchten, daß die Jungen »es kapieren«. Sie kämpfen gegen die gesellschaftlichen Klischees (»Wir sind keine Sexobjekte oder Barbies«), und sie versuchen, ihre Stärken geltend zu machen (»Wir sind sensibel«, »Unsere Freundschaften sind wirklich unheimlich wichtig für uns«). Zur gleichen Zeit spüren sie bereits, wie die Gesellschaft viele ihrer Stärken als Schwächen abstempelt und sie als krankhaft bezeichnet (»übersensibel«, »schwach«, »Jammerlappen«, »Gefühlskrampf« und »PMS«-gesteuert). Sie machen auch deutlich, daß sie verletzlich sind.

Bemerkenswert ist auch, daß die Mädchen bei ihren Antworten sensibel für den Beziehungskontext sind und ihre Aussagen durch Begriffe wie »manchmal«, »meistens« und ähnliches einschränken. So etwas hören wir von den Jungen selten.

Antworten der Jungen:

Die meisten Jungen sind ganz in Ordnung – wir machen nur Spaß, wenn wir uns prügeln oder Schimpfwörter zurufen.
Wie ich denke und fühle.
Bitte erkennt, wer wir innen drin sind.
Bitte seht mein Herz.
Wir sind aggressiv, weil wir unsere Gefühle auf andere Weise nicht zeigen können.
Wir müssen lernen, nach außen keinen Schmerz zu zeigen.
Wenn wir übertrieben wild oder gewalttätig sind, dann ist das, um unsere Gefühle rauszulassen und um zu zeigen, daß wir Kumpel sind.
Wir hassen die Mädchen nicht, nur einige von ihnen, manchmal.
Wir können gut mit euch befreundet sein.
Ich versuche nur, Aufmerksamkeit zu bekommen.
Wie sehr ich mich bemühe, gut auszusehen.
Wir denken, daß wir immer cool wirken müssen.
Mädchen sind eine unserer Prioritäten, aber nicht die einzige. Wir müssen uns auch noch um andere Sachen kümmern.
Ich benehme mich vielleicht manchmal wie ein Perverser, aber das ist nur Fassade, eigentlich bin ich ein echt netter Typ.
Wir albern vielleicht herum, aber im Grunde meinen wir es nie böse.
Was wir gern machen.
Was wir bei ihnen suchen.
Wir interessieren uns mehr für körperliche Aktivitäten.
Wer wir sind.

Die von den Jungen laut und deutlich ausgesandte Botschaft an die Mädchen lautet, daß es eine Seite an ihnen gibt, die verborgen ist – den »verletzlichen«, »anteilnehmenden«, »netten Typ« unter der rauhen Schale. Wenn wir den Jungen zuhören, sind wir immer wieder schmerzlich davon bewegt, wie sehr sie darum ringen, ihr angeborenes Bedürfnis nach Verbundenheit, das sie einige Jahre mühelos ausdrücken konnten, lebendig zu halten. Es tut weh, die Scham, Trauer, Sehnsucht und Verzweiflung dieser Elfjährigen zu hören, die aufgeben und verbergen müssen, was sie in ihrem tiefsten Inneren wirklich wollen.

In diesem Alter drücken die Jungen ihr Verlangen nach Verbundenheit noch aus. Das heißt, obwohl die Jungen in der Schule und im weiteren gesellschaftlichen Umfeld keine Anerkennung mehr für diese Seite des Beziehungsparadoxes erhalten, ist sie in den Jungen immer noch so stark, daß es ihnen wichtig ist, den Mädchen diese fürsorgliche, beziehungsorientierte Seite zu zeigen und nicht nur die harte, egozentrische Machoseite.

Gleichzeitig möchten die Jungen den Mädchen aber auch schon vermitteln, daß sie »Macher« sind und mehr tun müssen, als einfach nur mit ihnen zusammenzusein.

Wenn sie die High School erreicht haben, werden die Jungen ihre sehnsüchtige, beziehungsorientierte Seite nicht mehr so bereitwillig eingestehen. In ihren Beziehungen, speziell in denen zu Jungen, aber auch in denen zu Mädchen, werden sie ihr Bedürfnis nach Verbundenheit leugnen und verbergen müssen, um als »richtiger Mann« zu gelten (der Zwang, diese Wünsche zu leugnen, ist gegenüber anderen Jungen sicherlich stärker ausgeprägt). Dieser Weg wird, wie wir gesehen haben, generell nicht in Frage gestellt und in Schulen oftmals implizit als der richtige bestätigt.

So befinden sich also sowohl die Jungen als auch die Mädchen auf dem Höhepunkt einer machtvollen Bewegung, die sie dazu drängt, Teile ihres Selbst zu verbergen oder zu verbiegen, um sich vorherrschenden Beziehungsvorstellungen über das Wesen »richtiger Männer« oder »beliebter Frauen« anzupassen. Der Druck der »normalen« Gesellschaft ist so stark, daß Jungen oder Mädchen, die sich diesen Einflüssen öffentlich widersetzen, selten sind. Das persönliche Leid ist offensichtlich und kann bei Teenagern zu panischen Ängsten und in einigen Fällen zu schrecklichen Aktionen der Zerstörung und Selbstzerstörung führen.

»Was wir gelernt haben«: Überlegungen der Zehn- bis Dreizehnjährigen

Den meisten Schülern machten die Geschlechterdialoge großen Spaß. Während die Fragen und Antworten während eines Dialoges durch den Raum flogen, waren die Jungen und Mädchen häufig mit äußerster Konzentration bei der Sache und ängstlich darauf bedacht, sich ja kein Wort entgehen zu lassen. Es war, als hätten sie nur auf die Chance gewartet, endlich hinter die Geheimnisse des anderen Geschlechts zu kommen, nachdem sie mehrere Jahre lang getrennte Entwicklungswege gegangen waren. Ganz ähnlich wie bei den Erwachsenen, mit denen wir gearbeitet haben, vollzog sich dabei auch bei den Jungen und Mädchen ein Übergang zu mehr Gegenseitigkeit. Sie begannen ernsthaft über Fragen nachzudenken, die zuerst nur Sarkasmus, Abwehr und Hänseleien ausgelöst hatten. Die Antworten der Schüler auf unsere Fragen sind differenziert und gut durchdacht – sogar weise. Wir baten eine Klasse von Jungen und Mädchen, uns zu erzählen, was sie durch den Dialog gelernt hatten:

Beide, Jungen und Mädchen: Es gibt bei allen zu viele Klischees.
Mädchen: Die Jungen wußten nicht allzuviel über Mädchen.
Mädchen: Jungs haben ihren eigenen Persönlichkeitsstil.
Junge: Die Mädchen denken, daß wir denken, sie sind weniger wert.

Junge: Einige Mädchen sind nicht viel anders als einige Jungen.
Mädchen: Einige Mädchen denken, daß Jungs denken, wir sind nur zum Herumstoßen da.
Junge: Einige Mädchen sind nicht schwächer als einige Jungen.
Mädchen: Es hat einen Grund, wenn Jungen gewalttätig sind.
Mädchen: Jungen scheinen all die körperliche Gewalt, die wir in ihnen sehen, gar nicht zu bemerken.
Mädchen: Es gibt viele Sachen, die wir Mädchen bei den Jungen nicht verstanden haben und umgekehrt.
Junge: Die Mädchen zwängen uns in Klischees, weil sie glauben, daß wir sie in Klischees zwängen.
Mädchen: Die Jungs denken nicht die ganze Zeit nur an die Mädchen.
Mädchen: Warum Jungen einander manchmal wehtun.
Mädchen: Jungen schlagen sich nicht, um einander zu verletzen, sondern um sich kumpelhaft zu begrüßen.
Junge: Beide Geschlechter sind gleich *und* anders.
Junge: Wir können wirklich eine Menge voneinander lernen.
Mädchen: Wir können uns gegenseitig sehr verletzen, wenn wir einander nicht verstehen.

Schließlich zeigt sich in ihren Äußerungen – zum Beispiel in den letzten beiden Antworten – auch die Hinwendung zum »Wir«. Dieses »gegenseitige Wir« erwächst aus dem Dialog, in dem Authentizität und Empathie geboren werden, und schöpft seine Kraft aus dem gesunden Konflikt und der offenen Auseinandersetzung mit Unterschieden. Als wir die Schüler um Verbesserungsvorschläge für unsere Arbeit baten, erklärte ein Junge mit Nachdruck: »Sie müssen früher anfangen: Bei Zwölfjährigen ist es zu spät. Wir hätten das wirklich als Neunjährige gebrauchen können.«

Andere Schüler stimmten zu. Und als wir den Dialog mit Neunjährigen durchführten, sagte uns ein Mädchen: »Wir in der vierten Klasse sind zu alt. Sie müssen das im Kindergarten machen, wenn noch nicht so viele doofe Macker da sind.«

»Genau«, pflichtete ein Junge bei und fragte dann nach einer kleinen Pause: »Aber was sind eigentlich Macker?«

Als Teil unserer Forschungsreise in die Welt dieser Altersgruppe führten wir denselben Dialogprozeß auch mit den Lehrern durch. Das Folgende ist eine Sammlung der Lehrerantworten auf die dritte Frage.

Der Geschlechterdialog der Lehrer

Dritte Frage: Was sollte das andere Geschlecht auf jeden Fall über Sie wissen?

Antworten der Lehrerinnen:

Warum ich denke, wie ich denke.
Unsere Gefühle.
Daß hormonelle Veränderungen unsere Stimmungen beeinflussen, aber nicht alles sind – PMS, Schwangerschaft, Menopause sind ganz normale körperliche Gegebenheiten.
Unser Bedürfnis nach gesellschaftlicher Gleichstellung.
Daß die Unterschiede zwischen den Menschen keines der Geschlechter schwächer oder besser machen.
Daß wir die Dinge anders angehen.
Wir verfügen auch über einige ihrer Stärken – manchmal über mehr als sie.
Daß wir Kontakt zu unseren Gefühlen haben, ist eine wirkliche Stärke.
Unser empathisches Wesen.

Ich will keine Lösung, ich will einen Zuhörer.
Unser Bedürfnis, die Dinge auszudiskutieren – das ist eine Stärke.
Unser Bedürfnis nach Körperpflegeprodukten.
Falls wir gerade nicht in fröhlicher Stimmung sind, liegt das nicht zwangsläufig am Prämenstruellen Syndrom.
Es ist in Ordnung, wenn man weint, und nicht unbedingt ein Zeichen von Schwäche.
Beziehungen sind nicht nur »Frauensache«.
Wir wollen nicht wegen unserer körperlichen Besonderheiten benachteiligt werden – wir wollen dieselben Chancen im Berufsleben und nicht in eine Glasvitrine.
Verbundenheit bedeutet nicht Kontrolle.
Was wir in die Beziehung einbringen, ist genauso wichtig wie das, was sie einbringen, d. h. die Familienarbeit ist genauso wichtig wie finanzielle Beiträge.
Es ist frustrierend, wenn Männer meinen, sie würden einen fünfzigprozentigen Beitrag zur Beziehung leisten, obwohl es nicht stimmt.

Es ist bemerkenswert, wie sehr sich die Antworten der Frauen und der Mädchen ähneln. Die Mädchen sind sich noch nicht ganz sicher, was sie den Jungen begreiflich machen sollten, weil sie noch ganz am Anfang ihrer Beziehungen zu Jungen stehen, aber die erwachsenen Frauen wissen recht genau, in welchen Punkten sie mehr Verständnis von den Männern brauchen und wünschen. Im unterstützenden Kontext der Gruppe können Frauen den Wert ihrer eigenen Lebens-, Denk- und Vorgehensweisen bekräftigen, auch wenn sie erkennen, wie diese Ansätze abgewertet oder pathologisiert wurden. Sie können ihre Wahrheit klarer und eloquenter zum Ausdruck bringen.

In einem offenen Dialog könnten diese Frauen den Mädchen sehr viel Hilfestellung bieten: Sie könnten die Stärken der Mädchen, ihre anderen Formen des Wissens und ihre anderen biologischen Voraussetzungen bestätigen und ihnen helfen, die kulturellen Einflüsse zu erkennen und abzuwehren, die bestimmte Eigenschaften und Verhaltensweisen von Frauen pathologisieren. Die Frauen könnten den Mädchen durch ihr Beispiel zeigen, wie wichtig es ist, daß sie ihre Wünsche und Bedürfnisse in Beziehungen erkennen und offen ausdrücken. Damit Lehrerinnen diese Aufgabe übernehmen können, müssen sie selbst wiederum vom Schulsystem in diesen Bemühungen unterstützt und anerkannt werden, sowohl von anderen Frauen im System als auch, geschlechtsübergreifend, von Männern.

Die Antworten der Lehrer:

Körperkraft – in einer Gruppe von Jungen/Männern spielt der Ausdruck von körperlicher Kraft eine große Rolle, aber dabei handelt es sich nicht unbedingt um Gewalt.
Daß wir manchmal Zeit für uns »allein« brauchen.
Daß ich über dieses ganze Zeug nicht so furchtbar viel nachdenke.
Leidenschaft für andere Dinge im Leben, die mit Familie oder persönlichen Angelegenheiten nichts zu tun haben.
Eure Ideen und Vorstellungen sind wichtig für uns.
Nehmt unsere Handlungen für bare Münze; denkt nicht immer, daß mehr dahintersteckt.
Nach außen hin zeigen wir ein bestimmtes Verhalten, auch wenn wir innerlich vielleicht anders handeln/fühlen.
Unsere Stimmungen, die Höhen und die Tiefen.
Unser Bedürfnis, die Kontrolle zu behalten.
Die Forderung nach »political correctness« macht es häufig schwer für uns, die Ehrlichkeit zu zeigen, die zu einer guten Beziehung gehört.
Männer haben ähnliche Wertvorstellungen und Ziele wie Frauen, müssen aber nicht soviel darüber reden oder sie bis ins letzte Detail ausformulieren.

Diese Männer bieten den Jungen eine Bestätigung dafür, daß ihre Stärken als Individuen, z. B. persönliche Autonomie, wertvoll sind. Sie bestätigen auch die Bedeutung des »Körperlichen«, den Wunsch, »Zeit« und »Raum für sich allein« zu haben, und den Wunsch, nicht soviel über all das zu »reden« (»Über dieses ganze Zeug denke ich nicht so furchtbar viel nach«). Es ist zwar noch ein leises Echo des »Bitte seht mein Herz« der Jungen vorhanden (»Nach außen hin zeigen wir ein bestimmtes Verhalten, innerlich sieht das anders aus«), aber die Sehnsucht der Männer nach Verbundenheit wird nicht mehr in dieser Offenheit ausgedrückt, sondern wesentlich stärker verborgen und geleugnet (»Nehmt unsere Handlungen für bare Münze; denkt nicht immer, daß mehr dahintersteckt«). Um die Beziehungsfähigkeiten von Jungen in der Schule zu fördern, müßten die Lehrer Anerkennung für das Vorhandensein und den Ausdruck ihrer eigenen Beziehungsbedürfnisse erhalten, sowohl von Männern als auch von Frauen.

Diese weiblichen und männlichen Lehrer sind Teil dessen, was wir »den verborgenen geschlechtsspezifischen Lehrplan« nennen – ein Lehrplan, der sehr stark, aber mehr oder weniger unsichtbar in den Unterricht dieser Jungen und Mädchen hineinspielt und der die verdeckten Unterschiede in der »normalen« Kultur widerspiegelt.

Der »verborgene geschlechtsspezifische Lehrplan«

Schulen haben einen versteckten Lehrplan (ein »unsichtbares« Curriculum, das den »unsichtbaren Geschlechtsaspekten« in unseren Dialogen entspricht).[2] Unterschiede zwischen den Geschlechtern und ihr Einfluß auf die Beziehungen zwischen Jungen und Mädchen wirken auf machtvolle Weise innerhalb und außerhalb des Klassenraumes, werden aber so gut wie nie offen angesprochen und thematisiert. Man kann Schulen und Klassenräume als Beziehungsnetz betrachten, in dem die persönliche und intellektuelle Entwicklung der Schüler durch Verbundenheiten und Unverbundenheiten geformt wird. Viele dieser Verbindungen und Trennungen werden vom Geschlecht – und von anderen wichtigen Faktoren wie Hautfarbe, ethnische Zugehörigkeit, soziale Schicht und sexuelle Präferenz – beeinflußt.

In den Schulen spiegeln sich die allgemeinen gesellschaftlichen Normen wider, die beiden Geschlechtern eine gesunde, ungebrochene Entwicklung in Beziehung zu anderen verwehren. Immer wieder erkennt man, wie die beiden Entwicklungswege in Konflikt geraten. Viele Schulen legen in erster Linie Wert auf individuelle Leistung, Objektivität und Direktheit, während *gemeinsame* Leistungen oder die Teilhabe an einer Gemeinschaft, in der jeder sich ihr zugehörig und respektiert fühlt, nicht explizit belohnt werden. Goleman[3] prägte dafür den Begriff der »emotionalen Intelligenz«, die wir in das Konzept der »Beziehungsintelligenz« einschließen könnten. In den Grundschulen werden die Kinder vielleicht noch dafür gelobt, wenn sie »gut mit anderen zusammenarbeiten« oder »anderen bei der Arbeit helfen«, aber ab der fünften Klasse werden diese Eigenschaften kaum noch offen anerkannt und belohnt. Die »Beteiligung am Unterricht« wird häufig danach beurteilt, wie oft ein Kind die Hand hebt, aber das wird all jenen Schülern – häufig Mädchen – nicht gerecht, die sich auf ruhigere und auf subtilere Weise beteiligen, indem sie die Gemeinschaft in der Klasse fördern. Die Qualität der Verbundenheit und Unverbundenheit im Klassenraum, die oftmals von Geschlechterbeziehungen geprägt wird, hat entscheidenden Einfluß darauf, wie Individuen teilnehmen, lernen und wachsen.

Der verbundene Klassenraum: Eine neue Vision der Koedukation auf der Grundlage des Beziehungsmodells

Die meisten Schulen haben noch kein Konzept für eine echte Koedukation, bei der die Unterschiede zwischen Jungen und Mädchen sich ergänzen, also zu gesunden, gegenseitig bereichernden Beziehungen führen könnten. Vielmehr nehmen Jungen und Mädchen an einem Bildungssystem teil, das man »getrennt, aber ungleich« nennen könnte. Schulen »hauen Mädchen übers Ohr«, indem sie, unter anderem, den Wert ihrer beziehungsorientierten Arbeits- und Lernmethoden leugnen, vor allem im mathematisch-naturwissenschaftlichen Bereich; sie »hauen auch die Jungen übers Ohr«, indem sie ihren individualistischeren Entwicklungsweg und ihre Lernansätze belohnen und ihre beziehungsorientierten Fähigkeiten herunterspielen.

Schulen unternehmen große Anstrengungen im Hinblick auf die Gleichstellung der Geschlechter im Bildungswesen, kümmern sich aber kaum um die Gegenseitigkeit der Geschlechter. Das heißt, sie versuchen zwar, Mädchen und Jungen gleich zu behandeln und ihnen gleiche Bildungsmöglichkeiten zu eröffnen, aber sie verwenden kaum Aufmerksamkeit auf die Frage, inwiefern sich Jungen und Mädchen durch ihre Unterschiede, wenn man sie anerkennen und im Dialog erörtern würde, wechselseitig *bereichern* und *ergänzen* könnten, so daß Schule zu einem Ort werden könnte, an dem Jungen und Mädchen gemeinsam reifen und *von-* und *mit*einander lernen.

Wenn man Jungen, Mädchen und Lehrern hilft, innerhalb und außerhalb des Klassenraums »zum ›Wir‹ zu wechseln«, kann man eine echte, wechselseitige »Ko«-Edukation in einzelnen Klassen und sogar in einer ganzen Schule entscheidend voranbringen. Nachdem wir uns zunächst bemüht haben, diesen Prozeß in den Klassenstufen 5 bis 8 in Gang zu setzen, haben wir inzwischen den Rat der Dreizehn- und Zehnjährigen beherzigt und arbeiten jetzt auch mit Grundschulklassen zusammen. Die Maßnahmen zur Förderung der Verbundenheit ähneln jenen, die wir für Männer und Frauen in Paarbeziehungen beschrieben haben – nur eben auf den Klassenraum übertragen:

Aufbau einer »Wir«-Bewußtheit in der Klasse.
Aufbau einer Bewußtheit für »Junge« und »Mädchen« (für das Geschlecht) in der Klasse.
Das Erlernen einer »Verbundenheits-« und »Unverbundenheitssprache« in der Klasse (sich durch das Trennende zu größerer Verbundenheit bewegen).
Das »Wir« der Klasse fördern und ermächtigen.

Unter Anwendung dieser Strategien entwickeln wir einen Lehrplan über Beziehungen und Geschlecht: Die Schüler und der Lehrer entwickeln gemeinsam eine Vorstellung vom »Wir der Klasse« und von seinen praktischen Möglichkeiten. Wir sind Nancy Beardall und Carol Philipps, die uns in diesen Bemühungen enorm unterstützt haben, zu großem Dank verpflichtet. Beim Aufbau der »Wir«-Bewußtheit können die Schüler zum Beispiel eine Landkarte von der Klasse malen, eine Patchwork-Decke zusammenstellen oder eine imaginäre Band gründen, um eine Vorstellung oder ein Gefühl für das »Wir« zu entwickeln. Lehrer können mit den Schülern einen Grundlagenvertrag über bestimmte Aufgaben schließen, der die Klasse dazu ermächtigt, über Belohnungen und Bestrafungen zu entscheiden oder zu beraten. In einer Klasse wurde jeweils ein Schüler zum Beobachter ernannt, der den gesamten Gruppenprozeß verfolgen und diejenigen Schüler ermitteln sollte, die sich konstruktiv an der Unterrichtssitzung beteiligten.

Wenn diese Grundlage geschaffen ist, kann der Lehrer zum Beispiel die Frage »Wieso meldet ihr Mädchen euch nicht?« in einen neuen Rahmen stellen und sagen: »Mir fällt auf, daß einige

Mädchen sich nicht melden. Wie können ›wir‹ die Ursachen dafür besser verstehen und etwas daran ändern?« Alle Themen – Beteiligung am Unterricht, Sport, Zensurenvergabe, Disziplin usw. – können in den neuen Rahmen des »Klassen-Wir« gestellt werden, während man gleichzeitig die Bewußtheit für den Einfluß des Geschlechts auf dieses »Wir« fördert.

In einer Kindergarten-Gruppe schlugen wir vor, daß jeder Junge und jedes Mädchen für 20 Minuten am Tag mit einem anderen, zufällig ausgewählten Kind spielen oder zusammenarbeiten sollte, damit sie sich einmal aus ihren gewohnten Beziehungen lösten. Anschließend berichteten die Kinder dann vor der ganzen Gruppe, wie sie entschieden hatten, was gespielt wurde; wer nachgegeben hatte und warum; was sie aus dem Spiel mit der anderen Person gelernt hatten; und ob sie sich ein neues Spiel oder eine neue Aktivität ausgedacht hatten, bei der beide ihre unterschiedlichen Interessen und Fertigkeiten einbringen konnten. Es ist wichtig, den Prozeß der Zusammenarbeit genauer zu betrachten, damit die typischen geschlechtsspezifischen Interaktionsmuster nicht einfach repliziert werden. Ein Kindergarten-Paar wurde zum Beispiel aufgefordert, eine gemeinsame Lösung dafür zu finden, daß das Mädchen immer viel schneller zu Kompromissen bereit war als der Junge. Bei älteren Kindern könnte man diese Übung durchführen, indem man sie zusammen an einer intellektuellen Aufgabe arbeiten läßt, zum Beispiel an einem wissenschaftlichen Projekt.

Zu den augenfälligsten Tatsachen der Grundschulausbildung gehört, daß die Lehrer überwiegend weiblich sind. Kürzlich berichtete eine Lehrerin, daß es Schwierigkeiten bei der Zusammenarbeit mit den Jungen in ihrer Klasse gegeben habe. Der Schulleiter sagte: »Vielleicht muß da mal ein Mann ran, der die Jungen an die Kandare nimmt und ihnen Benehmen beibringt.« Obwohl die Lehrerin der Ansicht war, daß sie im Umgang mit ihren Schülern kompetent war und ihnen helfen konnte, sich in Beziehung zu anderen zu entwickeln, stimmte sie dem Vorschlag zu. »Jungen sind nun mal so«, dachte sie, »Jungen brauchen Männer«. Das Ergebnis war, daß nicht die Beziehungsfähigkeiten der Jungen gefördert und bestärkt wurden, sondern vielmehr ihre traditionellen Rollen, die Ausrichtung auf das Individuum, Machthierarchien und das Widerstreben, sich auf Beziehungen zu Mädchen und Frauen einzulassen.

In der Bestätigung und Anerkennung von Lehrerinnen, die ihre Beziehungsfähigkeiten in den Klassen einsetzen, steckt ein enormes Veränderungspotential: Sie könnten die Jungen – ebenso wie die Mädchen – dazu ermutigen, die Verbundenheit zur obersten Priorität zu machen und sie auch während einer Unverbundenheit oder in einer Sackgasse aufrechtzuerhalten. Wenn es uns gelänge, die Beziehungssehnsucht der Jungen während »dieser Jahre der verpaßten Chancen« zu bekräftigen, indem wir weiterhin die Beziehungen *zwischen* Jungen und Mädchen erkunden, könnten wir diese Zeit in »Jahre echter Verbundenheit« verwandeln und verhindern, daß zu Beginn der Adoleszenz zwei völlig fremde Welten aufeinanderprallen.

Viel Schmerz und viel Leid könnten verhindert werden; die Schulkultur und dann die Kultur im größeren Rahmen könnten anfangen, sich in eine Unternehmung zu verwandeln, die eher auf Verbundenheit als auf eine Spaltung zwischen »Selbst« und »dem anderen« ausgerichtet ist. Wenn wir erkennen, wie wertvoll und wichtig es ist, daß sich Grundschullehrerinnen um eine Stärkung der Beziehung zwischen Lehrerinnen und Jungen bemühen, stehen uns vielfältige Möglichkeiten offen. Das gleiche gilt für die Bestärkung der Mutter in der Mutter-Sohn-Beziehung.

Ein weiterer Schritt in diese Richtung ist die Verwendung einer »Verbundenheits-« und »Unverbundenheitssprache« in Klassenzimmern. Dreizehnjährige greifen diese Ideen mit Leichtigkeit auf. Der Gebrauch dieser Begriffe kann den Dialog enorm voranbringen. Auch dieser Schritt trägt wiederum dazu bei, daß die Kinder lernen und erleben, wie man sich durch eine Unverbundenheit zu einer größeren Verbundenheit bewegen kann. Kinder reagieren empfänglich auf die Idee, daß es nicht nur darauf ankommt, was man tut, sondern vor allem darauf, was man als *nächstes* tut – wie man in Verbundenheit mit anderen lernt und wächst, weil man den eigenen Einfluß auf die anderen erkennt. Die Kindheit ist ein einziger langer Prozeß von Versuchen, erneuten Versuchen und nochmaligen Versuchen.

Schließlich kann man das »Klassen-Wir« und das »Schul-Wir« auf vielfältige Weise im Unterricht und im Schulsystem fördern, indem man gemeinsame Absichts- oder Grundsatzerklärungen verfaßt und gemeinsame Projekte oder Aktivitäten entwickelt, die eine Übernahme sozialer Verantwortung umfassen. Als wir unsere Bemühungen an den Schulen intensivierten, haben wir uns an den Rat der High-School-Schüler gehalten und mit allen drei Gruppen – Schülern, Lehrern und Eltern – gearbeitet. Bei unseren Vorträgen und in Dialogen mit Eltern übertraf die Anzahl der Frauen die der Männer immer im Verhältnis von mindestens vier zu eins. Vor allem in den Grundschulklassen unterrichten überwiegend Frauen. Während eines Dialogs an einer High School fragte ein Junge: »Wo sind die Männer in der Schule, die bereit sind, mit uns über diese Themen zu sprechen, und die uns ein Rollenmodell für andere Arten von Macht und Autorität geben können? Gibt es solche Männer überhaupt?« Solche Männer müssen in den Prozeß eingebunden werden.

Nicht nur für Schüler und Schülerinnen, auch für Lehrer und Lehrerinnen ist es wichtig, daß sie sich den Erfahrungsschatz des eigenen und des anderen Geschlechts erschließen. Wenn jede Grundschulklasse zwei Lehrer hätte, einen Mann und eine Frau, könnten die Schüler etwas über ihre Beziehung zum gleichgeschlechtlichen Erwachsenen lernen und hätten gleichzeitig ein Modell für eine gesunde wechselseitige Beziehung, in der jede Person die andere respektiert und die Entwicklung des anderen durch die Arbeit an den Unterschieden unterstützt. Die Schüler könnten etwas über reale Mann-Frau-Beziehungen lernen und diese auf andere Weisen erleben, als sie in Werbung, Filmen und populärer Musik dargestellt werden. In mehreren Schulen haben wir gesehen, wie entweder das eine oder das andere Geschlecht als dominant betrachtet wird. An einer privaten High School, die ursprünglich eine reine Jungenschule war und nun die Koedukation praktiziert, sagte man uns: »Hier herrscht eindeutig ein männlicher Gegenwind. Den Jungen gehören die Korridore.« An einer Mädchenschule, die jetzt Jungen zuläßt, hieß es über die umgekehrte, allerdings weitaus seltenere Situation: »Hier gibt die feministische Partei den Ton an.«

Uns ist klar geworden, daß gleichgeschlechtliche Schulen eine gute Alternative sein können, wenn es uns nicht gelingt, ein wirklich gegenseitiges, koedukatives Umfeld zu schaffen.

Aber wenn der Durchbruch zu einer echten Koedukation gelingt, dann ist es in Schulen nicht anders als bei Paaren, die gelernt haben, an ihren Unterschieden zu wachsen – »nach oben sind keine Grenzen gesetzt«! Vor allem in Anbetracht der wachsenden kulturellen Vielfalt wäre es eine kühne Erfindung des 21. Jahrhunderts, wenn es uns gelänge, alle möglichen Arten von Unterschieden zu nutzen, um wechselseitige Verbundenheiten in unseren Schulen zu schaffen.

Das verbundene Unternehmen: Ein neue Unternehmensvision auf der Grundlage des Beziehungsmodells

Das Beziehungsmodell kann auf jede Umgebung angewandt werden, in der Unterschiede nur unzureichend zur Kenntnis genommen und genutzt werden. Unternehmen sind ein gutes Beispiel. In den vergangenen Jahren haben wir in einem kleinen Unternehmen gearbeitet. Es handelt sich um eine Partnerschaft von Männern und Frauen, die hinsichtlich Nationalität, Bildung, sozialer Schicht und ethnischer Zugehörigkeit ziemlich verschiedenartig sind. Wir waren selbst erstaunt, wie erfolgreich man dasselbe Modell und dieselben Strategien auch in der Geschäftswelt anwenden kann. Geschäftsleute sagen oft, daß »gute Beziehungen« der Schlüssel zu ihrem Erfolg sind. Wenn Unterschiede oder Differenzen im Geschäftsleben in einen Dialog gebracht werden, können sie ein Plus ergeben. Wenn die Leute in einer Firma lernen, »das ›Wir‹ während einer Unverbundenheit zu halten«, kann das die Verbundenheit stärken, sowohl innerhalb der Firma als auch in den Beziehungen zu Kunden. Anfangs vertrauten wir einfach auf unsere Überzeugung und setzten voraus, daß Gewinn und Wachstum folgen würden, wenn die Verbindungen stimmten. Jetzt verfügen wir über Daten, die unsere Annahme bestätigen. In der Managementliteratur ist viel über den Wert der »Teambildung« geschrieben worden, und wir sind überzeugt, daß das Beziehungsmodell einen großen Beitrag dazu leisten kann. Ein »verbundenes Unternehmen« würde daran arbeiten, eine Bewußtheit für das Unternehmens-»Wir« aufzubauen ebenso wie eine Bewußtheit für »Männer«, »Frauen« und andere Gruppen im Unternehmen. Es würde eine »Verbundenheits-« und »Unverbundenheitssprache« erlernen, die das »Unternehmens-Wir« unterstützen und ermächtigen würde. Unternehmen sind das deutlichste Beispiel dafür, daß ein System wechselseitiger Beziehungen wesentlich dazu beitragen kann, traditionelle hierarchische Machtsysteme zu überwinden und in Systeme gegenseitiger, geteilter Macht zu verwandeln. Die Schaffung wechselseitiger Beziehungen in hierarchischen Machtsystemen ist eine der großen Herausforderungen unserer Zeit.

Mütter und Söhne, Väter und Töchter

Dieses Buch handelt davon, wie man Unterschiede nutzen kann, um Menschen zu verbinden. Wir haben uns auf die Unterschiede zwischen den Geschlechtern beschränkt, aber »der Übergang zum ›Wir‹« könnte auch im Dialog über alle möglichen anderen Unterschiede erfolgen, bei denen das Thema Macht eine Rolle spielt, ob Hautfarbe, ethnische Zugehörigkeit, sexuelle Präferenz, soziale Schicht usw.

Im Hinblick auf den gleichgeschlechtlichen Dialog - Mutter-Tochter und Vater-Sohn - liegt viel Arbeit vor uns. Diesem Thema ist in der Gesellschaft viel Aufmerksamkeit gewidmet worden. Bei unseren Geschlechterdialogen ist dies immer der erste Schritt: Bevor wir in den Dialog über geschlechtsspezifische Unterschiede eintreten, lassen wir zunächst die Männer (Jungen) und die Frauen (Mädchen) in gleichgeschlechtlichen Gruppen an den Problemen arbeiten. Nur dann, nach einer bestätigenden gemeinsamen Erfahrung, können die beiden Geschlechter kreativ zusammenarbeiten. Dieser Schritt ist jedoch nicht ausreichend. Wir sind überzeugt, daß aus einem geschlechtsübergreifenden Dialog zwischen Mutter und Sohn, Vater und Tochter eine große Kraft für Veränderungen erwachsen kann.

Die Mutter-Sohn-Beziehung birgt die Möglichkeit, Mutter und Sohn zu helfen, an der Idee einer sich ständig weiterentwickelnden echten Verbundenheit festzuhalten. Das wird das tiefe Verlangen des Sohnes nach einem Reifen in Beziehung lebendig halten und bekräftigen, daß der Junge nur in gesunder Verbundenheit mit anderen und keineswegs in der Isolation zur vollen Entfaltung seiner Persönlichkeit fähig ist.[4] Wir müssen die Mütter in dieser Überzeugung stärken und bestätigen, denn in der Vergangenheit wurden Mütter, die ihre Söhne »festhielten«, pathologisiert und diffamiert. Wir können viel bewegen, wenn wir den Wert dieser Sehnsucht und dieses Wachstums in Verbundenheit anerkennen. Wenn die Jungen die Freiheit erhalten, diese Seiten ihres Selbst auszudrücken, könnte sich auch in Schulen, am Arbeitsplatz, in der Regierung und anderen gesellschaftlichen Bereichen die Wertschätzung der Verbundenheit als Lebens- und Arbeitsweise durchsetzen.

Die Vater-Tochter-Beziehung birgt die Möglichkeit, Vater und Tochter zu helfen, an der Idee einer sich ständig weiterentwikkelnden echten Verbundenheit festzuhalten. Das wird der wahren und authentischen »Stimme« der Tochter ermöglichen, laut und deutlich gehört zu werden, wenn sie sich mit der Gesellschaft auseinandersetzt, die häufig versucht, diese Stimme zum Schweigen zu bringen. Durch diesen Prozeß kann das Verlangen des Vaters nach einem Reifen in Verbundenheit ebenfalls bekräftigt werden. Ein Vater berichtete, daß er einmal wöchentlich mit seiner Tochter einen Zehn-Meilen-Lauf unternahm und daß er durch die dabei geführten Gespräche enormen Respekt und Anerkennung für die Beziehungsstärken seiner Tochter entwickelt hatte. Da Väter als Männer der dominanten Gruppe im Hinblick auf die wirtschaftliche und soziale Macht angehören, können sie ihren politischen Einfluß – in Schulen und Regierungen – nutzen, um positive Veränderungen zu bewirken. Wenn Töchter in den Schulen Probleme haben, können die Väter sich einmischen. Wenn Väter sich zu Wort melden, ist es wahrscheinlicher, daß Institutionen zuhören.

Das Miteinander von Vätern und Müttern: Das allerwichtigste »Wir« für ein Kind ist das, was es direkt vor Augen hat: Mutter und Vater, ob verheiratet oder nicht. Söhne und Töchter lernen nicht nur durch die Beziehung zu jedem einzelnen Elternteil, was Beziehungen bedeuten, sondern auch durch die Beobachtung der Beziehung zwischen den Eltern und zwischen den Eltern und anderen Erwachsenen. Die Strategien, die wir beschrieben haben, um sich auf mehr Gegenseitigkeit zuzubewegen – »der Übergang zum ›Wir‹«, die Nutzung von geschlechtsspezifischen, persönlichen und kulturellen Unterschieden für eine Entfaltung durch und zur Verbundenheit –, tragen dazu bei, die Gegenseitigkeit in Familien zu stärken. Wir alle müssen praktizieren, was wir predigen.

* * *

Wenn wir ein Leben führen wollen, das auf den Menschen zugeschnitten ist und nicht auf mythische »Helden«, wenn wir lieber auf der Erde als auf verschiedenen Planeten leben wollen, könnten sich diese Empfehlungen als unabdingbare Notwendigkeiten für das 21. Jahrhundert erweisen. Global gesehen sind wir in wachsendem Maße mit allen anderen Menschen verbunden: wirtschaftlich, politisch und durch den Cyberspace. Auch durch die wachsende Bewußtheit für die ökologische Krise, die wir verursacht haben und gemeinsam lösen müssen, wird zunehmend deutlich, wie sehr wir aufeinander angewiesen sind. Unsere Fähigkeit, in wechselseitiger Bezogenheit, als Teil des »Wir«, zu leben und zu arbeiten, könnte sich als der entscheidende Faktor für unser eigenes und das Überleben anderer Spezies und den Fortbestand unserer Welt erweisen.

Wir haben die große und ehrgeizige Hoffnung, daß die Fortführung unserer Arbeit als Teil einer großen gemeinsamen Anstrengung zu einem Paradigmenwandel beitragen kann, der uns von »Selbst/der andere« zum »Wir« führt, vom Teil zum Ganzen, von einer leidvollen zu einer gesunden Lebensweise.[5] Bei unserer Arbeit mit Menschen, die sich um mehr Verbundenheit bemühen, haben wir erlebt, wie sich Bitterkeit und Zorn in Mitgefühl, Scham in Neugier, Schuldgefühl in die heilende Kraft geteilten Leids und Haß in Liebe verwandelten. Wir haben erlebt, wie Menschen, die fest in sich selbst verwurzelt waren, an ihre Grenzen gingen und erkannten, daß eine Fortsetzung dieser Unverbundenheit gleichbedeutend mit Tod und Zerstörung ist und das Leid auf künftige Generationen ausdehnen würde. Wir haben gesehen, wie die Selbstbezogenheit schmolz, sich erweiterte, zum »Wir« gelangte und anfing, sich in Beziehung zu bewegen und zu heilen.

Sobald wir beginnen, nicht nur die »Dinge« in der Welt zu sehen, sondern die Zusammenhänge und die »Verbundenheit« des Lebens – angefangen bei der Definition und Lokalisation von kleinen Einheiten durch ihre Beziehung zueinander und bis zur umfassenderen Betrachtung des Regenwaldes als Lunge unseres Planeten –, sobald wir beginnen, nicht nur die Personen, die Männer und die Jungen und die Frauen und die Mädchen, sondern die Beziehungen zwischen ihnen zu sehen, sobald wir beginnen, von unserer Sichtweise eines getrennten »Ich« und »Du« zu einer Wahrnehmung des »Wir« zu wechseln, sobald all dies geschieht, wird sich unsere gesamte Welt verändern, und es wird kein Zurück mehr geben. Wir können bestimmte Kenntnisse vergessen – vielleicht übernehmen Computer diese Funktion unseres Gehirns –, aber wir können nie vergessen, was wir wirklich erkannt und verstanden haben. Der Wandel durch ein Wachstum in Verbundenheit ist unvergeßlich.

Auf unserer mittlerweile sechs Jahre währenden Reise als interkulturelle Eltern einer in China geborenen Tochter setzen auch wir unser Vertrauen in die Gegenseitigkeit, halten die Verbindung zur Herkunftskultur unserer Tochter und damit auch zu einem gemeinsamen Ziel mit ihren unbekannten leiblichen Eltern. Jeden Tag stoßen wir auf unzählige Dinge, in uns selbst und in der Welt, die diese Aufrechterhaltung unserer Verbundenheit in Frage stellen und gefährden.

Wir als Paar fühlen uns gestärkt durch all die Paare, denen wir zugehört haben. Wenn wir in Streit geraten und uns unverbunden fühlen – was durchaus vorkommt –, dann hören wir ihre Stimmen, sehen ihre Gesichter, sehen das besorgte Gesicht unserer Tochter, die uns beobachtet, und tun unser Bestes, um zum »Wir« zu wechseln und zu verstehen, daß jeder von uns, als Mann und als Frau, immer noch darum ringt, sich selbst, den anderen und das »Wir« klar zu erkennen. Dann versuchen wir, uns von Schuldzuweisungen zur gemeinsamen Verantwortung zu bewegen und die Begriffe »Verbundenheit« und »Unverbundenheit«

zu benutzen. Das ist oft sehr schwer, wenn man in einer Krise steckt oder sich erschöpft fühlt. Aber wir kämpfen darum, das »Wir« während der Unverbundenheit zu halten und auf den Prozeß zu vertrauen, ganz gleich, was geschieht.

Und darin liegt die Hoffnung für die Zukunft, die Herausforderung und das Geschenk: Niemand muß allein durch den Schmerz und den Kummer gehen, weil »wir« die Welt zusammen betrachten, miteinander leben und uns gemeinsam weiterentwikkeln. Wir können die getrennten Wege, die wir als kleines Mädchen und als kleiner Junge einschlagen mußten, zurückverfolgen. Wir können uns von den unausweichlichen Unverbundenheiten, den Abwendungen vom »Wir« erholen. Wenn wir das »Wir« während aller tragischen und schmerzlichen Unverbundenheiten halten, können wir zu einer neuen, erweiterten Lebensweise, zur wechselseitigen Verbundenheit gelangen und sie für die nächste Generation bewahren.

Anmerkungen

Einleitung

1. Judith Jordan, »The Meaning of Mutuality«; in: J. Jordan, A. G. Kaplan, J. B. Miller, I. P. Stiver und J. Surrey, *Womens's Growth in Connection: Writings from the Stone Center* (New York: Guilford, 1991), S. 89.
2. J. Jordan u. a., *Women's Growth in Connection* (Anm. 1). Siehe auch J. Jordan (Hrsg.), *Women's Growth in Diversity: More Writings from the Stone Center* (New York: Guilford, 1997); J. Miller und I. Stiver, *The Healing Connection: How Women Form Relationships in Therapy and in Life* (Boston: Beacon Press, 1997); *Work in Progress*, Stone Center Working Paper Series (Wellesley, MA: Stone Center, Wellesley College).
3. C. Gilligan, *Die andere Stimme* (München: Piper, ^{2}1985). Orig.: *In a Different Voice.* Cambridge, MA: Harvard University Press, 1982. Siehe auch C. Gilligan, A. G. Rogers und D. Tolman (Hrsg.), *Women, Girls, and Psychotherapy: Reframing Resistance* (New York: Haworth Press, 1991).
4. S. Bergman, »Men's Psychological Development: A Relational Perspective«; *Work in Progress*, Stone Center Working Paper Series no. 48 (1991). Siehe auch T. Real, *I Don't Want to Talk About It* (New York: Scribner, 1997); K. Weingarten, *The Mother's Voice: Strengthening Intimacy in Families*, 2. Aufl. (New York: Guilford, 1997); O. Silverstein, *The Courage to Raise Good Men* (New York: Viking, 1994).
5. R. Bly, *Eisenhans* (München: Kindler, 1991; Orig.: *Iron John.* Reading, MA: Addison-Wesley, 1990).
6. S. Keen, *Feuer im Bauch* (Hamburg: Kabel, 1992; Orig.: *Fire in the Belly.* New York: Bantam, 1991).
7. E. Fein und S. Schneider, *Die Kunst, den Mann fürs Leben zu finden* (München: Piper, ^{5}1997; Orig.: *The Rules.* New York: Warner, 1996).
8. D. Tannen, *Du kannst mich einfach nicht verstehen* (Hamburg: Ka-

bel, 1991; Orig.: *You Just Don't Understand.* New York: Morrow, 1990).

9. J. Gray, *Männer sind anders, Frauen auch (*München: Goldmann, 1992; Orig.: *Men Are from Mars, Women Are from Venus.* New York: HarperCollins, 1992).
10. J. Herman, *Die Narben der Gewalt* (München: Kindler, 1994; Orig.: *Trauma and Recovery.* New York: Basic Books, 1992).
11. R. Eisler, *Von der Herrschaft zur Partnerschaft* (München: Bertelsmann, 1989; Orig.: *The Chalice and the Blade.* New York: HarperCollins, 1987).
12. J. Kabat-Zinn u. M. Kabat-Zinn, *Everyday Blessings: The Inner Voice of Mindful Parenting* (New York: Hyperion, 1997). Siehe auch D. S. Hopson und D. P. Hopson, *Friends, Lovers, and Soulmates: A Guide to Better Relationships Between Black Men and Women* (New York: Simon and Schuster, 1994); G. Hendricks und K. Hendricks, *Liebe macht stark. Von der Abhängigkeit zur engagierten Partnerschaft* (München: Mosaik, 1992; Orig.: *Conscious Loving: The Journey to Co-commitment.* New York: Bantam, 1990); H. Hendrix, *Getting the Love You Want* (New York: Henry Holt, 1988); J. Welwood, *Journey of the Heart: Intimate Relationships and the Path of Love* (New York: HarperCollins, 1990); T. Moore, *Die Seele lieben* (München: Droemer Knaur, 1995; Orig.: *The Care of the Soul.* New York: HarperCollins, 1992).
13. D. Stern, *Die Lebenserfahrung des Säuglings* (Stuttgart: Klett-Cotta, ^{4}1994; Orig.: *The Interpersonal World of the Infant.* New York: Basic Books, 1985).
14. L. Evers (Hrsg.), *Between Sacred Mountains: Navajo Stories and Lessons from the Land* (Tucson u. London: Sun Tracks and the University of Arizona Press, 1982).

Kapitel 1

1. Judith Jordan beschreibt dieses Konzept in mehreren Arbeitspapieren, *Work in Progress,* Stone Center Working Paper Series (Wellesley, MA: Stone Center, Wellesley College): siehe u. a. »Relational Development: Therapeutic Implications of Empathy

and Shame«, no. 39 (1989); »Courage in Connection«, no. 45 (1991); »Relational Resilience«, no. 57 (1992).

2. Ada Maria Isasi-Diaz, Mudflower Collective, *God's Fierce Whimsy* (New York: Pilgrim Press, 1985), S. 128.

Kapitel 2

1. B. Thorne, *Gender Play* (New Jersey: Rutgers University Press, 1993).
2. D. Stern, *Die Lebenserfahrung des Säuglings* (Einl. Anm. 13).
3. Das Verbundenheits- oder Beziehungsmodell (Connection/Relational Model) ist am Stone Center, Wellesley College, entwikkelt worden. Die *Work in Progress*-Publikationen sind erhältlich über: Wellesley Centers for Women Publications Office, Tel. (617) 283 - 2510. Wir folgen den Definitionen von J. Miller und I. Stiver, *The Healing Connection: How Women Form Relationships in Therapy and Life* (Einl. Anm. 2). *Verbundenheit* (connection) bezieht sich auf eine wechselseitig empathische und ermächtigende Interaktion zwischen zwei oder mehreren Menschen; mit *Unverbundenheit* (disconnection) ist eine Begegnung gemeint, die einer wechselseitigen Empathie und Ermächtigung entgegenwirkt. In einer Beziehung, die über längere Zeit besteht, kommt es unweigerlich zu Verbundenheiten und Unverbundenheiten.
4. J. Miller, *Die Stärke weiblicher Schwäche* (Fischer: Frankfurt a. M., 1979; Orig.: *Toward a New Psychology of Women.* Boston: Beacon Press, 1976).
5. J. Jordan u. a., *Women's Growth in Connection* (Einl. Anm. 1).
6. J. Jordan, »The Meaning of Mutuality«; in: Jordan u. a., *Women's Growth in Connection.*
7. Miller und Stiver, *The Healing Connection*, S. 17.
8. J. Surrey, »What Do You Mean by Mutuality in Therapy?« In: J. Miller, J. Jordan, A. Kaplan, I. P. Stiver und J. Surrey, »Some Misconceptions and Reconceptions of a Relational Approach«, *Work in Progress*, Stone Center Working Paper Series no. 49 (Wellesley, MA: Stone Center, Wellesley College, 1991), S. 10.
9. Jordan, »The Meaning of Mutuality«, S. 89.

10. C. Heyward, *Touching Our Strength: The Erotic as Power and the Love of God* (New York: Harper & Row, 1989), S. 191.
11. S. Bergman und J. Surrey, »The Woman-Man Relationship: Impasses and Possibilities«, *Work in Progress*, Stone Center Working Paper Series no. 55 (1992). Siehe auch S. Bergman und J. Surrey, »Couples Therapy: A Relational Approach«, *Work in Progress*, no. 66 (1994); J. Surrey, »Self-in-Relation: A Theory of Women's Development«, *Work in Progress*, no. 13 (1985). Zur psychologischen Entwicklung des Mannes siehe S. Bergman, »Men's Psychological Development: A Relational Perspective«, *Work in Progress*, no. 48 (1991); zur psychologischen Entwicklung der Frau siehe Surrey, »Self-in-Relation«, und J. Miller, »The Development of Women's Sense of Self«, *Work in Progress*, no. 12 (1981).
12. J. Miller, »What Do We Mean by Relationships?« *Work in Progress*, no. 22 (1986).
13. Miller und Stiver, *The Healing Connection*. Siehe auch J. Jordan, »A Relational Perspective for Understanding Women's Development«; in: J. Jordan (Hrsg.), *Women's Growth in Diversity* (Einl. Anm. 2).
14. Ebd. Siehe auch J. Jordan, »Relational Awareness«, *Work in Progress*, no. 76 (1994).
15. Bergman, »Men's Psychological Development«. Siehe auch Surrey, »Self-in-Relation«.
16. Bergman, »Men's Psychological Development«.
17. Ebd.
18. C. Gilligan, *Die andere Stimme* (Einl. Anm. 3). Siehe auch R. Levant und W. Pollack (Hrsg.), *A New Psychology of Men* (New York: Basic Books, 1995); T. Real, *I Don't want to Talk* (Einl. Anm. 4); T. Kupers, *Revisioning Men's Lives* (New York: Guilford, 1993).
19. Bergman, »Men's Psychological Development«.
20. O. Silverstein, *The Courage to Raise Good Men* (New York: Viking, 1994).
21. Ebd. Siehe auch P. Caplan, *Don't Blame Mother: Mending the Mother-Daughter Relationship* (New York: Harper & Row, 1989); K. Weingarten, *The Mother's Voice: Strengthening Intimacy in Families*, 2. Aufl. (New York: Guilford, 1997).

22. C. Dooley und N. Fidele, »Uncharted Waters: The Mother-Son Relationship«, paper presented at the Stone Center, Wellesley, MA, April 1998.
23. Jean Baker Miller, persönliche Mitteilung.
24. S. Osherson, *Die ersehnte Begegnung. Männer entdecken ihre Väter* (Köln: Edition Human. Psychol., 1990; Orig.: *Finding Our Fathers.* New York: Fawcett, 1987).
25. D. Tannen, *Du kannst mich einfach nicht verstehen* (Einl. Anm. 8).
26. J. Miller, »Connections, Disconnections, and Violations«, *Work in Progress*, no. 33 (1988).
27. J. Jordan, »Relational Development: Therapeutic Implications of Empathy and Shame«, *Work in Progress*, no. 39 (1989).
28. C. Gilligan, *Die andere Stimme.* Siehe auch M. Pipher, *Pubertätskrisen junger Mädchen und wie Eltern helfen können* (Frankfurt: Krüger, 1996; Orig.: *Reviving Ophelia: Saving the Selves of Adolescent Girls.* New York: Putnam, 1994); C. Steiner-Adair, »When the Body Speaks: Girls, Eating Disorders, and Psychotherapy«; in: C. Gilligan, A. G. Rogers und D. Tolman (Hrsg.), *Women, Girls, and Psychotherapy: Reframing Resistance* (New York: Haworth Press, 1991).
29. Jordan, »The Meaning of Mutuality«.
30. Surrey, »Self-in-Relation«.
31. Gilligan, *Die andere Stimme.*
32. AAUW Education Foundation, *How Schools Shortchange Girls* (New York: Marlowe, 1992).

Kapitel 3

1. S. Bergman und J. Surrey, »The Woman-Man Relationship: Impasses and Possibilities« (Kap. 2 Anm. 11). Siehe auch J. Miller und I. Stiver, *The Healing Connection: How Women Form Relationships in Therapy and in Life* (Einl. Anm. 2); I. Stiver, »A Relational Approach to Therapeutic Impasses«, *Work in Progress*, Stone Center Working Paper Series no. 58 (1992).
2. J. Miller, »Connections, Disconnections, and Violations« (Kap. 2 Anm. 26).

3. J. Jordan, »The Meaning of Mutuality« (Einl. Anm. 1).
4. S. Bergman, »Men's Relational Development: A Relational Perspective«, *Work in Progress*, Stone Center Working Paper Series no. 48 (1991).
5. J. Jordan, »Courage in Connection«, *Work in Progress*, Stone Center Working Paper Series no. 45 (1991). Siehe auch J. Miller und J. Surrey, »Revisioning Women's Anger: The Personal and the Global«, *Work in Progress*, Stone Center Working Paper Series no. 43 (1990).
6. D. Tannen, *Du kannst mich einfach nicht verstehen* (Einl. Anm. 8).
7. Ebd.
8. Z. Luria, Vortrag auf der Dedication Conference, Stone Center, Wellesley College, MA, 1981.
9. P. Caplan, *They Say You're Crazy: How the World's Most Powerful Psychiatrists Decide Who's Normal* (Reading, MA: Addison-Wesley, 1985).
10. D. Tannen, *The Argument Culture* (New York: Random House, 1998).
11. *Alcoholics Anonymous*, 3. Aufl. (New York: AA World Services, 1976).
12. J. Herman, *Die Narben der Gewalt* (Einl. Anm. 10).
13. J. Katz, »How Does Feminism Help Men?« Vortrag, gehalten am Wellesley Center for Women, Wellesley, MA, 1997.

Kapitel 4

1. S. Bergman und J. Surrey, »Couples Therapy: A Relational Approach« (Kap. 2 Anm. 11). Siehe auch J. Jordan, »Relational Resilience« (Kap. 1 Anm. 1); J. Surrey, »Relationship and Empowerment«, *Work in Progress*, Stone Center Working Paper Series no. 30 (1987); J. Miller, »Connections, Disconnections, and Violations« (Kap. 2 Anm. 26).
2. J. Jordan, »Relational Awareness: Transforming Disconnections«, *Work in Progress*, Stone Center Working Paper Series no. 76 (1994).
3. J. Jordan, »Courage in Connection« (Kap. 3 Anm. 5). Siehe auch

J. Miller, *Die Stärke weiblicher Schwäche* (Kap. 2 Anm. 4); J. Miller, »The Construction of Anger in Women and Men«, *Work in Progress*, Stone Center Working Paper Series no. 4 (1982).

4. J. Jordan, »The Meaning of Mutuality« (Einl. Anm. 1). Siehe auch J. Surrey, »Self-in-Relation: A Theory of Women's Development« (Kap. 2 Anm. 11); J. Miller und I. Stiver, *The Healing Connection* (Einl. Anm. 2).
5. I. Stiver und J. Miller, »From Depression to Sadness in Women's Psychotherapy«, *Work in Progress,* Stone Center Working Paper Series no. 36 (1988).
6. I. Stiver, »The Meaning of Dependency in Female-Male Relationships«, *Work in Progress*, Stone Center Working Paper Series no. 7 (1983).
7. D. S. Hopson und D. P. Hopson, *Friends, Lovers, and Soulmates: A Guide to Better Relationships Between Black Men and Women* (Einl. Anm. 12).

Kapitel 5

1. J. Miller und J. Surrey, »Revisioning Women's Anger: The Personal and the Global« (Kap. 3 Anm. 5). Siehe auch J. Jordan, »Courage in Connection« (Kap. 3 Anm. 5).
2. Merle Bombadieri, persönliche Mitteilung.
3. J. Borysenko, *Minding the Body, Mending the Mind* (Reading MA: Addison-Wesley, 1987). Siehe auch B. Siegal, *Love, Medicine, and Miracles* (New York: HarperCollins, 1995). H. Benson, *Gesund im Stress* (Berlin: Ullstein, 1978; Orig.: *The Relaxation Response*. New York: Bantam, 1975). D. Ornish, *Love and Survival* (New York: HarperCollins, 1998). J. Kabat-Zinn, *Im Alltag Ruhe finden* (Freiburg: Herder, 1998; Orig.: *Wherever You Go, There You Are*. New York: Hyperion, 1996).
4. D. S. Hopson und D. P. Hopson, *Friends, Lovers, and Soulmates: A Guide to Better Relationships Between Black Men and Women* (Einl. Anm. 12).
5. C. Heyward, *Touching Our Strength: The Erotic as Power and the Love of God* (Kap. 2 Anm. 10).

6. J. Kabat-Zinn und M. Kabat-Zinn, *Everyday Blessings: The Inner Voice of Mindful Parenting* (Einl. Anm. 12).
7. N. Morton, *The Journey Is Home* (New York: Pilgrim, 1982).

Kapitel 7

1. B. Thorne, *Gender Play* (New Jersey: Rutgers University Press, 1993).
2. AAUW Education Foundation. AAUW Education Foundation, *How Schools Shortchange Girls* (Kap. 2 Anm. 32).
3. D. Goleman, *Emotionale Intelligenz* (München: Hanser, 1996; Orig.: *Emotional Intelligence*. New York: Bantam, 1995).
4. O. Silverstein, *The Courage to Raise Good Men* (Einl. Anm. 4). Siehe auch C. Dooley und N. Fidele, »Uncharted Waters: The Mother-Son Relationship« (Kap. 2 Anm. 22).
5. J. Macy, *Mut in der Bedrohung. Psychologische Friedensarbeit im Atomzeitalter* (München: Kösel, 1986; Orig.: *Despair and Personal Power in the Nuclear Age.* Philadelphia: New Society, 1983). Siehe auch C. Heyward, *Touching Our Strength* (Kap. 2 Anm. 10); V. Thakar, *The Eloquence of Living* (San Rafael, CA: New World Library, 1989).

HEYNE <

Das Buch

England, im 17. Jahrhundert. Um sich vor den zudringlichen Avancen von König Charles II zu schützen, wird die schöne Lady Anne bald Sir Edward heiraten. Voller Entsetzen muss sie jedoch erkennen, dass ihr zukünftiger Gemahl dem König ihre Unschuld versprochen hat, um Ländereien von ihm zu erhalten. Zutiefst betrübt flieht sie zu ihrem Vater, dem reichen Gascoigne. Da der Heiratsvertrag bereits unterschrieben ist, entwickelt dieser einen klugen Plan. Er bietet dem berüchtigten Straßenräuber John Gilbert an, sich für seine Begnadigung einzusetzen, wenn dieser seine Tochter Anne in sein entlegenes Versteck führt. John willigt ein.

Die Autorin

Jeane Westin begann ihre schriftstellerische Laufbahn als Journalistin und Autorin von Sachbüchern, bevor sie sich ihrer wahren Passion, dem Schreiben historischer Liebesromane, zuwandte. Jeane Westin lebt mit ihrer Familie in Californien.